TUBERKULOSE

EIN FORTBILDUNGSKURSUS DER
BERLINER AKADEMIE FÜR ÄRZTLICHE FORTBILDUNG IM
TUBERKULOSEKRANKENHAUS DER STADT BERLIN
„WALDHAUS CHARLOTTENBURG"

UNTER MITARBEIT VON

G. BALLIN · E. BERTHOLD · K. DIEHL · H. GRASS
TH. KAISER · O. KOCH · J. ROTHER · H. ULRICI · E. ZAPEL

HERAUSGEGEBEN VON

H. ULRICI
ÄRZTLICHER DIREKTOR
DES WALDHAUSES CHARLOTTENBURG

UND

O. KOCH
PROSEKTOR AM
WALDHAUS CHARLOTTENBURG

MIT 42 ABBILDUNGEN

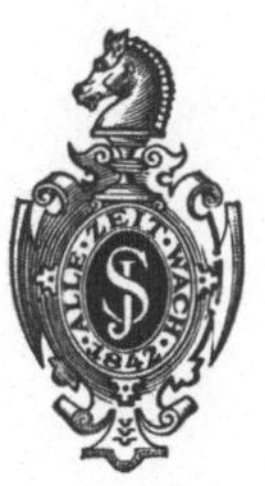

Springer-Verlag Berlin Heidelberg GmbH
1937

ISBN 978-3-642-98867-7 ISBN 978-3-642-99682-5 (eBook)
DOI 10.1007/978-3-642-99682-5

URSPRÜNGLICH ERSCHIENEN BEI JULIUS SPRINGER IN BERLIN. 1937

Vorwort.

Das Büchlein will den Teilnehmern unserer Fortbildungskurse und Ärzten, die sich in der Praxis mit der Diagnostik, Behandlung und Bekämpfung der Tuberkulose zu beschäftigen haben, ein Leitfaden sein. Es enthält in kurzen Zusammenfassungen die zu dem genannten Zweck wichtigen Vorträge unserer Kurse. Möge es allen, die sich um die Bekämpfung dieser schweren Seuche der Menschheit bemühen, die Wege zeigen, die sich uns bewährt haben.

Sommerfeld/Osthavelland, im Juli 1937.

H. Ulrici. O. Koch.

Inhaltsverzeichnis.

Die Lungentuberkulose im Gesamtbild der Tuberkulose.

Von

H. Ulrici und O. Koch-Sommerfeld.

Mit 9 Abbildungen.

Zahl und Schicksal der Versuche, die Mannigfaltigkeit der Lungentuberkuloseformen in das Prokustesbett eines Einteilungsschemas zu pressen, könnten entmutigen. Aber hier soll es sich nicht darum handeln, ein mehr oder weniger originelles neues Schema zu produzieren, sondern vielmehr den Tatsachen gerecht zu werden, daß die überragende Bedeutung der Lungentuberkulose, der Sonderbewertung Vorschub leistend, ihre Zusammenhänge mit dem Widerspiel zwischen Infektion und Resistenz des Organismus überschattet oder lockert. Unsere Aufgabe soll es daher sein, die Lungentuberkulose im Rahmen des Gesamtbildes der Tuberkulose zu betrachten und ihren Erscheinungsformen den gebührenden Platz anzuweisen.

Gerade um die Zusammenhänge ist es uns hier zu tun. Denn immer bleibt die Beziehung des Organismus zum Parasiten ein einheitlicher und geschlossener Vorgang, der eigenen biologischen Gesetzen unterliegt, und wer diese Gesetzmäßigkeiten außer acht läßt, kann nur zu Trugschlüssen gelangen. Wir haben uns im epidemiologischen Raum der Kulturvölker daran gewöhnt, zu unterstellen, daß die tuberkulöse Infektion im Kindesalter erfolgt. Neuere Nachprüfungen haben jedoch ergeben, daß die hundertprozentige Durchseuchung der Bevölkerung im Kindesalter nicht einmal in den Weltstädten mehr gilt und daß auf dem Lande nicht 50 von 100 Jugendlichen infiziert sind.

Wenn wir unsere Darstellung mit der Erstinfektion im Kindesalter und der Kindertuberkulose beginnen, so sei damit schon hier unsere Ansicht unterstrichen, daß sich ein großer Teil späterer tuberkulöser Erkrankungen ursächlich auf die Veränderungen der Erstinfektionsperiode zurückführen läßt, auf Veränderungen, die ja immerhin häufig im Kindesalter gesetzt sind. Die Erscheinungsformen der Erstansteckung des Erwachsenen werden wir später zu erörtern haben.

Die Erstansteckung an Tuberkulose im Kindesalter erfolgt ganz überwiegend durch Eindringen von Tuberkelbacillen durch die Luftwege in die Lunge. Ghon gibt für diese Entstehungsweise etwa 96% der Ansteckungen an, andere Autoren rechnen mit bis etwa 20% Ansteckungen von den Halsorganen und den Verdauungswegen aus, andere Eingangspforten spielen praktisch keine Rolle. Während der Weg über die Lungen fast ausschließlich von humanen Tuberkelbacillen beschritten wird, sind bei den intestinalen Infektionen bovine Erreger (10 und erheblich mehr Prozent aller Infektionen werden angegeben) in erheblichem Maße beteiligt.

Hier interessiert nur die Lunge als Eintrittspforte. Die Gewebsantwort auf die Erstinfektion ist der *Primäraffekt.* Es entwickelt sich ein meist pleuranahe sitzender, häufiger in den Mittel- und Untergeschossen anzutreffender, umschriebener käsig-pneumonischer Herd. Von ihm aus erfolgt entsprechend dem Erregerabtransport die Erkrankung der ableitenden Lymphwege und regionären Lymphknoten: lymphoglanduläre Komponente. Primäraffekt und lymphoglanduläre Komponente fassen wir als *Primärkomplex* zusammen. Aus diesem entwickelt sich glücklicherweise nur in einem kleinen Bruchteil der Infekte, vorwiegend bei Kindern, die im frühen Säuglingsalter befallen werden, die

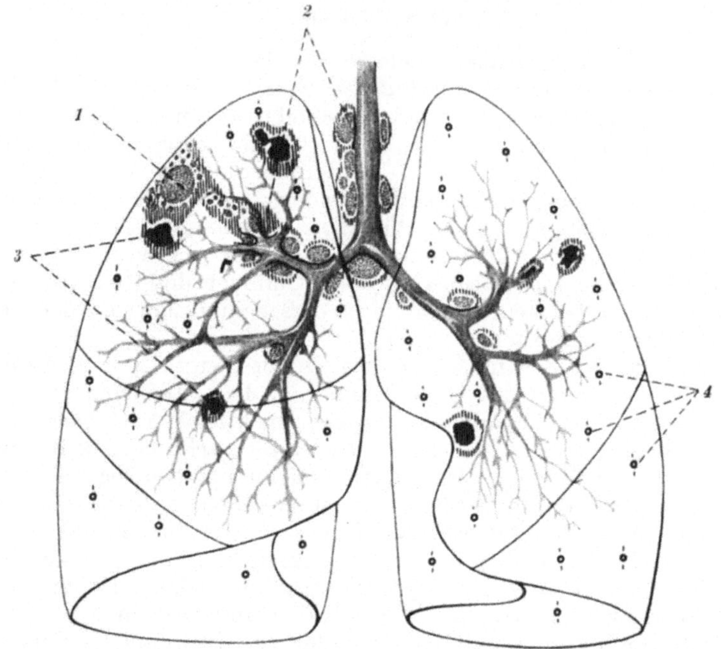

Abb. 1. Primäre Tuberkulose. 4 Ausbreitungsweisen: *1* Verkäster und erweichter Primärherd, Appositionswachstum. *2* Lymphweg. *3* Bronchogene Streuung. *4* Hämatogene Streuung. (Nach RANKE in RANKE-PAGEL: Ausgewählte Schriften.)

primäre Tuberkulose. Handelt es sich um Kinder tuberkulöser Eltern — und diese vornehmlich werden im frühen Säuglingsalter angesteckt —, so besteht nicht selten eine geringe Resistenz gegen die Infektion. Es kommt nicht zur Abheilung des Primäraffektes, sondern zu seiner Erweichung, zur Primärkaverne, die bronchogen über die ganze Lunge streut; ebenso hemmungslos aber ergreift der Prozeß die sich zu riesigen Käsemassen verwandelnden Bronchialdrüsen, schreitet entlang der paratrachealen Drüsenkette zum Venenwinkel fort, bewirkt hier eine massive Einstreuung in die Blutbahn und leitet die große Aussaat in den ganzen elenden Organismus ein. Das Schicksal solcher Kinder ist mit der Tatsache der Infektion schon besiegelt, denn diese Formen der primären Tuberkulose mit großer Frühgeneralisation dürften kaum überwunden werden können. Die auf dem Blutweg erreichbaren Organe sind dabei von grobfleckigen, nekroseähnlichen Herden oder knotigen Käseherden durchsetzt, in denen wir gewöhnlich nur wenige tuberkulöse Granulationen antreffen. Führt die Erkrankung nicht schnell zum Tode, so steht der Beteiligung von Kehlkopf und Darm durch die reichliche Bacillenausscheidung aus den meist schnell konfluierenden und erweichenden Lungenherden der Weg offen. Die Infektion benutzt hemmungslos alle zur Verfügung stehenden Ausbreitungswege. Die Abb. 1 veranschaulicht die verschiedenen, in den besprochenen Fällen gewöhnlich sämtlich in

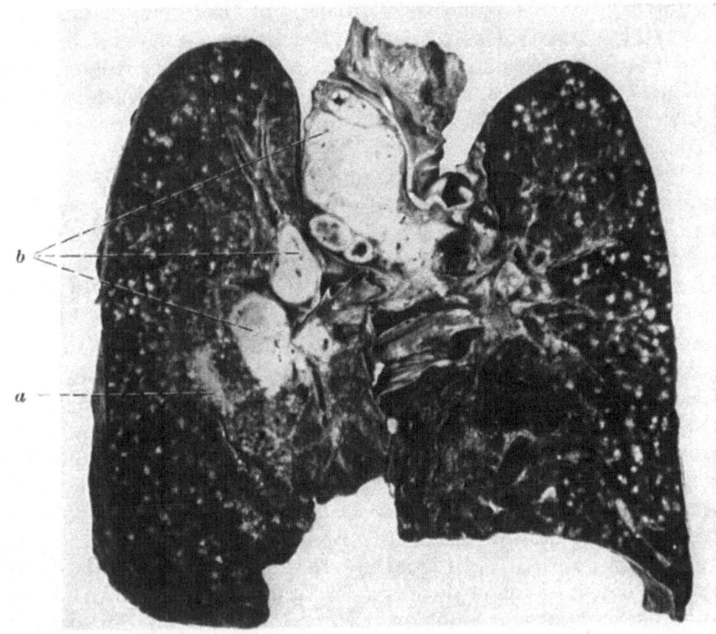

Abb. 2. S. Nr. 81/36, Aufn.-Nr. 9886, ♂, 18 Monate. Frühgeneralisationstuberkulose (primäre Tuberkulose). *a* Ausschnitt des Primärinfektionsherdes. *b* Massiv verkäsende Tuberkulose der Lymphknoten der Lymphabflußbahn. Alle Lungenteile von knotigen Herden durchsetzt.

Anspruch genommenen Seuchungswege. Die Abb. 2 zeigt das pathologisch-anatomische Lungenpräparat einer Frühgeneralisation des Kindes nach Erstansteckung.

Häufig bleiben aber von dem Infekt nur geringe, oft auch histologisch nur mühsam zu findende Reste. Die Untersuchung frischer, pulmonaler Primäraffekte lehrt freilich, daß außer den beiden Hauptherden im Erstansteckungsstadium regelmäßig Appositionsherde in der Nachbarschaft des Primäraffektes sowie in den Lymphbahnen gesetzt werden. Die Reichweite des Vordringens des Infektes in der Drüsenkette (pulmonale → broncho-pulmonale → untere und obere tracheobronchiale → paratracheale Drüsen) ist verschieden, wenigstens in Form der makroskopisch erkennbaren, verkäsenden Erkrankung. Wahrscheinlich erreichen sehr häufig oder immer Tuberkelbacillen über diesen Weg die Blutbahn und werden in die Organe eingeschwemmt: *hämatogene Frühstreuung*.

Wir finden sie als kleine spritzerartige Kalkherdchen in allen Lungenabschnitten. Die Lungenspitzen sind bei dieser Frühstreuung sicherlich bevorzugt (SIMONsche Herde). Finden wir zahlreiche solche Herde in den Lungen, so können wir auch nicht selten die Residuen der frühen Blutwegaussaat im Bereich des großen Kreislaufes als kleinste und auch grobe Kalkherde antreffen; wir finden sie am häufigsten in Milz und Leber. Es darf nun nicht angenommen werden, daß in jedem Fall die mit dem ersten Einbruch von Tuberkelbacillen in die Blutbahn gesetzten Herde regelmäßig unter Kalkeinlagerung abheilen; die einmalige große oder auch diskrete Streuung kann sicherlich so vollständig zurückgebildet oder resorbiert werden, daß sie auch dem Anatomen entgehen kann, oder er an der kleinen fibrösen Narbe nicht mehr entscheiden kann, welcher Ätiologie sie ist.

Ehe wir zu den postprimären Lungenerkrankungen übergehen, sei, soweit unsere Erfahrung es bis heute erlaubt, auf das Bild der Erstansteckung und primären Tuberkulose des Erwachsenen eingegangen. Die Erstinfektion bei Erwachsenen muß, nach den oben mitgeteilten neuen epidemiologischen Erkenntnissen, ein häufiger Vorgang sein, und es ist deshalb eigenartig, daß sie nur in den skandinavischen Ländern eines besonderen Studiums gewürdigt ist, in Ländern freilich, die nach ihrer Bevölkerungsverteilung solchem Interesse besondere Vorteile bieten. Es muß aber des weiteren a priori angenommen werden, daß nicht nur charakteristische Begleiterscheinungen der Erstinfektion bei Erwachsenen vorkommen müssen, sondern, daß es unter noch zu ermittelnden Umständen gelegentlich auch bei Erwachsenen zur Entwickelung einer *primären Tuberkulose* kommt, wie wir sie von Kindesalter her als eine vom Primäraffekt aus hemmungslos alle Ausbreitungswege beschreitende Allgemeininfektion kennen und fürchten. Den Anatomen ist aus Einzelbeobachtungen sowohl der Infektionsvorgang als auch die primäre Tuberkulose bei Erwachsenen bekannt, wenn auch wohl die Zahl der Beobachtungen die vollständige Durchdringung und Charakterisierung gerade der primären Tuberkulose Erwachsener noch nicht zuließ. Der Kliniker hat nicht selten, insbesondere bei Jugendlichen, den Verdacht, der Hemmungslosigkeit einer primären Tuberkulose gegenüberzustehen, aber die Beweismittel für diesen Vorgang, nämlich die Tuberkulinprüfung vor der jetzigen Erkrankung, liegen nicht vor. Immerhin möchten wir aus unserer Erfahrung bei Adoleszentenphthisen, die sicher zu einem Teil primäre Tuberkulosen sind, auf zwei Umstände hinweisen: daß nämlich einmal die primäre Tuberkulose der Erwachsenen in der Form des akuten, rasch einschmelzenden und früh streuenden Infiltrates mit frühem Übergreifen auf die Pleura (Exsudat) aufzutreten und die exsudative Reaktionsform beizubehalten scheint, daß sie aber andererseits in weit höherem Maße als die des Kleinkindes mindestens klinisch auf das Organ und die Ausscheidungswege beschränkt bleibt; anatomisch mag diese letztere Bemerkung wohl einer gewissen Korrektur bedürfen. Immerhin müssen wir bekennen: ein abgeschlossenes, klinisches Bild der primären Tuberkulose des Erwachsenen können wir heute noch nicht aufstellen.

Die sichere Identifizierung einer Erwachsenentuberkulose als primäre Tuberkulose stößt für den Anatomen auf die gleichen Schwierigkeiten wie für den Kliniker, da nur die genaue spezifische Anamnese, d. h. der negative Ausfall der Tuberkulinreaktion vor Beginn der Erkrankung, als beweisend angesehen werden kann. Wir glauben jedoch, anatomische Krankheitsbilder von Erwachsenen dann als primäre Tuberkulosen

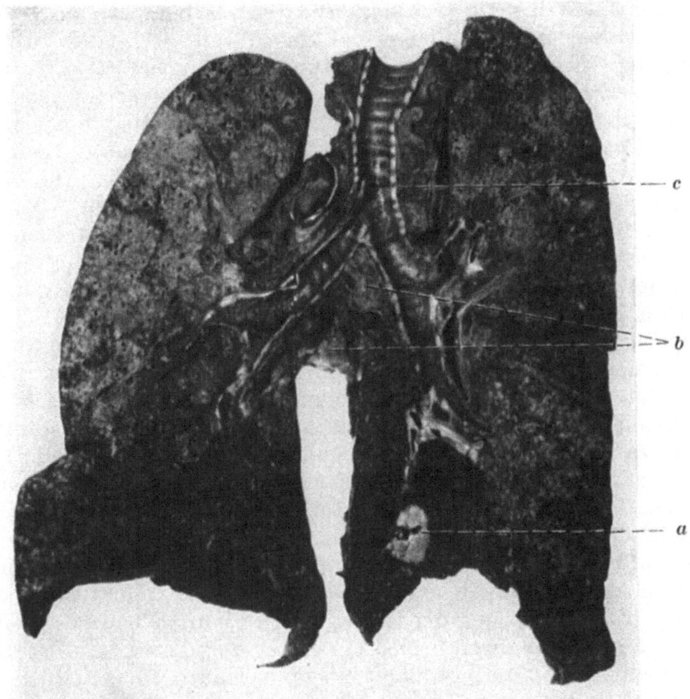

Abb. 3. S. Nr. 91/36, Aufn.-Nr. 9735, ♂, 25 Jahre. Primäre Tuberkulose eines jugendlichen Erwachsenen. Miliar disseminierte Lungentuberkulose. *a* Primärinfektionsherd; *b* verkäsende Tuberkulose der unteren tracheobronchialen Lymphknoten; *c* großherdig verkäsende Tuberkulose der paratrachealen Drüsen.

herausstellen zu dürfen, wenn ein typischer frischer Primärkomplex nachweisbar ist und ältere tuberkulöse Veränderungen, insbesondere Kalkherde fehlen. Zwar muß der Primärkomplex nicht immer verkalken, aber in einem Großteil der Fälle sehen wir doch Kalkablagerungen und Verknöcherungen in seinen Herden. Nach unseren Befunden kann beim Erwachsenen sowohl das Bild der frühgeneralisierenden Tuberkulose als auch eine Entwicklung im Sinne der organisolierten Phthise im Anschluß an die Erstansteckung folgen. Wir erwähnen zwei Beobachtungen wieder: bei einem 25 Jahre alten Patienten bot sich das Bild der generalisierenden Tuberkulose mit schubweisen miliaren Aussaaten in die Organe und terminaler allgemeiner hämatogener Miliartuberkulose. Gleichzeitig fand sich ein in Kapselung begriffener, nicht ganz frischer

Primärkomplex der Lungen und der regionalen Lymphknoten; in Milz, Leber und Nieren in Kapselung begriffene verkäste, grobe Streuungsherde, die den geweblichen Veränderungen nach in ihrem Alter dem Primärkomplex entsprechen. Außerdem bestand eine teils verkäsend-eitrige, teils granulierende Tuberkulose der Wirbelsäule und eine großherdige verkäsende Prostata- und Samenblasentuberkulose.

Bei einer 17jährigen Kranken entwickelte sich im Anschluß an die Primärinfektion das Bild der schweren, exsudativen, schnell verkäsenden und einschmelzenden Lungentuberkulose mit Kehlkopf- und Darmbeteiligung. Nach diesen Beobachtungen kann sich also im unmittelbaren Anschluß an die Erstinfektion ein Krankheitsverlauf verwirklichen, wie wir ihn doch sonst nur unter besonderen Bedingungen erleben.

Wir kommen zur Hauptgruppe der Lungentuberkulosen des Erwachsenen, den *postprimären Lungentuberkulosen*. Die Abgrenzung ist mit Absicht so gewählt. Denn zu der Frage, ob im Sinne Rankes das Stadium der Generalisation als sekundäre Tuberkulose und das Stadium der isolierten Phthise als Tertiärstadium zu bezeichnen ist, oder ob nicht dem Primärstadium entweder das Generalisationsstadium oder das der isolierten Organtuberkulose folgt, brauchen wir hier nicht Stellung zu nehmen. Wir können uns vielmehr mit der Feststellung begnügen, daß ein nicht geringer Teil auch solcher Lungentuberkulosen, die klinisch als isolierte Organtuberkulosen imponieren, nach ihrer klinisch-röntgenologischen Form wie auch nach anatomischer Nachprüfung (Schürmann, Pagel) zu den *hämatogenen Tuberkulosen* gehört, die auf dem typischen Wege vom fast immer pulmonalen Primäraffekt aus über die paratracheale Drüsenkette (Ghonscher Weg) zustande kommen. Es ist nicht bekannt genug, daß als erste Manifestation einer hämatogenen Streuung sehr häufig die Pleuritis exsudativa auftritt; am Material von extrapulmonalen Tuberkulosen, die ja so gut wie ausschließlich hämatogen entstehen, läßt sich dieser Ursprung der tuberkulösen Pleuritis besonders eindrucksvoll illustrieren. Während solch ein erster Schub bekanntlich die Kennzeichen einer akuten Krankheit trägt, verläuft die Entwicklung, und zwar sowohl eine weitere hämatogene Streuung, wie auch die lymphogene und intracanaliculäre Ausbreitung im Organ in der Regel schleichend, oft für Jahre ohne deutliche Krankheitserscheinungen. Das stimmt überein mit dem morphologisch ausgedeuteten Röntgenbild dieser Tuberkulosen, das oft genug anatomisch bestätigt wurde; als typische produktive Streuungstuberkulose, in der Regel zunächst die Oberfelder einnehmend, bleibt diese Tuberkuloseform oft lange Zeit verschont von Konfluieren und Einschmelzung. Infiltrationsherde, die röntgenologisch dem akuten Infiltrat gleichen, kommen in zweierlei Form vor: als Begleiterscheinung einer örtlich beschränkten Streuung, die bei Rückbildung der circumfokalen Entzündung sichtbar wird, oder als echter pneumonischer Herd (Rundherd), der mit verblüffender Schnelligkeit verkäsend und einschmelzend das für die hämatogene Lungentuberkulose anatomisch wie auch röntgenologisch kennzeichnende Bild der Lochkaverne ergibt. Die Prognose der hämatogenen Lungentuberkulosen kann lange Zeit als verhältnismäßig günstig erscheinen. Sie ist aber endgültig davon abhängig, ob weitere hämatogene Schübe extrapulmonale, bedrohliche Ansiedlungen bringen, die mit der Unheimlichkeit der Meningitis belastet sind, und ob intrapulmonal die beschriebenen Kavernen mit rascher bronchogener Streuung drohen. Unter den auf dem Blutweg entstehenden Tuberkuloseformen muß der allgemeinen hämatogenen Miliartuberkulose eine Sonderstellung eingeräumt werden. Überraschend bringt sie den Befallenen, ohne daß bis dahin erkennbare tuberkulöse Veränderungen vorlagen (oft nichts außer einem verkalkten Primärkomplex), wie aus heiterem

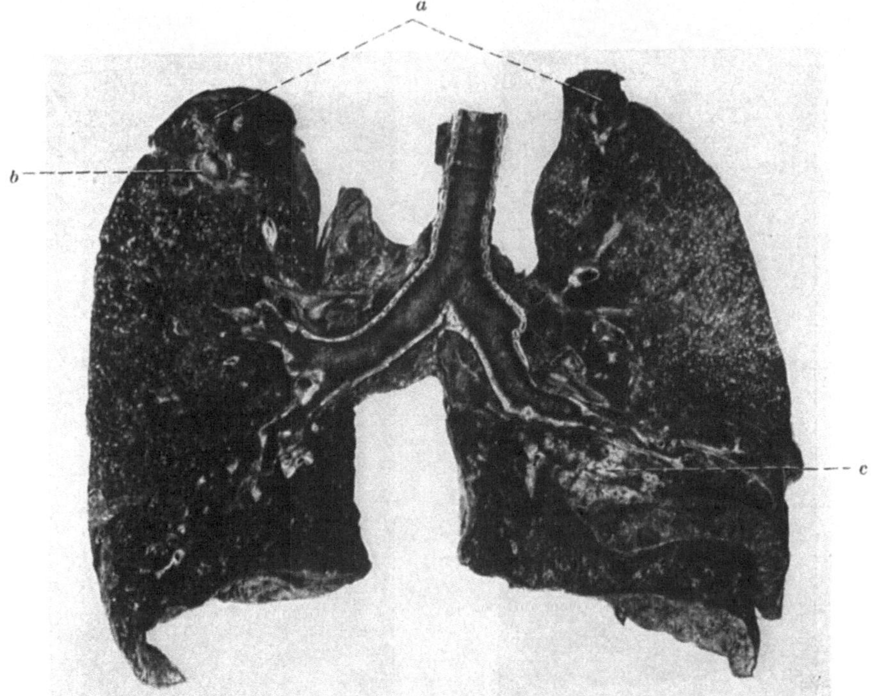

Abb. 4. S. Nr. 80/35, Aufn.-Nr. 8624, ♂, 44 Jahre. Lungentuberkulose bei Generalisationstuberkulose. *a* Beiderseitige geringgradige cirrhotische Spitzentuberkulose; *b* Lochkaverne; dichte miliare Aussaat in die Lungen. (*c* terminale grobherdige Aspiration.)

Himmel zu Tode, oder die älteren tuberkulösen Prozesse sind so geringfügig (wenig ausgedehnte cirrhotische Spitzenprozesse), daß sie der Arzt mit Recht als gutartig anzusprechen pflegt. Es muß also eine besondere ungünstige Konstellation zwischen Keim und Wirt eintreten. Der Organismus befindet sich in einer unglücklichen Resistenzlage, ohne daß es uns gewöhnlich gelingt, diese zu erfassen oder wahrscheinlich zu machen. Es dürfte wohl ein Zusammenwirken verschiedener Faktoren vorliegen (s. Pathogenese). Spezifisch sensibilisierende Faktoren mögen zeitweise eine Rolle spielen (überraschende Miliartuberkulosen bei Kindern, in deren Umgebung dann erst auf Grund dieser Katastrophe eine offene Tuberkulose entdeckt wird). In dieser ungünstigen Situation müssen die Erreger ins Blut gelangen oder gelangt sein. Die Wege hierzu können hier nicht behandelt werden, doch sind wir der Ansicht, daß in der Mehrzahl der Fälle nicht rein mechanisch der massive Einbruch in die Blutbahn, sondern die Disposition des Organismus entscheidend ist.

Wenn wir als hämatogene Lungentuberkulosen besondere Erscheinungsformen herausstellen, so ist damit natürlich nicht festgelegt, daß jeder Herd des manifesten Bildes auf dem Blutweg entstanden ist. Genau

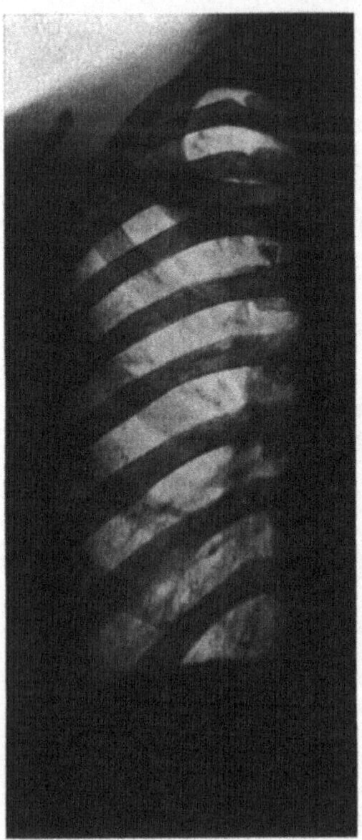

Abb. 5a. Aufn.-Nr. 1646, ♀, 19 Jahre. Tuberkulose der rechten Spitze, Alter nicht zu bestimmen. (Aus Ulrici: Diagnostik und Therapie der Lungen- und Kehlkopftuberkulose. 2. Aufl.)

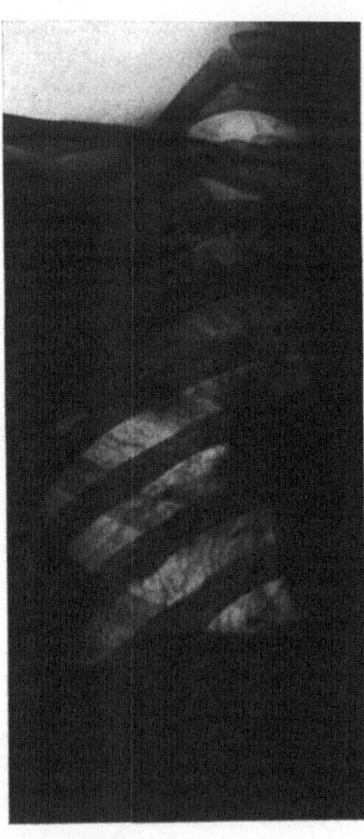

Abb. 5b. Derselbe Fall, 30 Tage später. Akutes Infiltrat des rechten Oberlappens mit beginnender Erweichung. (Aus Ulrici: Diagnostik und Therapie der Lungen- und Kehlkopftuberkulose. 2. Aufl.)

müssen wir sagen, daß es sich um charakteristische Erscheinungsformen handelt, die wir gewöhnlich bei generalisierenden Prozessen antreffen. Es sind hier zu erwähnen: die durchaus chronischen, klinisch als „gutartig“ bekannten, meist symmetrischen, produktiv cirrhotischen Spitzentuberkulosen, die Lochkaverne, die lymphangitisch-reticuläre Ausbreitung mit fein- und weniger grobnetziger Vernarbung, wie sie der Emphysemtuberkulose zugrunde liegt; schließlich sei hier der in letzter Zeit häufig genannte Rundherd (Abb. 7a—c) erwähnt, der, wie anatomische Untersuchungen gezeigt haben, mindestens überwiegend bei generalisierender Tuberkulose auftritt. Wo beginnen nun diese Prozesse, wie gelangen die Erreger ins Blut? Wir wissen, daß von alten Herden aus, auch wenn sie verkalkt sind, ohne daß irgendwelche besonderen Reaktionen in ihrer Umgebung oder in ihnen selbst aufzeigbar sind, Tuberkelbacillen ins Blut gelangen können. (Gefäßreiche Granulationsgewebsstiele in Lymphknotenherden des Primärkomplexes.) Andererseits können unspezifische entzündliche Veränderungen um die alten Herde allmählich deren Kapsel lockern, sie entzündlich durchtränken und so dem Inhalt Kontakt nach außen schaffen. Jedenfalls gehört auch hierzu immer eine verschieden bedingte

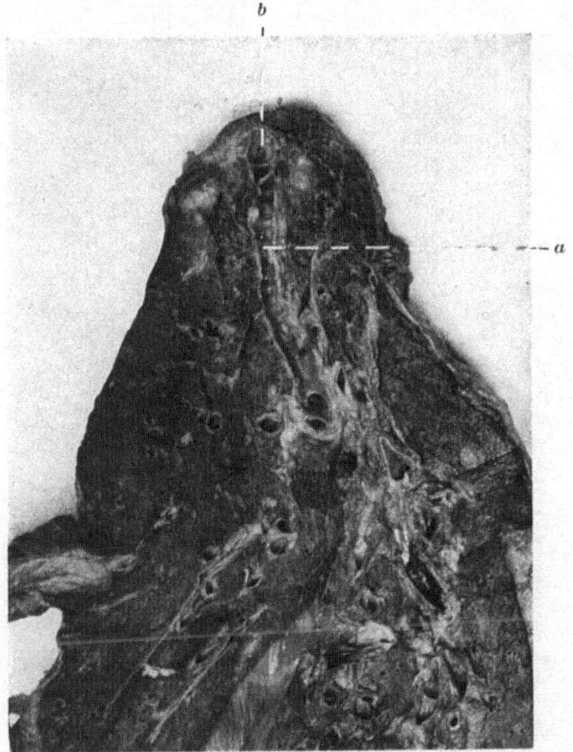

Abb. 6. Zu Spitzenbeginn der bronchogenen Tuberkulose. Der Spitzenbronchus (*a*) mündet in eine kleine gereinigte Kaverne (*b*).

Erkrankungsbereitschaft. Der Weg über die paratracheale Drüsenkette bringt die Erreger in die Blutbahn. Unentschieden ist, ob bei den Menschen, die in mehreren Jahren nacheinander an verschiedenen, praktisch nur auf dem Blutweg erreichbaren Stellen tuberkulös erkranken (chronisch-protrahierte Durchseuchung; SCHÜRMANN-DIEHL), alle diese Herde einer einzigen Streuung entstammen und die Erreger in Einzelorganen eine mehr oder weniger lange Latenz durchmachen, oder ob sie durch Schübe in zeitlichen Abständen ausgelöst sind; wir halten beides für möglich. Die Abbildung 4 zeigt am pathologisch-anatomischen Präparat typische Erscheinungsformen bei „hämatogener Lungentuberkulose".

Die bronchogenen Phthisen (Abb. 5a u. b, 6) haben anatomisch wie klinisch ein ganz anderes Gesicht; der Entstehung nach sind drei Formen zu unterscheiden, die sich in ihren Verläufen aber weitgehend ähneln können. Als der Streit um das sog. Frühinfiltrat und den vermeintlich überwiegend akuten Beginn des Großteils der Lungentuberkulosen entbrannte, wiesen

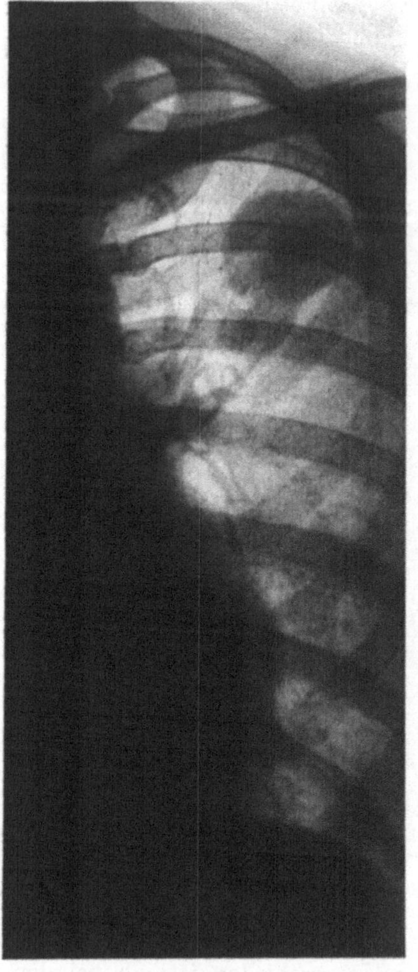

Abb. 7 a.

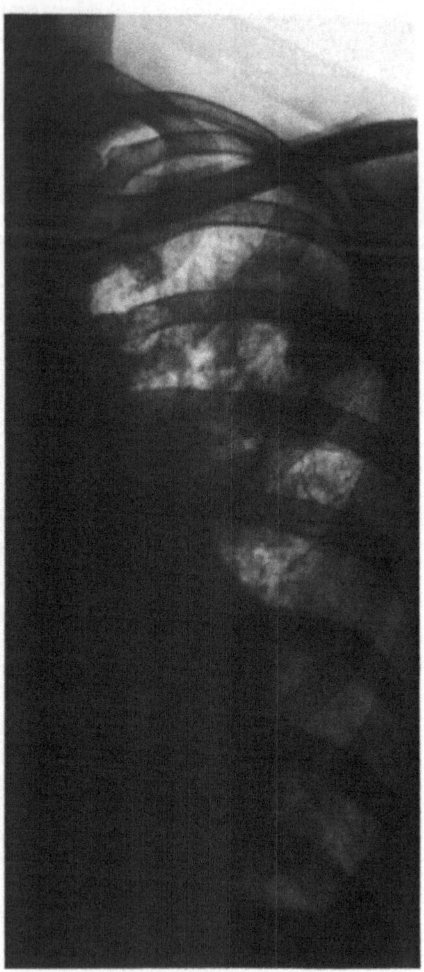

Abb. 7 b.

Abb. 7 a. Aufn.-Nr. 9104, ♀, 37 Jahre. Großer Rundherd der linken Lunge.

Abb. 7 b. Derselbe Fall 16 Monate später. Rundherd erweicht: Kaverne links; große Ospirationsaussaat.

die Pathologen nachdrücklich auf ihre Feststellung des Spitzenherdes als ersten postprimären tuberkulösen Herd hin. Loeschcke glaubte damals unterscheiden zu sollen zwischen dem anatomischen und dem klinischen Beginn der Lungentuberkulose und meinte zwischen beiden die Brücke des Verständnisses schlagen zu können. Er nahm an, daß der erste postprimäre kleine Spitzenherd einerseits indurieren und zu der so ungemein häufigen tuberkulösen Spitzennarbe werden könne, die er selbst anatomisch bei 90% der Personen über 25 Jahre fand, andererseits aber auch sich durch Appositionswachstum ganz schleichend vergrößern und lange Zeit klinisch und selbst röntgenologisch unbemerkbar bleiben könne, bis ein in den Spitzenbronchus durchbrechender Konglomerattuberkel durch eine Streuung groben Korns in den Ramus subapicalis oder horizontalis des Oberlappenbronchus zum bronchogen entstandenen käsig-pneumonischen Herd führe, der den Kern des infraclaviculären oder tiefer gelegenen sog. Frühinfiltrats abgebe. Sicher

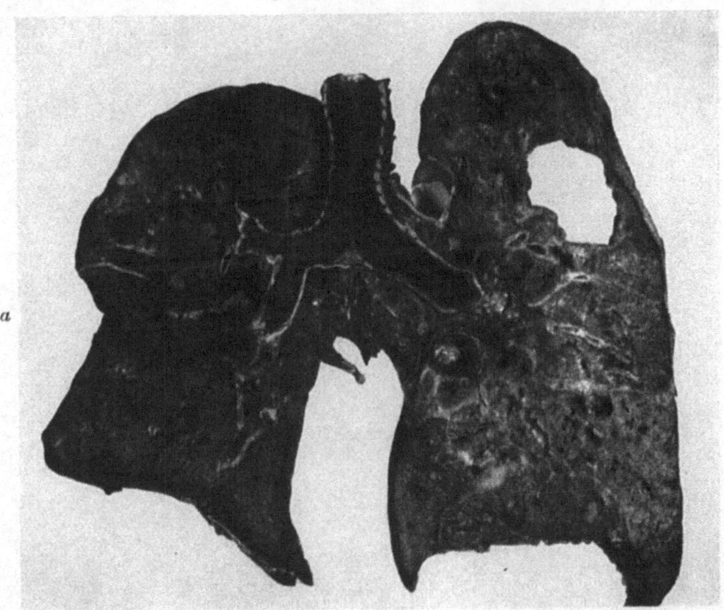

Abb. 7 c. Derselbe Fall; anatomisches Präparat, 5 Monate nach Abb. 7 b. S.-Nr. 60/36. Bei *a* Kaverne im Bereich des früheren Rundherdes. Konfluierende lobulär, käsig-pneumonische Aspirationsaussaat rechts.

gibt es nicht nur diesen schleichenden Beginn der bronchogenen Phthise für sich allein, sondern auch diesen Weg zum akuten Infiltrat und damit zum scheinbar akuten Beginn der Lungentuberkulose. Für die Entstehung der anatomisch ersten Spitzenherde kann der Kliniker nur den Weg der frühen oder späten hämatogenen Streuung gelten lassen; denn immer, wenn er triftige Gründe hat, die exogene Entstehung eines tuberkulösen Lungenherdes anzunehmen, beobachtet er nicht diese kleinherdige Spitzentuberkulose, sondern das imposante akute Infiltrat.

Als zweite Entstehungsart der bronchogenen Phthise ist die *Exacerbationstuberkulose* (Abb. 8a u. b, 9) zu nennen. Bekanntlich enthalten verkalkte tuberkulöse Herde ganz regelmäßig lebende und entwicklungsfähige Tuberkelbacillen. Wenn nun bei einem solchen Herd der mechanische Reiz des als Fremdkörper wirkenden Kalkes oder auch ein von außen kommender Anlaß zu einer Reaktion oder Proliferation der Herdkapsel und zur Resorption des Kalkes führt, wie es WURM unlängst schön beschrieben, so kommen die jahrelang vom Kalk gefangen gehaltenen Tuberkelbacillen erneut mit lebendem Gewebe in Berührung und können ihre unheilvolle Wirkung auf den Organismus wieder aufnehmen. Es entstehen zunächst Appositionstuberkel um die Einbruchsstelle herum, aber

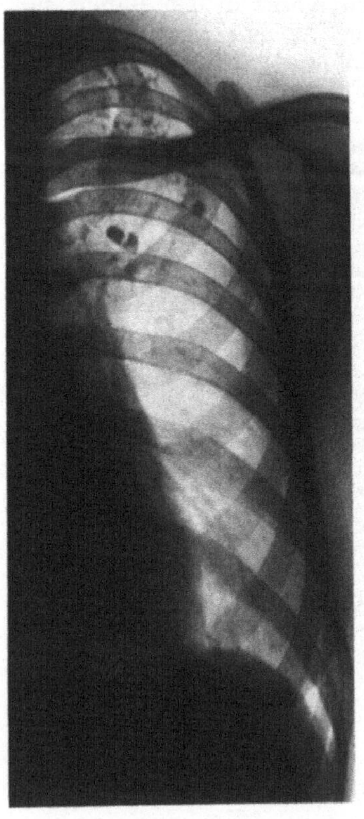

Abb. 8a.

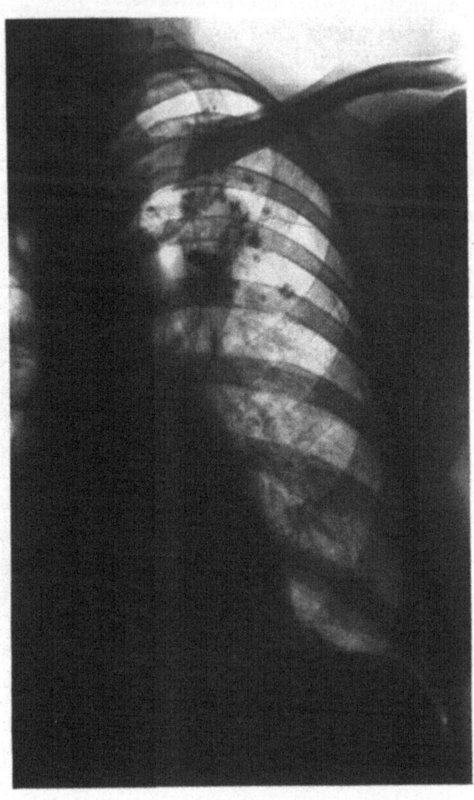

Abb. 8b.

Abb. 8a. Aufn.-Nr. 8183, ♀, 29 Jahre. Exacerbationstuberkulose. Zahlreiche verkalkte Frühstreuungsherde (die feinen Herdchen der Spitze sind die als SIMONsche Herde bekannten).
Abb. 8b. Derselbe Fall nach 6 Jahren. Infiltrat mit Einschmelzung im Bereich der alten Herde links.

es kann auch hier zum groben Durchbruch und zu heftiger Reaktion in Form des akuten Infiltrates kommen. Auch bei dieser Tuberkuloseform begegnen wir daher den beiden Arten des schleichenden und des scheinbar akuten Beginns. Daß Exacerbationen solcher Art auch von indurierten, nicht verkalkten alten Herden ausgehen können, ist zwar zu vermuten, kann aber anatomisch wohl kaum, klinisch-röntgenologisch aber schon gar nicht bewiesen werden. Diese Schwierigkeit macht es unmöglich, die nosologische Bedeutung solchen „Rückfalles“ auch nur annähernd einzuschätzen. Immerhin ist sie schon sehr erheblich, wenn wir auch nur die Exacerbation des verkalkten Herdes in unser Bild einsetzen.

Mit den besprochenen Krankheitsbildern sind wir in den Kreis der eigentlichen chronischen isolierten Lungenphthise gekommen; die bronchogene Ausbreitung besagt aber nichts über die Entstehung des Ursprungsherdes, der den ganzen Prozeß in Gang setzte, sondern diese ist, wie wir später (s. allgemeine Pathologie) erörtern, eine Folge des früheren Tuberkulosegeschehens im Organismus. Es sind nicht zufällige Faktoren, die die Erkrankung auf die Lunge und die intracanaliculär erreichbaren Gebiete, den Kehlkopf und den Darm, beschränken, sondern der Krankheitsverlauf

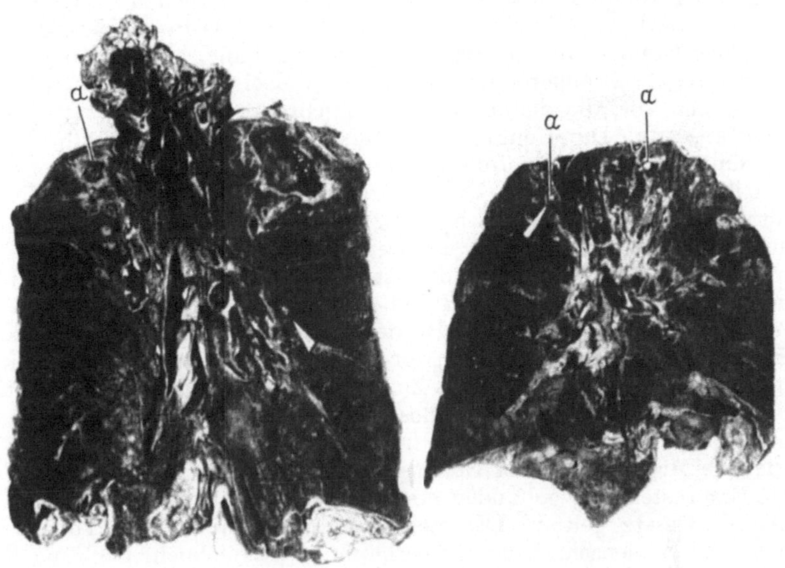

Abb. 9. S.-Nr. 50/35, Aufn.-Nr. 7089, ♀, 14 Jahre. Exacerbationstuberkulose. In beiden Lungen Kavernen, Kalkkonkremente enthaltend. Bei *a* kleine frische Kavernen um grobe Kalkherde.

steht unter der Steuerung des immunbiologischen Zustandes, den wir als relative Immunität bezeichnen. In vielen Fällen kann der Anatom den Ausgangspunkt in alten Herden wahrscheinlich machen. Die häufige Lage dieser gefährlichen Herde in den Spitzen, ihr symmetrisches Auftreten, sowie ihr histo-pathologischer Zustand weisen immer wieder darauf hin, daß sie Residuen früher Blutwegstreuungen mit oder bald nach der Primärkomplexperiode sind. Damit tritt die Bedeutung der frühen Blutwegausbreitung immer wieder in den Vordergrund; denn wenn diese Herde zum Ausgangspunkt der isolierten Phthise werden, so kann diese ja mit Recht als indirekt hämatogenen Ursprungs bezeichnet werden oder ein Großteil der isolierten Lungentuberkulosen des Erwachsenen als Exacerbationstuberkulosen. Es ist dabei gleichgültig, ob der Spitzenherd aufbricht, der Primäraffekt selbst oder ein Drüsenherd. Das Schicksal der neu in Fahrt kommenden Tuberkulose ist von den verschiedensten Umständen abhängig, die noch zu erörtern sind. Die abgebildeten Beispiele mögen dartun, wie die kleinen Spitzenherde (Abb. 5a, b, 6), der große gekapselte, käsig-kreidige Rundherd (Abb. 7a—c) oder der verkalkte Frühstreuungsherd (Abb. 8a, b, 9) zum Ausgangspunkt der Lungentuberkulose wird.

Die letzte zu betrachtende Gruppe der Lungentuberkulosen umfaßt die echten *Superinfektionsphthisen.* ASCHOFFS Schüler PUHL hat als erster den Reinfektionsherd beschrieben, der, abgesehen von den prägnanten morphologischen Merkmalen, vor allem dadurch gekennzeichnet ist, daß von ihm aus nicht, wie regelmäßig vom Erstinfektionsherd aus, der Ausbreitungsweg zur regionalen Lymphdrüse führt, vielmehr dieser Weg völlig versperrt erscheint, und das neue Geschehen entweder rein auf den Herd beschränkt bleibt oder von ihm aus in die Ausführungswege des Organs, die Bronchien in unserem Falle, einbrechen und auf diesem Weg sich ausbreiten kann; nur im Greisenalter kommen Superinfektionen vor, die den Lymphweg beschreiten wie eine Erstinfektion (SCHÜRMANN). Die Reinfektionsphthise ist also eine isolierte Phthise im Sinne RANKES. ASCHOFF hat mit der Erkennung dieser Herdform und ihrer Bedeutung das Problem der Reinfektion aufgerollt, ohne es mit diesem Vorstoß sogleich völlig lösen zu wollen; vielmehr bleibt zunächst die Frage offen, ob der Reinfektionsherd endogen oder exogen durch Neuansteckung entstanden ist. Als ASSMANN das infraclaviculäre Infiltrat als typischen akuten Herd bei jugendlichen, beruflich exponierten Personen beschrieb, und solche Herde auch bei nachweisbar alter Infektion (Kalkherde) beobachtet wurden, war die Möglichkeit einer Zweitansteckung an Tuberkulose bejaht und das Zustandsbild der Superinfektionsphthise dem pathogenetischen Tuberkuloseschema einzufügen. Bei dieser Auffassung ist die Wissenschaft bis heute geblieben. Während aber bei der Lues die Möglichkeit einer Neuansteckung an die biologische Ausheilung der Erstansteckung gebunden erscheint, dürfte für die Tuberkulose ein anderes Gesetz gelten. Die biologische Ausheilung einer Tuberkulose kennt die Wissenschaft bisher überhaupt nicht; vielmehr bleibt nach der Erstansteckung, soviel bisher bekannt, die Reaktion auf das Tuberkulosegift, die dem jungfräulichen Organismus fremd ist, für die Lebensdauer erhalten, was als Beweis dafür gilt, daß tuberkulöses Virus und tuberkulöses Gewebe als Träger dieser Reaktion dauernd im Körper verbleiben. Die Zweitansteckung an Tuberkulose kann gleichwohl erfolgen; freilich nur unter der Bedingung, daß die Reaktion auf die Erstansteckung überwunden und weitgehend abgeklungen ist. Die Superinfektion bei noch aktiver, d. h. fortschreitender Tuberkulose ist nicht nur klinisch bisher nicht beobachtet, sondern auch nach klinischer Erfahrung unwahrscheinlich, da andernfalls das Zusammenleben ansteckend Tuberkulöser, z. B. in Krankenanstalten, häufige gegenseitige Infektionen mit entsprechenden Reaktionen zur Folge haben müßte. Auch biologisch bietet das Haften einer Neuansteckung bei noch tätiger Tuberkulose dem Verständnis große Schwierigkeiten; lehrt doch der KOCHsche Grundversuch, daß die gewaltsame Zweitansteckung nicht zu fortschreitender Tuberkulose vom neuen Herd aus führt, sondern zur Ausstoßung des neuen Infektionsmaterials.

Die Superinfektionsphthise, so scheint es wenigstens dem Kliniker, zeigt einige besondere Züge. Da der Infekt einen nicht unvorbereiteten Organismus trifft, ist die Reaktion gedämpft, und nicht selten dürfte sie unbemerkt bleiben; sicher ist, daß viele solche Infekte von selbst ausheilen. Aber selbst wenn es zur Einschmelzung des Superinfektionsherdes kommt, gibt es kaum ein dankbareres Objekt für den Tuberkulosekliniker als diese Tuberkuloseform. Die klinische Erfahrung lehrt freilich, daß auch beim Superinfektionsherd die Pleuritis exsudativa als Begleiterscheinung des akuten Infiltrats keine Seltenheit ist, wodurch die überlegene therapeutische Methode der Kollapsbehandlung erschwert oder verhindert werden kann. Im ganzen ist aber die Prognose der Superinfektionsphthisen, namentlich bei rechtzeitiger und richtiger Behandlung, relativ recht günstig; eine Ausnahme bilden die Superinfektionen bei Jugendlichen, die erblich schwer belastet sind.

Zu dem Krankheitsbild der Superinfektionstuberkulose vermag der Anatom kaum ein überzeugendes Bild beizubringen, denn er kann ja höchstens beweisen, daß er keinen Zusammenhang mit Altherden findet. Unwahrscheinlich ist, daß ein einmaliger oder seltener Kontakt von Erreger und Gewebe entscheidend ist, wahrscheinlich löst erst die wiederholte Bacillenaufnahme eine spezifische Empfindlichkeit aus, auf deren Boden das Gewebe für die Neuansteckung empfänglich wird (Superinfektionsexperimente von B. LANGE). Der PUHLsche Herd, beschreibend von den Röntgenologen als Rundherd bezeichnet, wurde nicht selten als Superinfektionsherd in letzter Zeit zur Diskussion gestellt. Nach unseren eigenen Untersuchungen dürfte er annähernd regelmäßig ein auf dem Blutwege gesetzter, metastatischer Herd sein; er wurde bei zur Obduktion kommenden Fällen regelmäßig bei generalisierenden Tuberkulosen gefunden. Aus der Morphologie des Einzelherdes werden wir nie endgültige genetische Schlüsse ziehen können.

Zweifellos hat die Entdeckung des akuten Infiltrats und die Erforschung seiner Bedeutung für den Verlauf der Lungentuberkulose unsere Kenntnisse der klinischen Formenkreise eminent erweitert. Worauf es uns hier ankam, war die Einordnung der genetisch grundsätzlich unterschiedlichen Entstehungsweisen dieser Infiltrate in den cyclischen Ablauf des einheitlichen Tuberkulosebildes. Wir stellen diese Einordnung schematisch nachstehend zusammen.

Das akute Infiltrat in den Formen der Lungentuberkulose.

1. Primäraffekt bei der primären Tuberkulose.
2. Perifokale Entzündung bei beschränkter hämatogener oder bronchogener Streuung (unechtes akutes Infiltrat).
3. Hämatogen entstandener pneumonischer Herd (Rundherd, Lochkaverne).
4. Pneumonischer Herd beim akuten Durchbruch des alten Kalkherdes (Exacerbationsherd).
5. Nachschubinfiltrat bei älterer Lungentuberkulose.
6. Superinfektionsherd.

Ein einheitliches pathologisch-anatomisches Bild des klinisch als „akutes Infiltrat“ bekannten Herdes gibt es nicht. Zwar dürfte der Herdkern meist ein exsudatives tuberkulöses Infiltrat sein, aber dieses macht, wenigstens in der ersten Zeit seines Bestehens, nur den zentralen, oft kleinen Teil aus. Es ist umgeben von einer parafokalen Entzündungszone, die, der Beseitigung von Fremdstoffen dienend, die Antwort des Gewebes auf die dem spezifischen Herdkern entstammenden toxischen Gewebsstoffwechsel- und Abbauprodukte ist. Wir haben keinen Beweis dafür, daß hier nicht auch dem Erreger selbst entstammende Stoffwechsel- und Giftsubstanzen (Endotoxine) wirken, denn auch das Bild der ersten spezifischen entzündlichen Gewebsreaktion ist ja durchaus uncharakteristisch. Wir finden die Alveolen in der parafokalen Entzündungszone in verschiedenster Weise erfüllt mit Blutwasser, Fibrin, mobilisierten Alveolarwandzellen, Leukocyten, Lymphocyten, wechselnd mit Alter und Akuität des Herdes. Dazu kommen, als anatomisches Substrat der Röntgenschattenbildung, kleine Atelektasen des Entzündungsgebietes, ausgelöst durch Verschluß kleiner Luftleiteräste und den Druck der infiltrierten Nachbarschaft. Die geschilderte Zusammensetzung der parafokalen Entzündungszone läßt es verstehen, daß die Infiltrate ebenso schnell wie sie auftraten, auch wieder verschwinden können, indem der entzündliche Alveolarinhalt gelöst und ausgehustet oder resorbiert wird; wie schnell diese Lysis vor sich gehen kann, kennen wir von der Pneumonie her. Unter besonderen Reaktionsbedingungen — wir machen hier besonders die spezifische Empfindlichkeitssteigerung im Sinne der Tuberkulinisierung verantwortlich — kann das Infiltrat der Alveolen der parafokalen Entzündungszone auch hämorrhagisch sein. Klinisch erscheint Blut im Sputum, gewöhnlich als feine blutige Fasern, ohne daß wir im Auswurf Tuberkelbacillen finden können, denn das beigemengte Blut ist ja nicht Ausdruck einer Gewebszerstörung (Einschmelzung), sondern entstammt der hämorrhagischen *para*fokalen, unspezifischen Entzündungszone.

Gleichsam als Nebenergebnis dieser Studie sei auch die *Pleuritis exsudativa den Formenkreisen der Lungentuberkulose* eingefügt:

1. Begleiterscheinung des Primäraffektes.
2. Erste klinische Manifestation der hämatogenen Streuung im Gebiet des kleinen Kreislaufs.
3. Begleiterscheinung des Superinfektionsherdes.
4. Begleiterscheinung der manifesten Lungentuberkulose (Nachschubpleuritis).

Stellen wir die *Entwicklungsgänge* der *Lungentuberkulose* in einer Übersicht zusammen, wobei wir die *Zusammenhänge* zwischen den Infektions- und Krankheitsphasen besonders herausstellen, und dazu von der Erstinfektion des Kindes ausgehen, so ergibt sich folgendes Schema:

A. Erstinfektionsperiode bei Kindern (und Erwachsenen).

1. Primäre Tuberkulose.
2. Primärkomplex mit Abheilung.
3. Primärkomplex mit hämatogener Streuung.
   a) Miliartuberkulose.
   b) Große Streuung im großen und kleinen Kreislauf.
   c) Diskrete Streuung.

B. Reinfektionsperiode bei Erwachsenen (und Kindern).

1. Hämatogene Lungentuberkulose
2. Bronchogene Lungentuberkulose
   a) Bronchogene Streuung der chronischen Spitzentuberkulose
   b) Bronchogene Streuung des Exacerbationsherdes

   } endogen.

3. Superinfektionstuberkulose } exogen.

Die Bedeutung von Vererbung und Konstitution bei der Tuberkulose.

Von

K. Diehl-Sommerfeld.

Über das Wirken *erblicher Gegebenheiten* bei der Tuberkulose kann heute kein Zweifel mehr bestehen. Wir wissen, daß hinsichtlich der *Manifestation* tuberkulöser Veränderungen bei *erbgleichen* Zwillingspaaren in über $^{2}/_{3}$ der Fälle Konkordanz besteht. *Pathogenetisch* sind die sich bei den Paarlingen dieser Zwillingspaare entwickelnden tuberkulösen Veränderungen ausnahmslos gleich. Die *Intensität* und damit der *Ausgang* des krankhaften Geschehens ist bei erwachsenen erbgleichen Zwillingspaaren ganz vorwiegend gleichgerichtet, nur bei den dem Kindesalter zugehörigen erbgleichen Paaren treffen wir im Rahmen der Sekundärperiode nach Ranke auf lokalisatorische und Intensitätsunterschiede von beträchtlicherem Ausmaß, eine Tatsache, die sich aus der Vielgestaltigkeit der Tuberkulose in dieser Periode erklärt. Dazu kommt, daß der kindliche Organismus ganz allgemein sich von dem erwachsenen durch eine leichtere, wenig spezifische und wenig an bestimmte Organe und Gewebe gebundene Reaktibilität und damit durch eine stärkere Umweltlabilität unterscheidet.

Diesen Ergebnissen der Zwillingsforschung bei *erbgleichen* Zwillingspaaren steht ein weitgehend verschiedenes Verhalten der Paarlinge *erbverschiedener* Zwillingspaare gegenüber. Diese Verschiedenheit prägt sich besonders in der Tatsache aus, daß nur bei 25% dieser Paare sich eine Manifestation tuberkulöser Veränderungen bei *beiden* Paarlingen nachweisen läßt. In *pathogenetischer Hinsicht* bestehen oft eindeutige Unterschiede. Das *Erscheinungsbild* der Tuberkulose ist bei den erwachsenen erbverschiedenen Paaren meist grundsätzlich verschieden. Ein wirklich als ähnlich oder gar praktisch als gleich zu wertendes Tuberkulosebild konnte, unter Zugrundelegung der Verhältnisse bei erbgleichen Zwillingspaaren als Maßstab, bisher bei diesen Paarlingen nicht erhoben werden.

Ist somit das Wirken erblicher Gegebenheiten bei der Tuberkulose erwiesen, so sind die Einflüsse der *Umwelt* nicht zu übersehen. Sie prägen sich einerseits in der Manifestation einer Tuberkulose überhaupt, andererseits in Intensitätsunterschieden im krankhaften Geschehen aus. Die

Analyse der erbgleichen Zwillingspaare mit tuberkulösen Veränderungen nur bei *einem* der Zwillingspaarlinge (17 unter 80 Paaren) läßt erkennen, daß neben Verschiedenheiten in der *allgemeinen Umwelt* (z. B. Ansteckungsmöglichkeit, Arbeits- und Ernährungsverhältnisse usw.) bestimmte *Umweltbesonderheiten* für die Manifestation einer Tuberkulose ausschlaggebend sein können. Hier sind zu nennen: Trauma, Keuchhusten, Grippe, Lungenentzündung, Nephritis, Geburt und Wochenbett. Die gleichen Faktoren sind für die Intensitätsunterschiede im krankhaften Geschehen bei den Paarlingen erbgleicher Zwillingspaare maßgebend. Es muß aber an dieser Stelle ausdrücklich darauf hingewiesen werden, daß eine ganz beträchtliche Reihe erwachsener erbgleicher Zwillingspaare zur Beobachtung gelangte, bei denen trotz grundsätzlich verschiedener Umwelt sich ein weitgehend konkordantes Tuberkuloseverhalten entwickelte. Diese Gruppe läßt den tiefgehenden Einfluß erblicher Faktoren bei der Tuberkulose besonders klar erkennen. Die Zahl der in dieser Gruppe zusammengefaßten erbgleichen Zwillingspaare ist etwa gleich groß der Zahl derjenigen Paare, bei denen bestimmte Umwelteinflüsse als Modifikatoren nachgewiesen werden konnten.

Über das *Wesen der spezifischen erblichen Tuberkulosedisposition* sind Anhaltspunkte bisher nicht gewonnen worden. Der Versuch, gewisse Beziehungen zwischen dem Tuberkuloseverhalten der Paarlinge der einzelnen erbgleichen und erbverschiedenen Zwillingspaare und der *äußeren körperlichen Erscheinungsform* der Paarlinge zu gewinnen, ist bisher stets ohne Erfolg gewesen. Dieses gilt auch hinsichtlich des *asthenischen Habitus*, der seit langem als tuberkulosedisponierender Faktor umstritten ist. Die Mehrzahl der in letzter Zeit vorgelegten diesbezüglichen Untersuchungen berichtet über ein deutlich häufigeres Vorkommen asthenischer Individuen unter den Tuberkulösen als in der übrigen gesunden Bevölkerung. Die mitgeteilten Differenzprozentsätze sind jedoch nicht so groß, daß aus ihnen auf eine tiefgehende innere Bindung zwischen Habitus asthenicus und Tuberkulosevorkommen, oder gar auf eine Gleichsetzung dieses Habitus mit der spezifischen erblichen Tuberkulosedisposition geschlossen werden könnte; sie zeigen aber, daß Individuen mit einer asthenischen Konstitution anscheinend eine etwas höhere Wahrscheinlichkeit haben, an Tuberkulose zu erkranken, als Träger anderer Konstitutionen. Wir können in ihr somit höchstens einen die phänotypische Manifestierung der erblichen Tuberkulosedisposition begünstigenden Modifikationsfaktor erblicken.

Es ist ein Verdienst von KLARE auf den modifizierenden Einfluß der *exsudativ-lymphatischen Diathese, der reizbaren Konstitution* auf das tuberkulöse Geschehen hingewiesen zu haben. Nach ihm ist diese Diathese bei Kindern mit Sekundärinfiltrierungen die konstitutionelle Vorbedingung zur Ausbildung dieser Tuberkuloseform überhaupt. Diese Körperverfassung ist stets als ein günstiges Moment bei einer kindlichen oder Pubertätsphthise anzusehen, welches die Heilungsaussichten von vornherein aussichtsreicher gestaltet. Sie genügt allerdings nicht immer, um eine Ausheilung dieser oft so schweren Prozesse sicherzustellen, — in vielen Fällen ist sie nur imstande das Ende hinauszuzögern.

Eine das Tuberkulosegeschehen in beträchtlichem Ausmaß modifizierende Körperverfassung ist der *Diabetes mellitus.* Dieser modifizierende Einfluß prägt sich einerseits in einer Steigerung des Tuberkulosevorkommens, andererseits in einer Formgestaltung der Tuberkulose aus.

Die vorliegenden statistischen Angaben sind nicht ausreichend, um den fördernden *Einfluß* des Diabetes mellitus *auf die Entstehung* von Tuberkulosen eindeutig zahlenmäßig erkennen zu lassen. Aus ihnen geht aber doch hervor, daß wir mit einem begünstigenden Einfluß zu rechnen haben. Das Ausmaß dieses Einflusses bewegt sich aber nach allem in mäßigen Grenzen.

Als hinreichend gesichert kann heute angesehen werden, daß etwa $^2/_3$ aller tuberkulösen *Diabetiker Träger exsudativer Prozesse* sind, oder daß doch bei ihnen Prozesse mit deutlicher exsudativer Komponente gefunden werden.

Entsprechend der Bösartigkeit exsudativer Tuberkuloseformen haben die tuberkulösen Diabetiker eine hohe *Mortalität.* Die Bösartigkeit drückt sich aber vor allem in der Kürze der *Krankheitsdauer* aus. Bei 26% unserer verstorbenen tuberkulösen Diabetiker erfolgte der Tod schon 1 Jahr nach dem Auftreten der Tuberkulose, bei 66% innerhalb von 2 Jahren, bei 84% innerhalb von 3 Jahren. Dieses sind Krankheitsdauern, wie wir sie, wie später auszuführen sein wird, in diesen Prozentsätzen in keiner Phase des Jugendlichen- und Erwachsenenalters zu sehen bekommen.

Die *Schwere des Diabetes* steht zur *Tuberkuloseform* nicht in ganz engen allgemeingültigen Verknüpfungen, wenn auch bei schwerem Diabetes in der Mehrzahl eine schwere Tuberkulose gefunden wird. Doch sehen wir nicht allzu selten leichte diabetische Stoffwechsellagen mit schweren exsudativen Prozessen einhergehen, und umgekehrt gelegentlich produktiv-cirrhotische Veränderungen bei schwerem Diabetes.

Bei Diabetikern lokalisiert sich die Tuberkulose vorwiegend in den *Lungen*, periphere Virusabsiedlungen werden weit seltener beobachtet. Pathogenetisch herrscht die intracanaliculäre fortschreitende Phthise vor. Das röntgenologische Erscheinungsbild der Tuberkulose bei Diabetikern ist mannigfach. Es gelangen Herdbildungen in allen Lungenfeldern zur Beobachtung. Schwere exsudativ-pneumonische Prozesse in einem oder beiden Oberlappen sollten, besonders bei älteren Personen, stets den Verdacht auf einen komplizierenden Diabetes mellitus nahelegen. Dasselbe gilt von weichen, gelegentlich eigentümlich schmetterlingsförmig in den Mittelfeldern angeordneten Prozessen. Die Obergeschosse und die unteren Lungenfelder sind hier völlig oder fast völlig herdfrei. Dieses letztere, für eine Tuberkulose bei Diabetes als typisch beschriebene Bild ist jedoch nicht allzu häufig anzutreffen. Die üblichen Erscheinungsformen exsudativer Tuberkulosen herrschen vor. Daß auch produktive oder produktiv-cirrhotische Tuberkulosen in etwa $^1/_3$ der Fälle vorkommen, wurde weiter oben schon indirekt dargelegt.

Nach allem haben wir im Diabetes mellitus eine das Tuberkulosegeschehen in beträchtlichem Ausmaß modifizierende Körperverfassung zu erblicken. Bei größerer Erfahrung schälen sich aus diesem einheitlichen Bild zahlreiche individuelle Besonderheiten heraus, die das Eingreifen der jeweiligen körperlichen Individualität auch in dieses Krankheitsgeschehen darlegen.

Unter den die Tuberkulose modifizierenden Körperverfassungen nimmt das *Lebensalter* eine besonders wichtige Stellung ein, wichtig besonders deshalb, weil sich aus der Kenntnis dieser Beziehungen für die allgemeinärztliche Praxis bedeutsame Schlüsse ergeben.

Die *Kurve der Tuberkulosesterblichkeit* in den verschiedenen Altersgruppen ist bekannt. Sie ist gekennzeichnet durch einen sehr hoch beginnenden, aber steil abfallenden Schenkel in den Altersklassen 0—3 Jahre. Die Kurve liegt dann in dem folgenden Schulkindesalter tief, und steigt mit dem Beginn der Pubertätsjahre wieder steil an. Der preußischen Statistik sind folgende Zahlen für das Jahr 1913 zu entnehmen: Es starben von 10000 Lebenden in den Altersklassen 0—1 Jahre 36,92; 5—10 Jahre 8,46; 10—15 Jahre 9,93; 15—20 Jahre 25,62; 20—25 Jahre 35,40 und 25—30 Jahre 38,75 an Tuberkulose.

Als bemerkenswertestes Ereignis hebt sich in dieser Kurve der steile Anstieg der Sterblichkeit in der zweiten Hälfte des *2. Lebensjahrzehntes* hervor. Über die Ursache für diesen Anstieg gehen die Ansichten auseinander: Von der einen Seite werden vor allem Umwelteinflüsse (fortschreitende Durchseuchung, Änderung der Lebensweise, Aufnahme beruflicher Tätigkeit usw.) zur Erklärung herangezogen, von der anderen Seite dagegen wird dieser Anstieg der Tuberkulosesterblichkeit mit den Vorgängen der Reife in Verbindung gebracht: In der Steigerung der vegetativen Reagibilität mit der Pubertät wird die wesentliche Ursache für eine auffallende *generelle Exacerbationstendenz*, die keineswegs nur besondere Formen der Lungentuberkulose betrifft, gesehen.

Über die Stellung des Organismus im vorliegenden Problem geben die Untersuchungen von Braeuning und Neumann über das Schicksal der Kinder, die mit einem offentuberkulösen Verwandten die Wohnung teilen, gute Anhaltspunkte. Der Zeitpunkt des Expositionsbeginns und der Expositionsgrad wurden in jedem Falle bestimmt. Der Expositionsgrad wurde nach folgenden Gesichtspunkten festgelegt: Waren bei dem

Tabelle 1.

Alter zu Beginn der Exposition	Expositionsgrad	Summe der Fälle	Davon an Tuberkulose gestorben	Prozent
0— 1 Jahr	I	32	1	3
	IV	57	8	14
1— 5 Jahre	I	33	1	3
	IV	159	2	1,3
6—10 „	I	53	0	0
	IV	131	5	3,8
11—15 „	I	87	1	1
	IV	143	9	6,3
16—20 „	I	49	1	2
	IV	64	11	17

exponierenden Offentuberkulösen keine katarrhalische Lungengeräusche feststellbar und war die Wohnung hygienisch einwandfrei, so wurde dies als Expositionsgrad I bezeichnet. Bestand ausgesprochener Katarrh mit Auswurfentleerung und waren die Wohnungsverhältnisse hygienisch ungünstig, so bestand der Expositionsgrad IV. Bei diesem Untersuchungsmaterial kann also in großen Zügen im Rahmen des Expositionsgrades IV das Expositionsmoment als gleich gesetzt werden. Die erhaltenen Sterblichkeitszahlen gibt Tabelle 1 wieder. Die Sterblichkeit beträgt bei einem Expositionsgrad IV hiernach in der Altersstufe 0—1 14%; 1—5 1,3%; 6—10 3,8%; 11—15 6,3% und 16—20 17%.

In gleicher Richtung weisen Untersuchungen über die Krankheitsdauer bei in verschiedenen Lebensaltern an Tuberkulose Verstorbenen und massenstatistische Erhebungen über die Form der Tuberkulose unter Zugrundelegung der Qualitätsdiagnose.

Es wurden so bei 500 im Waldhaus Charlottenburg an Tuberkulose Verstorbenen eine 1—2jährige Krankheitsdauer, also foudroyant verlaufende Tuberkulosen bei einem Krankheitsbeginn im Alter von 13 bis 18 Jahren in 34%, bei einem Krankheitsbeginn im Alter von 19 bis 21 Jahren in 43% und bei einem Krankheitsbeginn im Alter von 22 bis 25 Jahren in 38% gefunden. In den folgenden Lebensjahren nehmen die foudroyanten Ablaufsformen erst langsam, dann aber schnell ab.

Das Bild weitgehend ergänzend wurden bei 6000 unserer Kranken mit verschiedener Alterszugehörigkeit die Höchstzahl exsudativer Prozesse bei den 13—18jährigen mit 42,5% gefunden.

Wenn den von anderer Seite so scharf hervorgehobenen Umweltfaktoren sicher auch eine gewisse Bedeutung zukommt, so ist doch die Grundursache für den Anstieg der Tuberkulosesterblichkeit im 2. Jahrzehnt in den sich hier vollziehenden biologischen Lebensvorgängen zu sehen. „Erst diese zweite Pubertätswelle macht aus der Kleinkinderkrankheit die verelendende, chronische Erwachsenenseuche mit allen ihren destruierenden Auswirkungen" (Redeker).

Die sich hieraus ergebende grundsätzliche praktische Folgerung ist die bevorzugte Beachtung der diesem Lebensabschnitt zugehörigen Bevölkerungsgruppe in unseren Tuberkulosefürsorgen. Wir haben bei ihr nicht nur mit einer *gesteigerten Empfänglichkeit* gegenüber dem tuberkulösen Virus, sondern auch mit einer *Exacerbation* bisher latenter, aus der Kindheit stammender Virusabsiedlungen zu rechnen.

Zur Gruppe der das Tuberkulosegeschehen modifizierenden Körperverfassungen gehört auch die *Schwangerschaft*. Die Umwälzungen, die der weibliche Körper durch die Schwangerschaft erfährt, äußern sich in einer Verschiebung der Ionenkonzentration, des Kolloidzustandes des Blutes, in Änderung der Reaktionsweise des vegetativen Nervensystems und in hormonalen Verschiebungen. Sie sind also, wenn sie sich auch noch innerhalb physiologischer Grenzen bewegen, tiefgreifender Natur.

Es ist deshalb ein äußerst bemerkenswertes Ergebnis, daß sich bisher kein eindeutiger statistischer Nachweis dafür hat erbringen lassen, daß die Schwangerschaft *generell* eine *Tuberkulose-Manifestationssteigerung* bedingt.

Die tuberkulösen Prozesse, die bei Schwangeren und Wöchnerinnen gefunden werden, zeigen kein besonderes Gepräge. Es werden so gut wie alle Formen der Tuberkulose, vom einfachen Primärkomplex bis zur doppelseitigen kavernösen Phthise gefunden. Ein manchmal deletärer Einfluß von Schwangerschaft, Geburt und Wochenbett auf fibrös-käsige Lungentuberkulosen besteht zweifellos, vor allem der Geburtsvorgang stellt eine für diese zur intracanaliculären Ausbreitung neigenden Tuberkulosen eine große Belastung dar. Es ist so nur zu natürlich, daß er gelegentlich — keineswegs regelmäßig — die Entstehung frischer Aspirationspneumonien mit tödlichem Ausgang nach sich zieht. Diese Tatsache drückt sich deutlich in einer statistisch erfaßbaren Übersterblichkeit der tuberkulösen Schwangeren im frühen Wochenbett aus, die aber durch eine Unsterblichkeit in den folgenden Monaten ausgeglichen wird. Wie die ausführlichen Erhebungen von Bräuning gezeigt haben, läßt sich jedoch weder aus der Schwere, noch aus der Form der Tuberkulose mit einiger Sicherheit voraussagen, ob Schwangerschaft, Geburt und Wochenbett eine solche Verschlechterung der Tuberkulose herbeiführen werden. Es ist deshalb hinsichtlich einer Schwangerschaftsunterbrechung stets Zurückhaltung anzuraten. Die aktiven Behandlungsmethoden der Lungentuberkulose sind in vielen Fällen bei Schwangeren mit Erfolg zur Anwendung gelangt.

Zur allgemeinen Pathogenese und pathologischen Anatomie der Tuberkulose, insbesondere der Lungentuberkulose.

Von

O. Koch-Sommerfeld.

Mit 3 Abbildungen.

Die Tuberkulose ist ein eindrucksvolles Beispiel dafür, daß der Begriff der Infektion und die sich im Körper abwickelnden Reaktionen und geweblichen Veränderungen niemals nur von einem der beiden in Wechselwirkung tretenden Organismen her betrachtet werden darf und erklärt werden kann. Wohl müssen die biologischen Eigenschaften jedes der beiden untersucht werden, aber sie können nicht als Konstanten gewertet werden, sondern nur im Verhältnis zu den Eigenschaften und Abwehrkräften des Befallenen und den Angriffsmöglichkeiten und Reaktionsbeeinflussungen des angreifenden Mikroorganismus. Gerade im Tuberkuloseablauf erleben wir oft ein wechselvolles Hin und Her, indem bald der erkrankte Organismus, bald der Erreger obsiegt.

Bis heute sind keine der Kritik standhaltenden Formen oder Abarten des Koch*schen Bacillus* oder andere Erreger bekannt, die die Tatsache erschüttern können, daß als Erreger für die Tuberkulose des Menschen der Tuberkelbacillus zu gelten hat. Abweichungen seiner Form, Färbbarkeit, Größe und anderer Eigenschaften können nur als Splitterformen des typischen Kochschen Stäbchens angesehen werden und dürften nur untergeordnete Bedeutung haben.

Für die Tuberkulose des Menschen kommen hervorragend nur der Typus humanus und der Typus bovinus, der Perlsuchterreger, in Frage. Daß auch der Geflügeltuberkelbacillus für den Menschen pathogen ist, ja vielleicht sogar ganz besonders schwere Krankheitsbilder hervorrufen kann, sei erwähnt. Die Erkennung und Identifizierung des säurefesten Stäbchens als pathogener Erreger der Tuberkulose wird an anderer Stelle besprochen. Hier seien die Besonderheiten betont, die in der tuberkulösen Erkrankung des Menschen hervortreten. Wenn man bedenkt, daß ein sehr hoher Prozentsatz der Menschen, die das 5.—6. Lebensjahrzehnt erreichen, tuberkulös infiziert ist, und dagegen betrachtet, welch geringer Prozentsatz — im Verhältnis zur Häufigkeit der Infektion — einer Tuberkulose erliegt, so muß der Tuberkelbacillus als nur in einem gewissen Grade für den Menschen gefährlicher Erreger bezeichnet werden. Dem steht die Tatsache gegenüber, daß er, einmal irgendwo in die Gewebe eingedrungen, für den menschlichen Organismus endgültig fast unüberwindbar ist. Wir wissen, daß in tuberkulösen Herden, insbesondere Kalkherden, die Erreger viele Jahre ihre Lebens- und Ansteckungsfähigkeit bewahren können. Die den Bacillus umgebende Wachshülle dürfte hauptsächlich für diese hohe Widerstandsfähigkeit verantwortlich sein; sie ist es wohl auch, die chemotherapeutische Versuche erschwert.

Die Zahl der Erreger, die der Mensch bei der Erstinfektion aufnimmt, ist noch ohne entscheidende Bedeutung für den Infektionsverlauf, wenn es nicht sehr massive Dosen sind, wie sie unter den gewöhnlichen Infektionsbedingungen (durch Inhalation und Fütterung) nicht vorkommen. Es sei hier an die Lübecker Ingestionstuberkulosen, wobei ja oft große (wenn auch wechselnde) Dosen vollvirulenter Erreger neben dem B.C.G. zur Aufnahme kamen, erinnert. Hier sah man, als Ausdruck der massiven Infektion, sowohl sehr schwere zum Tode führende Krankheitsbilder als auch nach überstandener Infektion Reste der Erstansteckungsprozesse, wie wir sie unter natürlichen Verhältnissen kaum jemals zu Gesicht bekommen. Unsicher ist bis jetzt ebenfalls, ob Virulenzunterschiede des Kochschen Bacillus auch unterschiedliche Prozesse auslösen; bedeutend sind diese Differenzen jedoch keinesfalls, wenn auch in letzter Zeit Beobachtungen bekannt werden, daß besonders virulente Erreger auch den Infektionsverlauf zu beeinflussen imstande sind. Wahrscheinlich werden auch hier besonders weitgehende Abweichungen Bedeutung erlangen können.

Der *menschliche Organismus* besitzt dem Erreger gegenüber eine erhebliche angeborene Widerstandskraft, die bewirkt, daß bei dem allergrößten Teil der Menschen die tuberkulöse Infektion nicht nur stumm oder kaum bemerkt abläuft, sondern damit auch für das ganze Leben erledigt ist. In dem Augenblick des ersten Zusammentreffens kommen nun aber bereits erneute Kräfte in das Wechselspiel zwischen den beiden Organismen, die spätere Auseinandersetzungen beeinflussen.

Der Körper reagiert bei dem Versuch einer erneuten Infektion oder bei dem Aufflackern alter Herde anders als bei der Erstinfektion, d. h. der Organismus ist allergisch. Es ist wichtig, diesen Begriff der *Allergie*, also des Andersreagierens, klar zu fassen und vor allem nicht mit dem Begriff der Immunität, für unseren Fall der erworbenen Widerstandskraft, zu verwechseln. Brauchen wir zur Erklärung von Form und Art tuberkulöser Veränderungen überhaupt den Begriff der Allergie oder sind es andere Einflüsse, die dieses Geschehen steuern? Die Allergie muß als wesentlicher Faktor, aber unbedingt mit und neben anderen für die Erklärung der Tuberkuloseabläufe gewertet werden. Es sei kurz an das Kochsche Phänomen, an das Bild des tuberkulösen Primärkomplexes, der nach einer Erstinfektion nicht mehr in derselben Form auftritt, erinnert; es seien die plötzlichen stürmischen Reaktionen, wie wir sie im Verlauf der Generalisationstuberkulose nicht selten erleben, und die schließliche Beschränkung des Prozesses auf ein Organ oder Organsystem mit dem ausgesprochen chronischen Verlauf erwähnt. Fragen wir, warum der tuberkulöse Prozeß bei seiner Erstmanifestation im Organismus obligat die Lymphabflußwege befällt und die großen verkäsenden Drüsentuberkulosen auslöst, was er später nicht mehr tut, oder fragen wir, warum es einen nicht unerheblichen Prozentsatz tuberkulöser Erkrankungen gibt, die in ihrem ganzen Verlauf zu immer neuen Blutwegabsiedelungen führen, ohne je das eigentliche Bild der Organphthise zu bewirken und schließlich, warum trotz schwerster Zerstörungen eines Organes, wo reichlich Gelegenheit besteht, die Erreger in die Blut- und Lymphbahn auszuschwemmen, es nicht zu metastatischen Niederlassungen kommt, so kann dieses nicht Zufälligkeiten zugesprochen werden, sondern muß auf gewebliche und humorale Wirkungen bezogen werden, die das Resultat der Auseinandersetzung zwischen Erreger und Organismus sind; d. h. sie sind der Ausdruck der Allergie. Man darf diesen Begriff zum Verständnis des Tuberkuloseablaufes nur nicht zu eng auf jeden Einzelherd beziehen wollen. Die Allergie ist nach unserer Ansicht nur das steuernde Prinzip, das bestimmt, welchen Weg die tuberkulöse Infektion im Organismus nimmt. Es ist also ein Resultat der besonderen Auseinandersetzungen zwischen dem Tuberkelbacillus und dem befallenen Organismus, ob eine einmal in Gang gesetzte Tuberkulosekrankheit über den Weg zahlreicher oder mit dem Leben nicht vereinbarer Organmetastasen zu Tode führt, oder ob sie auf ein Einzelorgan beschränkt wird. In dieser Steuerung des Tuberkuloseablaufes erkennen wir die Wirkung der allergischen Umstimmungen. Daß diese einmal eingeschlagene Entwicklung durch konstitutionelle und dispositionelle Einflüsse gehemmt und verstärkt werden kann, daß akute und protrahierte Phasen wechseln, ist selbstverständlich. Diese Faktoren wirken als modifizierende und auch den Einzelherd gestaltende Momente.

Es sind also zum Verständnis des tuberkulösen Geschehens innerhalb des Organismus nach der Erstinfektion 3 Faktoren in Rechnung zu stellen:

1. Die angeborene Widerstandskraft gegen die Tuberkulose, kurz das Erbe (Konstitution);
2. die spezifisch durch die tuberkulöse Infektion beeinflußten Gewebs- und Säftereaktionen (die Allergie), und schließlich
3. neu hinzutretende Momente (dispositionelle Faktoren).

Das Erbe kennen wir heute als wesentlich bestimmendes Moment für das Tuberkuloseschicksal eines Menschen. Es braucht an dieser Stelle nicht abgehandelt zu werden. Den Einfluß des Erregers, seiner Gift- und Stoffwechselprodukte, dürfen wir nicht mit der einmal stattgefundenen Infektion als endgültig abgetan betrachten. Er lebt und wirkt ja weiter, nicht selten bis zum Lebensende. Darüber hinaus stehen wir heute auf dem Standpunkt, daß die ein- oder auch mehrmalige, erneute Aufnahme von Tuberkelbacillen nur unter besonderen Umständen, z. B. im jugendlichen Alter eine Bedeutung hat, können wir ihr doch fast täglich ausgesetzt sein. Ebenso kann unter besonderen Umständen, z. B. bei Kindern, die dauernde Neuaufnahme von Tuberkelbacillen, sei es durch Inhalation oder durch Fütterung, zwar nicht zahlreich und wiederholt Krankheitsherde setzen, aber die Verarbeitung und Unschädlichmachung der Bacillen kann eine spezifische Empfindlichkeitssteigerung bewirken; sie wirkt wie eine Tuberkulinisierung: spezifisch disponierend. Als unspezifisch disponierende Momente, die Einfluß auf das tuberkulöse Geschehen erlangen können, sind zu nennen: das Alter (Säuglings-, Jünglings-, Greisenalter) andere Erkrankungen (Scharlach, Masern, Grippe, Diabetes); schlechte Ernährung, unhygienische Lebensweise; Wohnung; innersekretorische Einflüsse (Pubertät, Klimakterium).

Den Einfluß innersekretorischer Wirkungen erkennen wir im kleinen vor und während der Menstruation. Wir wissen heute, daß die stärksten Senkungsbeschleunigungen, Temperaturerhöhungen, eventuell Hämoptoen im Prämenstruum, wenn der Follikulingehalt des Blutes am höchsten ist, vorkommen. Gleichzeitig müssen wir in den Zeiten der großen innersekretorischen Umstellungen auch seelische Störungen, denen viele eine nicht geringe Bedeutung beimessen, als auslösende oder fördernde Momente in Rechnung ziehen. Die besondere Hinfälligkeit des Säuglings der tuberkulösen Infektion gegenüber kann heute nicht mehr in vollem Umfange aufrecht erhalten werden. Die Lübecker Fütterungstuberkulosen von 251 Säuglingen, infiziert in den ersten 10 Lebenstagen, von denen, trotz der im allgemeinen überdurchschnittlich massiven Infektion, „nur“ (diese Betonung sei in dem hier erörterten Zusammenhang richtig aufgefaßt) 30,7% starben, müssen uns zu einer anderen Auffassung führen. Es kann eher von einer erheblichen Resistenz des Säuglings gesprochen werden. Die bisherige Auffassung mag wohl mit daher rühren, daß von den Infektionen im Säuglingsalter vorwiegend die bekannt werden, die unmittelbar in eine akut verlaufende Frühgeneralisation oder primäre Organtuberkulose überleiten. Erst wenn wir genaue Zahlen über die Infektionshäufigkeit im Säuglingsalter haben (Tuberkulinprüfungen), werden wir endgültig urteilen können. — Die Erkrankungen, die eine Tuberkulose auslösen oder verschlimmern, vermindern einmal die Abwehrkräfte des Körpers allgemein und erleichtern so dem KOCHschen Bacillus das erneute Angehen; andererseits wissen wir, daß bei unspezifischen Erkrankungen der Lunge der Abtransport von Erregern, ihrer Stoffwechselprodukte und der Abbaustoffe aus den Krankheitsherden eine starke Durchströmung der Lymphabflußbahnen bewirkt, periadenitische Prozesse um die Altherde auslösen kann, um so zur Aktivierung zu führen. Schlechte Ernährung und falsche Lebensweise erleichtern wohl auch durch Verminderung der Gesamtabwehrkraft das erneute Aufflackern der Krankheit oder beschleunigen den Fortschritt schon manifester, aktiver Prozesse.

Betrachten wir heute die Tuberkulose als lebensbegleitende Krankheit, als BEHRINGS Lied, das in der Wiege beginnt (wir müssen sagen: mit der Erstinfektion) und am Grabe endet, so kommen wir nach dem Gesagten zu folgender Gesamtauffassung: wesentlich und entscheidend ist, daß der Erreger einmal in den Organismus gelangt. Auf Grund der angeborenen und erworbenen Abwehrkräfte und Reaktionsmöglichkeiten des Befallenen kann er lange zum Verweilen in einem Herd gezwungen sein, aber auf Grund seiner großen Widerstandsfähigkeit ist er jederzeit bereit, eine neue Erkrankungsphase auszulösen. Die Vorbedingungen für die Entstehung der neuen Krankheitsphase liefern dispositionelle Faktoren (spezifische und unspezifische). Der Boden, auf dem sich alle diese Auseinandersetzungen abspielen, ist aber der durch ein bestimmtes Erbgut ausgezeichnete Organismus. Ist dieses in bezug auf die Tuberkulose minderwertig, so werden geringe der genannten Einflüsse genügen, um die Krankheit in Gang zu bringen, ist es hochwertig, so wird es nur schwer gelingen, eine tuberkulöse Erkrankung auszulösen oder, wie in den allermeisten Fällen, wird der Erreger für das ganze Leben zum Verharren in den Erstinfektionsherden gezwungen sein. Die gleichen Momente, die wir soeben als wichtig für den Beginn der Tuberkulosekrankheit genannt haben, sind auch imstande, die manifeste Erkrankung zu beeinflussen. Sie erklären uns den meist schubweisen Verlauf, die Perioden des schnellen Fortschreitens oder der langen Latenz, den endgültigen tödlichen Ausgang wie auch die schließliche Heilung. Wir dürfen nicht in den Fehler verfallen, jeweils eines der besprochenen zahlreichen Momente stets allein für eine katastrophale oder günstige Entwicklung verantwortlich machen zu wollen. Wohl ist immer einer der genannten Faktoren vordringlich beteiligt, oder uns leicht erfaßbar, aber erst die Konstellation, das Zusammenwirken all der Kräfte schafft die Gesamtsituation, die dem KOCHschen Bacillus willkommen ist.

Liegt nun im *Ablauf der Krankheit*, die durch so mannigfache Faktoren variiert und bestimmt wird, eine *Grundgesetzlichkeit* oder ist alles nur ein blindes Spiel des Zufalls? RANKE gab uns in seiner *Dreistadienlehre* einen Grundriß des Tuberkuloseablaufes. Es kann hier nicht der Ort sein, diese RANKEsche Lehre einer eingehenden Diskussion zu unterziehen.

Nach wie vor ist die Grundkonzeption seiner Lehre als richtig zu betrachten, d. h. wir kennen und anerkennen drei große Formenkreise der tuberkulösen Infektion und Krankheit, den Primärkomplex, die Generalisationsformen und die Organ- oder organsystembeschränkte eigentliche Phthise. Diese drei großen Kreise bestehen. Wohl irrt RANKE, wenn er für jedes Stadium seiner Einteilung eine bestimmte Reaktionsform des Organismus fordert; das Bild des Einzelherdes ist durchaus variabel in jeder Krankheitsphase und durch die verschiedensten Einflüsse, wie wir sie oben erwähnten, bestimmbar. Wenn RANKE weiterhin von Stadien spricht, so ist damit auch unterstellt, daß er als Voraussetzung für die Erreichung eines nächsten das Passieren des vorangehenden voraussetzt. Auch hier haben die Auffassungen eine Wandlung erfahren. Stets wird zwar das Bild des Primärkomplexes als Ausdruck der Erstinfektion verwirklicht werden, von ihr aus bestehen auch fließende Übergänge zu den Generalisationsformen; wenn aber der Mensch an der organisolierten Phthise (in RANKES Tertiärstadium) erkrankt, so ist es nicht Voraussetzung, ja es widerspricht unserer heutigen Erkenntnis, daß er ein manifestes

Generalisationsstadium durchlaufen hat. Vielmehr ist in solchen Fällen die Generalisation abortiv, wenn sie auch häufig die Ausgangsherde für die Organphthise liefert. Wir bejahen das Ausschließungsverhältnis zwischen der manifesten, großen herdsetzenden Generalisation mit dem Tod an Miliartuberkulose oder an Meningitis und der organisolierten Phthise.

Wir geben in dem nachfolgenden Schema (Tab. 2) eine Übersicht der Verlaufsformen der tuberkulösen Infektion wieder, aus dem diese Verhältnisse ersichtlich sein mögen. Wir versuchen gleichzeitig, durch Einschaltung der spezifisch-allergischen Reaktionszustände auch diese Begriffe im Zusammenhang mit dem Tuberkuloseablauf zu erklären. Es handelt sich, dies sei wohl verstanden, nur um eine schematische Darstellung der Grundverlaufstypen. Es wird immer Abweichungen geben, denn wir haben es mit Reaktionen der lebenden Substanz zu tun.

Tabelle 2.

Tuberkulose-Abläufe und Allergie
(schematisch).

Angeborene Widerstandsfähigkeit.
Von Rasse und Erbgut abhängiger Durchseuchungswiderstand
spezifisch unempfindlich; unbedingt infektionsempfänglich; antikörperfrei

Normergie
|
Primärinfektion

löst spezifische Allergie (individuell wechselnd) aus
spezifisch empfindlich; spezifische Antikörperbildung;
wechselndes Ausmaß der Erstdurchseuchung-Empfänglichkeit

negativ anergisch	negativ allergisch	schwankend allergisch	positiv allergisch	positiv anergisch
	hyperergisch primäre Tuberkulose	Primär Komplex und	immun Primär Komplex	(ohne Manifestation) ?
primär akute sepsisartige Form				

Generalisation
intensive Durchseuchung; hohe Tuberkulinempfindlichkeit;
hohe Antikörperproduktion; labile Gesamtlage

wechselnde Gewebsempfänglichkeit

negativ allergisch ← schwankend allergisch → positiv allergisch immun

negativ allergisch	schwankend allergisch	positiv allergisch immun
bis labil Manifeste Generalisation wechselnd in Schnelligkeit und Ausdehnung (akute Miliartuberkulose bis chron. protrah. Durchseuchung)	Diskrete Generalisation [früh postprimär] [spät postprimär]	Abortive Generalisation [früh postprimär] [spät postprimär]
Terminal sekundäre negative Anergie +	Chronische Superinfektion als spezifisch Empfindlichkeitssteigerndes Moment: „Tuberkulinisierung"	

Aus Herden der Generalisationsperiode oder Erstinfektion entwickelt sich die

Organisolierte Phthise
verminderte Tuberkulinempfindlichkeit, hoher Antikörpergehalt
|
Relative Immunität
(organ- oder organsystemgebundene Empfänglichkeit)

negativ allergisch ← schwankend → positiv allergisch immun

negativ allergisch	schwankend	positiv allergisch immun
akute Formen Phthisetod: + an tuberkulösen Organveränderungen	protrahierter Verlauf in Schüben ↓ Echter oder sekundärer Phthisetod.	Ausheilung
Terminal sekundäre negative Anergie		

Die Übersicht will, der von uns vertretenen Anschauung folgend, die Zusammenhänge zwischen den verschiedenen Tuberkuloseablaufsformen dartun. Wie der Einzelherd zur Ursache und zum Ausgangspunkt neuer Entwicklungen wird, ist in dem Abschnitt über die Entstehung der Lungentuberkulose dargetan. Hier soll nur im Anschluß an die kurze Stellungnahme zu RANKES Lehre gezeigt werden, wie wir die Zusammenhänge seiner „Stadien" auffassen. Die Einfügung einer kurzen Charakteristik der immunbiologischen Lage soll hauptsächlich der Begriffsklärung dienen und nicht, dieses betonen wir erneut, den Allergiezustand des Körpers als allein verantwortlich für den Tuberkuloseverlauf stempeln.

Zwei Dinge bedürfen aber hier noch einer Erklärung: die angeführten Begriffe der Gewebsempfindlichkeit und -empfänglichkeit. Wir haben bis heute keine Methode, die uns den Allergiezustand bestimmen ließe. Als alleinige Merkmale für die Umstellung der immunbiologischen Lage nach der Erstinfektion kennen wir den positiven Ausfall der Tuberkulinprobe sowie die Bildung spezifischer Antikörper. Der Unterschied zwischen der Gewebsempfindlichkeit und -empfänglichkeit ist wesentlich, weil es grundverschiedene Dinge sind, die einander aber beeinflussen und deren Wirksamkeit wir täglich begegnen können. Wir sehen die Körpergewebe vor der Erstinfektion durchaus gering empfindlich, aber breit empfänglich für die Ansteckung, während bei einer erneuten Infektion (KOCHsches Phänomen) sich das Gewebe zwar als empfindlich ausweist durch eine akute, stürmische Reaktion, aber wenig empfänglich (Ausstoßung des Gesamtherdes). Ähnliche und umgekehrte, ja oft wechselnde Verhältnisse können wir im Verlauf einer Tuberkulose beobachten — z. B. große, plötzlich auftretende Verschattungen, die in Kürze verschwinden können (beim Kind, Generalisationsformen) neben der weitgehend reaktionslosen, aber ebenso unaufhaltsamen „phthisischen" Zerstörung eines Organes.

Die Einfügung der kurzen Charakterisierungen für die Allergielage zeigt, daß wir für keinen Formenkreis eine bestimmte allergische Situation voraussetzen. Wohl wird jeder der Kreise im allgemeinen von einer bestimmten Reaktionsform beherrscht, aber wir sehen Schwankungen und schubweises Verlaufen. In jedem Stadium kann sich die immunbiologische Einstellung ändern, sie kann der Katastrophe oder der Heilung zuführen, nur führt sie in den einzelnen Formenkreisen einer bestimmten Katastrophe zu, nämlich bei den Generalisationsformen dem Tode an der allgemeinen hämatogenen Miliartuberkulose, der Meningitis oder der Metastase in einem lebenswichtigen Organ (Nebennieren: Addison); bei den organisolierten Formen dem Tod durch die weitgehende Zerstörung des Organes, der Auszehrung durch die Mitbeteiligung des Kehlkopfes und des Darmes; oder die dauernde reichliche Giftüberschwemmung bringt die Gesamtvitalität an die Grenze des Erträglichen. In dieser bestimmten Steuerung des Prozesses liegt der Ausdruck der Allergie.

Die Prozesse, die der Tuberkelbacillus in dem Gewebe auslösen kann, sind als Einzelbilder weitgehend bekannt. Ganz anders steht es aber mit den genetischen Zusammenhängen der einzelnen *histo-pathologischen Erscheinungsformen.* Der Bestimmung dieses Buches nach ist hier nicht der Ort, diese Fragen aufzurollen, insbesondere inwieweit wir eine exsudative einer produktiven Tuberkuloseform gegenüberzustellen haben, oder ob sie einander folgende Perioden eines einheitlichen Entzündungsvorganges sind. Wir bekennen uns, dies sei kurz betont, zu der zuletzt wiedergegebenen Auffassung HUEBSCHMANNS.

Die Entzündung als „eine krankhaft gesteigerte Funktion gewisser mesodermaler Abkömmlinge, die geeignet erscheint, das Bindegewebe der Organe von Fremdstoffen zu reinigen" (ROESSLE), verläuft in ihren Grundzügen bei der Tuberkulose durchaus analog derjenigen bei anderen Entzündungsvorgängen. Wir haben also das erste Reaktion auf das Eindringen der Erreger eine Exsudation von Entzündungsprodukten, das sind Blutwasser, Fibrin, Eiterzellen und histiocytäre Elemente zu erwarten. In diese exsudative Entzündungszone erfolgt das Eindringen mesenchymaler Zellabkömmlinge, es folgt dem entzündlich-exsudativen das granulierend-produktive Stadium. Die Zellen der tuberkulösen Granulationen haben einen besonderen Charakter; wir kennen sie als Epitheloidzellen wegen ihrer besonderen

Anordnung, indem sie im Schnitt nach Art einer Epithelschicht aneinander liegen, oder sie geben in ihrer Abwandlung zu Riesenzellen von Langhansschem Typ mit ring- bzw. kugelförmig angeordneten Kernen einen Hinweis auf den besonderen Gewebszustand, ihren besonderen Charakter.

Nach der Einwanderung dieser Zellen haben wir die spezifische Entzündungsherdform vor uns, die der Krankheit ihren Namen gegeben hat: das Knötchen. Im Zentrum gewöhnlich eine Exsudatzone, umgeben von einem Kranz von Epitheloidzellen; am Übergang des zentral liegenden Käsematerials zur zellinfiltrierten Zone am häufigsten die Riesenzellen. Der Epitheloidzellzone schließt sich nach außen ein wechselnd dichter Wall von Lymphocyten an. Eine weitere besondere Veränderung, die das tuberkulöse Entzündungsmaterial erfährt und die die Tuberkulose als spezifische Entzündung kennzeichnet, ist die Verkäsung. Die physikalisch-chemischen Umwandlungen, die es dabei erfährt, sind uns bis jetzt unbekannt. Ist der Prozeß so weit vorgetrieben, und bis zur Verkäsung gelangt, so hat er einen entscheidenden Wendepunkt erreicht, denn hier kann die katastrophale Entwicklung ihren Anfang nehmen, indem das verkäste Gebiet einschmilzt. Durch Einwanderung polymorphkerniger Leukocyten und von Freßzellen erfolgt die Lösung. Hervorragend tätig sind hierbei die proteolytischen Fermente der Eiterzellen, die das Material verflüssigen und in resorbierbare Form bringen. Wie betont wurde, erfolgt die Einschmelzung am verkästen Herd, der neben dem spezifisch tuberkulösen Entzündungsmaterial auch die gesamten Strukturen des befallenen Organes umfaßt, die der Nekrose mit anheimfallen. In der Lunge widerstehen die elastischen Elemente der Alveolarsepten und Gefäße lange der Verkäsung, eine Tatsache, die wir uns zur Diagnose der Gewebszerstörung zunutze machen: der Befund von elastischen Fasern im Sputum sagt uns, daß hier eine Zerstörung von Lungensubstanz stattgefunden hat. Die Einschmelzungen müssen wir nach dem Gesagten bei den entzündlich-exsudativen Prozessen am häufigsten erleben, denn hier steht ja verkästes, einschmelzungsfähiges Material zur Verfügung in einem Organismus, der wie die Herdbildungen anzeigen, dem Tuberkelbacillus wenig entgegenzusetzen hat. Im Gebiet vorwiegend produktiver Herdbildungen, die wir ja im allgemeinen als gutartiger der exsudativen Reaktionsphase gegenüberstellen, müssen wir allerdings auch immer mit einem zur Verkäsung führenden Nachschub rechnen, dessen Herde einschmelzend die Grundlage zur Kavernenbildung geben. Auf diese Art entsteht im alt tuberkulös erkrankten, oft schon stark vernarbten Gebiet die typische Spät- oder Tertiärkaverne, deren Wand sich zunehmend bindegewebig verstärkt. Erfolgt die Verkäsung, Einschmelzung und Ausstoßung im unversehrten Gewebe (akutes Infiltrat) und haben am Rand des Herdes, aus dem sie sich entwickelt, noch keine fibrösen Verdichtungen stattgefunden, so bildet sich die scharfrandige, schmal gekapselte oder nur gering wandinfiltrierte „Frühkaverne" des Klinikers. Von der Berechtigung der Bezeichnungen abgesehen muß die Bewertung der „Frühkaverne" eine unbedingt vorsichtige sein; einmal ist sie gewöhnlich nicht der Erstherd der neu eingeleiteten Krankheitsperiode, sondern schon eine Absiedlung und nur der erste erkannte Schub; zweitens kennen wir Schminckes und Schürmanns Lochkaverne, die jahrelang unverändert im Gewebe sitzen kann aber nie „früh" in dem Sinne ist, daß ihr später eine phthisische Entwicklung in der Lunge folgt; inzwischen können aber im Körper zahlreiche Metastasen angegangen sein, denn diese Kaverne ist eine Lungenmanifestationsform bei den chronisch durchseuchenden Formen SCHÜRMANNs und DIEHLs. Die ulzerativen Prozesse eröffnen natürlich auch die physiologischen Kanäle des Organs; betrachten wir hier insbesondere die Lungen — in denen also die Bronchien eröffnet sind —, so ist der Aspirationsaussaat die Tür geöffnet und die allmählich fortschreitende, phthisische Entwicklung eingeleitet. Dies wäre der schematisierte Ablauf einer tuberkulösen Entzündung, der sich bei fehlenden oder geringen Widerstandskräften des Organs und Gesamtorganismus verwirklichen würde. Unter Mitwirkung aller Faktoren, die wir des öfteren genannt haben, setzt sich der Körper dieser Ausbreitung entgegen. So sind die Perioden der tuberkulösen Entzündung, die exsudative und produktive in durchaus verschiedener Intensität ausgeprägt. Jede der beiden kann ganz im Vordergrund stehen, und hier leitet sich auch die Berechtigung ab, von exsudativer und produktiver Tuberkulose zu sprechen, wenn wir darunter verstehen, daß sich die eine oder andere Periode des Entzündungsvorganges in den einzelnen Herden hervorragend manifestiert. Wir sprechen demnach von einer produktiven Tuberkulose, wenn die granulären Entzündungserscheinungen, die Bildung des spezifischen Granulationsgewebes im Vordergrund steht. Bei einer mikroskopischen Kontrolle werden wir so gut wie nie diese oder auch eine andere Form *rein* verwirklicht finden, sondern wir treffen bei der produktiven Tuberkulose vorwiegend Knötchen an, die den oben beschriebenen Aufbau haben, im Zentrum also oft noch Reste des exsudativen Entzündungsstadiums. In anderen Fällen sehen wir im Tuberkel die Epitheloidzellen den größten Teil einnehmen, in wieder anderen finden wir zahlreiche Riesenzellen; nach der besonders hervortretenden Zellart sprechen wir vom Epitheloid- oder Riesenzelltuberkel. Sucht man nur lange genug, so kann man in der gleichen Lunge in verschiedenen Herden bald das eine, bald das andere Gewebsbild besonders ausgeprägt finden. Nur stehen eben die granulären Veränderungen bei der „produktiven" Tuberkulose im Vordergrund. Umgekehrt das Bild der exsudativen Tuberkulose. Die Herde gewöhnlich größer, verwaschener. Die mikroskopische Kontrolle lehrt, daß hier die Alveolen in erster Linie mit entzündlichen Ausschwitzungen, einem Exsudat, erfüllt sind. Es enthält wechselnd Fibrin, Eiterzellen, Alveolarwandzellen, große und kleine Phagocyten oder es bietet sich das besondere, wolkig-verwaschene Bild der Verkäsung, der tuberkulösen Nekrose. Dabei kann sowohl sofort das mehr oder weniger flüssige Exsudat verkäsen, wie auch schon einmal gebildete „produktive" Granulationen der Nekrose mit anheimfallen. Oft kann man in der Verkäsungszone sowohl noch die Knötchenumrisse als auch noch Zellkonturen im ehemaligen Alveolarexsudat erkennen; Befunde, die uns die Rückschlüsse auf den Zeitpunkt des Einsetzens der Verkäsung erlauben.

Bei dem exquisit chronischen Verlauf des größten Teiles der tuberkulösen Erkrankungen kommen zahlreiche Abwehrerscheinungen zur Beobachtung, die alle darauf hinzielen, den Herd zu eliminieren und unschädlich zu machen. So erleben wir am eindrucksvollsten bei den Herden des Primärkomplexes ausgeprägt das Bild der Kapselung des Herdes. Die Kapsel leitet sich einmal von den spezifischen Granulationen,

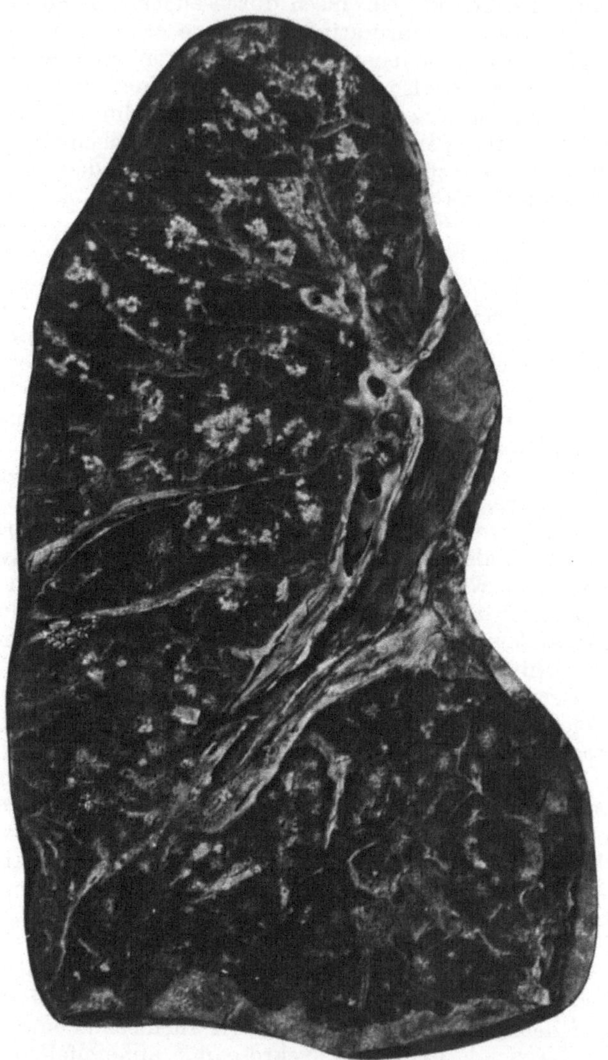

Abb. 10. Produktive Tuberkulose. Isolierte Tuberkel und Konglomerattuberkel. (Photographie nach einem Präparat des Waldhauses.)
(Aus ULRICI: Diagnostik und Therapie der Lungen- und Kehlkopftuberkulose. 2. Aufl.)

den Epitheloidzellen der Peripherie des Fokus ab, sowie von den unspezifischen, den Herd regelmäßig umgebenden Entzündungsprozessen; sie besteht gewöhnlich aus derbem hyalinem Bindegewebe. Auch die eingeschlossene, mehr oder weniger breit verkäste Masse kann weitere

Veränderungen erfahren. Von den am Rande des Herdes aufsprießenden bindegewebigen Granulationen kann eine allmähliche bindegewebige Durchwachsung erfolgen. Diese Form der Reparation im erkrankten Gebiet ist bei der sog. cirrhotischen Tuberkulose so ausgeprägt und die Erscheinungsform bestimmend, daß sie der Kliniker zur Qualitäts-

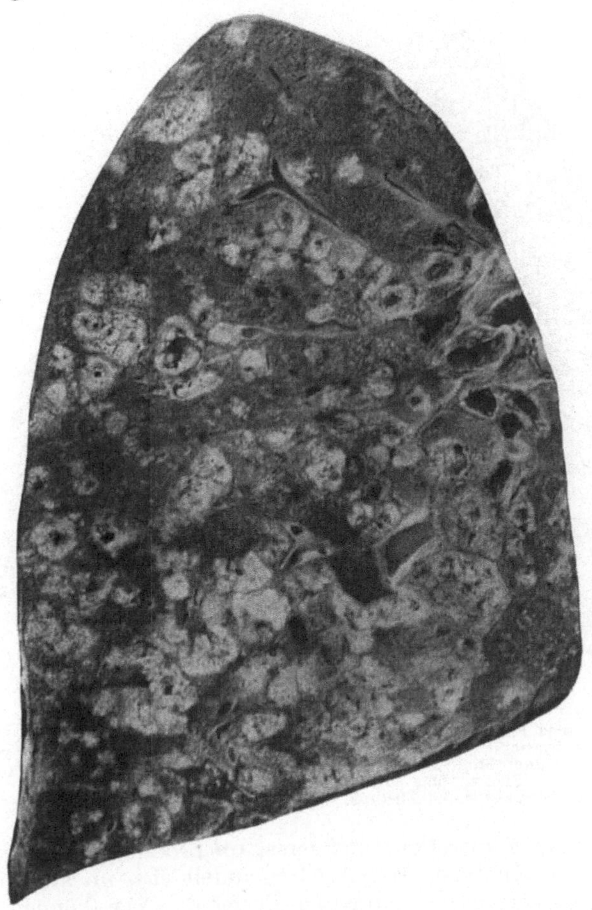

Abb. 11. Exsudative Tuberkulose: Konfluierende lobuläre käsige Pneumonie des Unterlappens. (Photographie nach einem Präparat des Waldhauses.)
(Aus ULRICI: Diagnostik und Therapie der Lungen- und Kehlkopftuberkulose. 2. Aufl.)

bezeichnung gemacht hat, obwohl sie ja als rein sekundäre Veränderung mit dem tuberkulösen Prozeß unmittelbar überhaupt nichts zu tun hat (Abb. 12). Das Mikroskop zeigt uns in solchen Lungen oft nur verhältnismäßig spärliche Veränderungen, die wir als tuberkulös erkennen. Dafür ausgedehnte, teils fibrilläre, teils hyaline Bindegewebszüge, gewöhnlich mit reichlich anthrakotischem Pigment beladen, die ehemalige tuberkulöse Herde durchwachsen oder umkapselt haben. Wir sprechen von fibrös-anthrakotischen Indurationsfeldern. Selbstverständlich schrumpfen diese Narbenbezirke gewöhnlich erheblich, ziehen den Oberlappenbronchus steil nach oben, verziehen das Mediastinum zur Erkrankungsseite oder bei beiderseitiger Lokalisation das Herz samt Gefäßen nach oben (Steilstellung); Veränderungen, die das Bild der cirrhotischen Tuberkulose bestimmen. Die tuberkulösen Herde selbst, die wir bei

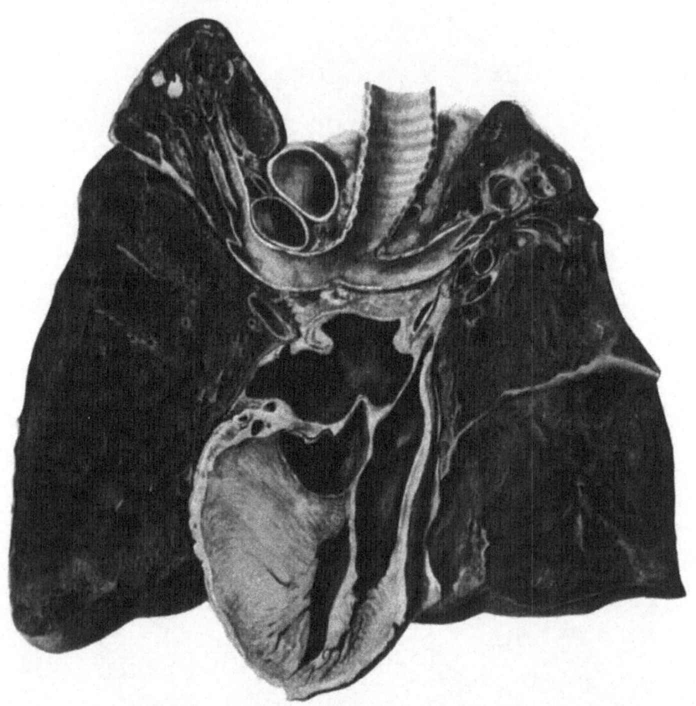

Abb. 12. Cirrhotische Phthise. Äußerste Schrumpfung der Oberlappen mit Bronchiektasien und Kalkherden. Emphysem der Unterlappen. Trachea säbelscheidenförmig verbreitert. Maximale Verziehung der Hauptbronchien. Braune Atrophie des Herzens. Herz in steiler Stellung. (Photographie nach einem Präparat des Waldhauses.) (Aus Ulrici: Diagnostik und Therapie der Lungen- und Kehlkopftuberkulose. 2. Aufl.)

den Vernarbungen antreffen, sind meist im produktiven Stadium, d. h. Knötchen oder Knötchengruppen; es handelt sich im allgemeinen um ausgesprochen chronische, gutartige Formen. Doch können wir auch neben den cirrhotisch-produktiven Veränderungen große exsudative Herde antreffen, die als „Nachschub“ bei ungünstiger Situation des Organismus wieder zeigen, daß es für den Einzelerkrankungsherd keine von vornherein festgelegte Reaktionsform gibt, sondern nach jeder Richtung hin Schwankungen vorkommen.

In den Herden des Primärkomplexes, in späteren Krankheitsperioden selten, kann es zu reichlicher Kalkablagerung kommen, wobei die Kalkmassen einmal den zerstörten Gewebsbaustoffen entstammen und andererseits der verkäste tuberkulöse Herd eine besondere Affinität zum Niederschlag der Calciumverbindungen hat. Alle Versuche des Organismus. den tuberkulösen Herd abzugrenzen oder auszuscheiden. hierher müssen wir auch die Einschmelzung mit dem Versuch der Elimination über die natürlichen Abfuhrkanäle rechnen, erleben wir bei der in Gang gesetzten Tuberkulose eventuell in buntem Wechsel als Ausdruck des zeitweiligen Obsiegens der einen der beiden Parteien.

Die Ausbreitungswege, die der tuberkulöse Prozeß einschlägt, *können* alle überhaupt nur zur Verfügung stehenden sein; nämlich die direkte Kontaktinfektion der Nachbarschaft, der Lymphweg, der Blutweg, sowie die Ausbreitung in den vorgebildeten Kanälen der Organe oder Organsysteme. Jedoch die Ausbreitungsform ist durchaus nicht von Zufälligkeiten abhängig, sondern wird, wie wir annehmen, durch die immunbiologische Gesamtlage gesteuert. So sehen wir im Primärkomplex die obligate Miterkrankung des Lymphabflußweges, eventuell direkt die Erreichung der Blutbahn am Venenwinkel über die paratracheale Drüsenkette und die Aussaat über die Blutbahn. Dies sind Wege, die wir später bei den Generalisationsformen wieder beansprucht finden. Die Ausbreitung auf präformierten Kanälen sehen wir bei der organisolierten Tuberkulose, und sie ist am reinsten verwirklicht in der Form der apico-caudal fortschreitenden, isolierten Lungentuberkulose. Sehen wir so den Prozeß auf verschiedenen Wegen sich ausbreiten, so dürfen wir nicht annehmen, daß nicht bei allen Formen die Erreger in die verschiedenen Leitungsbahnen gelangen. Diese durchaus mechanistische Auffassung dürfte kaum stimmen. Vielmehr müssen wir annehmen, daß die nicht beschrittenen Ausbreitungswege, also bei den Generalisationsformen die Kanäle, bei der isolierten Phthise der Lymphblutwege, nicht versperrt sind, sondern es gelingt dem Erreger nicht, auf diesem Wege Fuß zu fassen. Er wird entweder früh abgefangen oder in dem Gewebe, das er erreicht, unschädlich gemacht oder zurückgehalten, ohne daß es ihm gelingt, einen Herd hervorzurufen. Bei der generalisierenden Tuberkulose besteht also eine besondere Widerstandskraft der Kanalufergewebe, bei der isolierten Phthise eine, wir möchten sagen, „humorale Immunität", die die Ausbreitung auf dem Säfteweg verhindert.

Die *Herdform* ist nicht allein durch den Weg, auf dem die Herdsetzung erfolgte, bestimmt. Wohl sehen wir z. B. bei der Kanalausbreitung der Aspirationsaussaat häufig den acinösen oder acinös-nodösen Herd als Ausfüllung von Baueinheiten der Lunge mit tuberkulösem Entzündungsprodukt, wohl finden wir bei der miliaren Aussaat z. B. das Einzelknötchen besonders hervortreten, aber wir sehen auch bei den akut verlaufenden Miliartuberkulosen das Bild der disseminierten käsigen Pneumonien und bei der Kanalausbreitung das Einzelknötchen entstehen. Mit der Bestimmung des Ausbreitungsweges (in der großen Gesamtlinie) durch die Allergielage muß gleichzeitig der Einzelherd zur Funktion derselben neben allen anderen formenden Faktoren werden. Auf Grund rein morphologischer Betrachtungen hat SCHÜRMANN, ohne dabei klinische Entwicklungen festlegen zu wollen, eine Verlaufsweise angegeben, die anschaulich Herdentwicklung und Schicksal der Herde wiedergibt. Er teilt dabei, wieder nur an das morphologische Substrat angelehnt, in eine Durchseuchungs- und eine Abseuchungsperiode ein. In der ersten dringt der Erreger von außen immer tiefer in den Organismus ein: Außenwelt → Primärherd → Lymphweg → Blutweg und gewinnt damit Zugang zu allen Organen und Geweben; der Prozeß ist *durchseuchend*. Hierher gehören der Primärkomplex und die Generalisationsformen. Die Abseuchung ist gekennzeichnet durch den Anschluß der Herde an die natürlichen Abfuhrkanäle, (ihre Miterkrankung) die Organbeschränkung. Der Krankheitsprozeß wird lokalisiert und Erreger-, Stoffwechsel- und Zerfallsprodukte nach außen geleitet: es wird *abgeseucht*; verwirklicht ist diese Verlaufsweise bei der organisolierten Phthise. Wir geben SCHÜRMANNs Übersicht, die das Besprochene klar zusammenfassend darstellt, wieder (Tab. 3).

Tabelle 3. Verlaufsweise der Tuberkulose. (Nach Prof. P. SCHÜRMANN.)

Ausgang	Entstehungsart	Heilungsbild	Weiterausbreitung: örtliche	Weiterausbreitung: Fernausbreitung: direkter Blutweg	Weiterausbreitung: Fernausbreitung: über den weiteren Lymphabfluß	Verwicklungen
Primärinfektion Primärinfekt Lymphoglanduläre Komponente } Primärkomplex	exogen Lunge Darm Halsgebiet Lymphwegmetastase	Verkalkung Verknöcherung Narbe	circumfokal durch Kontakt lymphangitisch intracanaliculär Konglomeration und Konfluenz	Veneneinbrüche Arterieneinbrüche	kontinuierlich diskontinuierlich	Konglomeratherd Kaverne Ulcus Kartoffeldrüsen Drüsenkaverne Fistelgänge Anwachsen zu größeren Herden mit Einbruch in neue Kanalsysteme
				Hämatogene Generalisation mit verschiedenem Zeitmaß u. verschiedener Reichweite: miliare oder nodöse Dissemination, allgemeine akute Miliartuberkulose, chronische Miliartuberkulose, exsudative Serositiden singuläre Organmetastasen		
Durchseuchung						
Erweichung von käsigem Herd am häufigsten aus postprimärem Lungenerstherd (Reinfekt)	endogen (metastatisch) exogen (Superinfektion)	schieferige Induration Eindickung Verkreidung	circumfokal durch Kontakt intracanaliculäre Absiedlung Frühabsiedlung Spätabsiedlung	bronchiale Streuung feinen / mittleren / groben } Kornes ulceröse Schleimhautprozesse an Bronchien Kehlkopf Darm		Komplikationen der Phthise
Abseuchung						

Die Technik der klinisch-diagnostischen Untersuchungsmethoden.

Von

E. ZAPEL-Sommerfeld.

Die *diagnostische Tuberkulinprobe* findet ihre hauptsächlichste Anwendung bei der Tuberkulose im Kindesalter. Wir wenden sie in folgender Reihenfolge an: Es wird zunächst die Einreibung mit Tuberkulinsalbe Hamburger vorgenommen. Bei dem zu untersuchenden Kinde wird etwa über der Mitte des Brustbeines eine talergroße Stelle 2 Minuten lang eingerieben und diese Stelle nach 24 Stunden auf die etwaige Herdreaktion hin untersucht; wir verwenden zuerst die tuberkulinärmere Salbe „mite“, bei negativem Ausfall 3 Tage später „forte“. Bei positivem

Ausfall entstehen innerhalb 24—48 Stunden in dem eingeriebenen Bezirk Rötung und Schwellung, die wiederum mit kleinen Erhebungen entzündlicher Art bedeckt sind. Bei negativem Ausfall der Salbenprobe wird zweitens die Impfung nach von Pirquet vorgenommen. Wir pflegen an der Innenseite des Unterarmes im Abstand von je 3 cm 3 Stellen, und zwar die mittlere mit physiologischer Kochsalzlösung und die beiden anderen mit unverdünntem Alttuberkulin zu benetzen, sodann erst den Kochsalztropfen, dann die beiden Alttuberkulintropfen mit dem Pirquetbohrer in die Cutis einzubringen. Bei positivem Ausfall entsteht eine Rötung und Schwellung der benetzten Bezirke, die beim Kochsalz reaktionslos bleibt. Als besonders charakteristisch ist der um den Herd auftretende hellrote Saum zu erwähnen. Zeigt auch diese Probe einen negativen Ausfall, so wird drittens die exakte Intracutanprobe nach Mendel-Mantoux angewandt. Wir beginnen mit der Intracutaninjektion von 0,1 ccm einer frischen Lösung von Alttuberkulin der Lösung 1 : 10000, und gehen bei negativem Ausfall im Abstand von 3 Tagen zu 0,1 ccm der Lösung 1 : 1000 und nach weiteren 3 Tagen zu 0,1 ccm der Lösung 1 : 100 über. Wir verzichten auf die Lösung 1 : 10, die störende, unspezifische Reaktionen hervorrufen kann. Das Ergebnis dieser Tuberkulinprobe wird 48 Stunden nach der Injektion festgestellt. Eine deutlich sichtbare und fühlbare Papel mit hyperämischem Hof ist das Zeichen des positiven Ausfalles. Bei dem negativen Ausfall aller drei vorgenannten Tuberkulinproben im Kindesalter kann eine tuberkulöse Infektion mit Sicherheit ausgeschlossen werden, es sei denn, daß das Kind an besonderen Infektionskrankheiten wie z. B. Masern, Scharlach leidet oder innerhalb der letzten 4 Wochen gelitten hat (sog. postinfektiöse negative Phase). Beim negativen Ausfall im Erwachsenenalter kann beim Tuberkuloseinfizierten ebenfalls eine andere Infektionskrankheit bestehen oder die Tuberkulose im Endstadium sein (sog. negative Allergie).

Die physikalische Untersuchung wie auch die einfache Inspektion wird bei einem Großteil der Lungentuberkulosen nur ungenügend Aufklärung geben können, ob eine Erkrankung besteht, sowie über Ausdehnung und Art der Erkrankung in dem befallenen Lungenabschnitt. Als wichtiges Symptom dieser ganzen Untersuchungsmöglichkeit wird die Auskultation während und nach dem Hustenstoß immer bestehen bleiben. Hört man im Bereich der Supraclaviculargrube auf Hustenstoß klingende Rasselgeräusche, so ist das ein Beweis für das Vorhandensein einer Kaverne im Bereich des Oberfeldes; als weitere auskultatorisch sichere Kavernenzeichen sind anzuführen das typische Kavernenknarren und -quietschen. Die Untersuchung etwaigen Sputums auf Tuberkelbacillen darf nie unterbleiben. Die Unterlassung der angezeigten Röntgenuntersuchung und Auswurfuntersuchung werden heute als Kunstfehler angesehen. Erst der positive Auswurf wird in vielen Fällen die Diagnose einer Tuberkulose sichern. Darum ist auf die Gründlichkeit dieser Untersuchungsmethoden besonderer Wert zu legen. Zu diesem Zwecke ist das Einsenden an entsprechende Institute nötig, wenn man selbst nicht über genügende Zeit und Übung verfügt, ein nach Ziehl-Neelson gefärbtes Ausstrichpräparat von geeignetem Material (dicke, gelbe Flocke) mindestens 20 Minuten durchzusehen. Bei negativem

Ausfall ist unbedingt das Antiforminverfahren, eventuell auch die Hohnkultur und der Tierversuch anzuschließen. Bei Kranken, besonders Frauen und kleinen Kindern, die kein Sputum auswerfen, ist ein Kehlkopfabstrich anzufertigen bzw. die Magennüchternspülung vorzunehmen und das Sediment der angereicherten Magenspülflüssigkeit zu untersuchen. Nicht selten wird man dann erst die Tuberkelbacillen finden (Antiforminverfahren).

Aussehen und Menge des Sputums deuten vielfach auf die Ausdehnung des Krankheitsprozesses hin. Sputummengen von 5 ccm und mehr lassen den Schluß zu, daß es sich entweder um Bronchiektasien oder aber, was bei einer bereits sichergestellten Tuberkulose wahrscheinlicher ist, um eine größere Hohlraumbildung (Kaverne) handelt. Plötzliches Verschwinden von Sputum mit gleichzeitiger Temperatursteigerung soll daran denken lassen, daß es sich um eine Sputumverhaltung handeln kann.

Die Blutkörperchensenkungsgeschwindigkeit spielt in der klinischen Gesamtbeurteilung des Tuberkulosegeschehens eine große Rolle. Wir wenden die Methode nach Westergren an, da sie am einfachsten zu handhaben ist (0,4 ccm einer 3,8%igen Natrium-citricumlösung werden in einer 2-ccm-Spritze mit morgens nüchtern entnommenem Venenblut vermengt). Sie hat den Vorteil, daß sie nach 1 bzw. 2 Stunden abgelesen werden kann. Eine auffallend hohe Senkungsbeschleunigung gibt Veranlassung, neben dem tuberkulösen Lungenleiden ein komplizierendes Tuberkulosebefallensein (Kehlkopf-, Darmtuberkulose) zu vermuten. Eine foudroyant verlaufende Lungentuberkulose allein kann indessen auch hohe Senkungswerte verursachen. Von ganz besonderer Wichtigkeit für die Beurteilung der Tendenz des Prozesses ist die laufende Beobachtung der Blutkörperchensenkung in Abständen von 4 Wochen. Bei Frauen muß man vermeiden, die Probe während der Menses oder kurz vorher anzustellen.

Das weiße Blutbild läßt wie die Senkungsprobe gewisse Schlüsse über Krankheitsvorgänge im Organismus zu. Die Technik des Blutausstriches und die Technik der Zählmethode nach Schilling werden vorausgesetzt. Wir legen bei der Beurteilung des weißen Blutbildes Wert auf die von Schilling und von v. Romberg niedergelegten Untersuchungen, die im Verlauf der Tuberkulose charakteristische Veränderungen des weißen Blutbildes beschreiben. An Hand des uns zur Verfügung stehenden großen Krankenmaterials können wir die von v. Romberg aufgestellten für die Prognose günstig oder ungünstig zu deutenden Zahlenverhältnisse im Differentialblutbild bestätigen. So erscheint eine Lymphocytose als günstig, während die Arnethsche Linksverschiebung, die Zunahme der stabkernigen und jugendlichen Formen und das Auftreten von Myelocyten als prognostisch ungünstig zu deuten ist; eine ausgesprochene Eosinophilie bedeutet noch unentschiedenen Kampf; als ganz besonders ungünstig werten wir eine Lymphopenie sowie eine absolute Vermehrung der Leukocyten. Die Monocytose sehen wir sehr häufig bei Komplikationen auftreten, wie abscedierender Knochentuberkulose, Empyem, Aspiration nach Hämoptoe usw. Die Unterscheidung beim Differentialblutbild in Heil- und Kampfphase, wie Schilling es tut, können wir im allgemeinen bestätigen. Bei Kindern sind Lymphocytenwerte bis zu 45—50% im Alter von 1—10 Jahren als normal anzusehen. Wir bringen drei Beispiele für Differentialblutbilder beim Erwachsenen.

1. Normales Blutbild: 1, 3, —, —, 2, 69, 23, 2.

2. Bei chronischer produktiver Lungentuberkulose: 1, 5, —, —, 2, 51, 35, 6.

3. Bei exsudativer oder mit anderen Organtuberkulosen komplizierter Lungentuberkulose: —, —, —, 2, 12, 70, 15, 1.

Es ist auf den Wert der Temperaturmessungen bei Lungen- wie Knochentuberkulose hinzuweisen, als einfach und ausreichend zuverlässig bevorzugen wir die Mundmessung. Wir unterscheiden zwischen einer akut einsetzenden tuberkulösen Erkrankung, d. h. mit fieberhaften Erscheinungen beginnenden Tuberkulose und dem schleichenden Beginn, d. h. ohne die eigentlich nach dem Prozeß zu erwartende Erhöhung der Körpertemperatur einhergehenden Erkrankung. Die Temperaturkurve wird uns auch wichtige Aufschlüsse geben können im Verlauf einer Lungen- oder Knochentuberkulose. So werden wir Temperaturen bis 39° über 5—6 Tage haben im Beginn eines Frühinfiltrates, oder wir werden fortlaufend septische Temperaturen sehen bei einer akut verlaufenden Miliartuberkulose. Fieberhafte Temperaturen, die während einer Lungenkollapsbehandlung auftreten, werden einen Hinweis geben, daß es zu einer Exsudatbildung gekommen sein könnte, wie Temperaturen gleichen Charakters nach einer Hämoptoe für eine frische Aspirationsaussaat oder im Verlauf einer fistelnden Knochentuberkulose für eine Verhaltung im Eiterabfluß sprechen. Namentlich bei Frauen und Kindern, aber auch bei konstitutionell ausgesprochen labilen Männern und besonders auch bei Thyreotoxikose beobachtet man recht häufig hochliegende Temperaturkurven (37—37,6), die keineswegs ohne weiteres als tuberkulotoxisch gewertet werden dürfen, vielmehr vegetative Labilität bedeuten.

Der Tuberkelbacillenbefund bei der Urogenitaltuberkulose ist für die Diagnose nicht allein ausschlaggebend. Werden Tuberkelbacillen im Sediment im direkten Ausstrichpräparat oder in der Hohnkultur oder durch den Tierversuch nachgewiesen, so kann es sich trotzdem um ein intaktes Urogenitalsystem handeln, da Bacillen durch die tuberkulosegesunde, aber toxisch geschädigte Niere ausgeschieden werden können. Im Urin eines erkrankten Urogenitalsystems findet man regelmäßig mäßig viele Leukocyten und einige Erythrocyten. Charakteristisch ist, daß dieser Urin fast niemals andere Erreger aufweist. In solchen Fällen ist die Ausscheidungsfunktion der Nieren (Blauausscheidung der einzelnen Niere bei der Cystoskopie) und Konzentrationsfähigkeit (VOLHARDscher Wasser- und Konzentrationsversuch) zu prüfen. Häufig ist hier das intravenöse oder retrograde Pyelogramm ausschlaggebend, das in diesem Rahmen nicht näher besprochen werden kann.

Haben wir reichliche Sputummengen bei einer Lungenerkrankung, deren Röntgenaufnahme keine sicheren Anzeichen für eine Tuberkulose ergibt, so muß differentialdiagnostisch in erster Linie an Bronchiektasien, Lungenabscesse, chronische Pneumonie, Steinhauerlunge usw. gedacht werden. Daß ein zerfallener Tumor auch große Sputummengen liefern kann, sei erwähnt. Man wird versuchen, durch geeignete Kontrastmittel (20—40%iges Jodipinöl) eine röntgenologische Darstellung des Lungeninnern zu erzielen. Wir bedienen uns der klinisch bewährten Methode der Einführung des Gummikatheters über den Kehlkopf hinweg, und pflegen nach Kontrolle hinter dem Röntgenschirm die Injektion von 12—20 ccm 20 oder 40%igen Jodipinöls vorzunehmen. Es ist selbstverständlich, daß die Einführung des Schlauches nur nach vorhergehender. sehr gründlicher Anästhesierung des ganzen Rachen- und Kehlkopfraumes gelingen kann. Die Körperlage, die der Kranke während der Injektion des Kontrastmittels einzunehmen hat, richtet sich nach dem Sitz der Lungenerkrankung (auf die Seite legen, hochlagern des Beckens und damit der Beine bei Oberlappenprozessen). Auf diese Weise wird die Erweiterung des Bronchialbaumes, bzw. seine Verlegung röntgenologisch zur Darstellung gebracht.

Bei Flüssigkeitsansammlung im Pleuraraum wird es meist unerläßlich sein, sich der Probepunktion zu bedienen, um die Ätiologie aufzuklären. Sie wird bei uns nach vorangehender Lokalanästhesie mittels einer dünnen Kanüle ausgeführt, an einer nach der Röntgendurchleuchtung als geeignet erkannten Stelle. Es ist bei der Probepunktion gleichgültig, ob man an der Vorder- oder Rückseite eingeht. Will man aber an die Probepunktion eventuell eine Absaugung anschließen, so wird man wegen der Gefahr einer Fistelbildung die vordere Axillarlinie wählen müssen. Im Punktat der einseitigen feuchten, tuberkulösen Rippenfellentzündung findet man in 50% der Fälle Tuberkelbacillen. Weitere 40% weisen sich im späteren Verlauf als tuberkulös aus. Da tuberkelbacillenhaltiges Exsudat die Wundheilung verhindert oder wenigstens verzögert (Fistelbildung), halten wir den Patienten an, im Bett 2 Tage auf dem Rücken zu liegen. Das Punktat muß auf Erreger (Mischinfektion und Tuberkelbacillen) in ähnlicher Form wie das Sputum, ferner auf Zellgehalt hin untersucht werden. Ein steriles Punktat zeigt bei tuberkulösem Charakter eine ausgesprochene Vermehrung der Lymphocyten. Besteht Verdacht auf eine Lungenfistel, z. B. bei einem Seropneumothorax oder fraglicher Kavernenperforation, so wird man eine Methylenblauinjektion in den freien Brustraum vornehmen und abwarten, ob der Kranke mit diesem Farbstoff gemischtes Sputum auswirft. Es genügen hier schon 5—10 ccm einer wäßrigen Methylenblaulösung.

Bei Kranken, die über Gelenk- oder Knochenbeschwerden klagen, wird in der für jede chirurgisch-orthopädische Untersuchung typischen Weise verfahren. Zunächst wird das erkrankte Glied in Vergleich zu dem gesunden gesetzt. Messungen in gleicher Höhe (Umfang und Länge), Bewegungsmöglichkeit geben Aufschluß über Sitz und Art der Erkrankung. Ein eitriger Absceß wird zunächst punktiert und der Eiter bakteriologisch untersucht. Die Punktion wird aus dem gleichen Grunde — wie bereits oben erwähnt — mit langer Kanüle von einer über dem Absceß liegenden Einstichstelle weit durch das gesunde Gewebe ausgeführt. Gleichzeitig wird man bei der ersten Punktion nach restloser Absaugung durch die gleiche Kanüle 20%iges Jodipinöl injizieren, und 24 Stunden später eine Röntgenaufnahme veranlassen, um so über Sitz und Ausdehnung des Abscesses Aufklärung zu erlangen. Man wird manchmal überrascht sein, welche Ausdehnung ein solcher Absceß besitzt, welche weitverzweigten Wege der tuberkulöse Eiter vom Krankheitsherd (Wirbelsäule, Gelenk) nehmen kann.

Bei differentialdiagnostischen Schwierigkeiten in der Erkennung der Ätiologie der entzündlichen Gelenkerkrankungen, die ohne Absceßbildung, also lediglich mit einer Schwellung, röntgenologisch sichtbaren Verbreiterung des Gelenkspaltes einhergehen, wird man die Gelenkpunktion vornehmen müssen. Die Punktion wird aus den gleichen Gründen, wie oben erwähnt, stets von einem am Gelenkspalt oben gelegenen Punkt ausgeführt; man wird sich dabei an die allgemeinen chirurgisch bekannten Methoden halten. Sie wird mit einer Spritze ausgeführt, die mit einer scharfen Hohlnadel versehen ist. Das so gewonnene Punktat wird bakteriologisch untersucht (Mischinfektion, Tuberkelbacillen, Kultur, Tierversuch). Daß bei einem negativen bakteriologischen Resultat der Punktatuntersuchung an andere Ursachen der Gelenkentzündung gedacht werden muß, wie Gonorrhöe, Gelenklues, Arthritiden auf endokriner Basis, deformierende Gelenkentzündungen nach Trauma usw., sei erwähnt.

Tuberkulosearzt und Röntgentechnik.

Von

J. ROTHER-Sommerfeld.

Als aufschlußreichstes unter allen diagnostischen Hilfsmitteln ist das Röntgenverfahren unentbehrlich zur Aufdeckung tuberkulöser Lungenveränderungen, zum Studium des Verlaufes der Lungentuberkulose und zur Kontrolle der therapeutischen Maßnahmen. Damit rückt die praktische Röntgenologie zwangsläufig in das Blickfeld eines großen Kreises von Ärzten. Die *Kenntnis des röntgenologischen Rüstzeuges*, seiner Wirkungsweise und Anwendung, wird zu einer gebieterischen Notwendigkeit, damit Fehler vermieden und die Möglichkeiten voll ausgenutzt werden.

Erzeugung der Röntgenstrahlen. Wirkungsweise des Röntgenapparates.

Röntgenstrahlen entstehen, wenn schnell fliegende Kathodenstrahlen plötzlich abgebremst werden. *Kathodenstrahlen* sind also zur Erzeugung von Röntgenstrahlen notwendig. Die Kathodenstrahlen sind Corpuscularstrahlen. Die Corpuskeln, aus denen sie sich zusammensetzen, sind die Elektronen, d. h. die kleinsten Elementarteilchen negativer Elektrizität (Größenordnung 1/1800 eines Wasserstoffatoms). Elektronen sind Bausteine eines jeden Atoms, mithin überall, wo Materie ist, verfüglich. Damit sie in Freiheit gesetzt werden und, zu einem Strahlenbündel formiert, mit großer Geschwindigkeit in eine gewollte Richtung gesandt werden können, müssen *drei Bedingungen* erfüllt sein.

1. Der Körper, aus dem die Elektronen in Freiheit gesetzt werden sollen, muß eine *hohe Temperatur*, helle Rotglut, haben, man nennt ihn

die Glühkathode. Sie hat die Form eines Metallfadens, der durch eine elektrische Hilfsspannung von einigen (8—10) Volt zum Glühen gebracht wird. Diese Heizspannung wird aus der gewöhnlichen Netzspannung, die in der Regel 220 Volt beträgt, in einem kleinen Transformator, dem Heiztransformator durch *Herab*transformieren erzeugt.

2. An die glühende Kathode muß eine *negative Hochspannung* angelegt werden, d. h. es müssen vom Orte der Spannungserzeugung neue Elektronen herangeführt werden, so daß ein großes Elektronengedränge entsteht, und die durch Rotglut gelockerten Elektronen fortgeschleudert werden. Diese Hochspannung hat in der medizinisch-diagnostischen Röntgentechnik eine Größenordnung von 40—100 Kilovolt (1 Kilovolt = 1000 Volt) und wird ebenfalls mit Hilfe eines Transformators, des Haupttransformators, aus der Netzspannung von 220 Volt, jetzt aber durch *Herauf*transformieren, erzeugt. Der zweite Pol vom Transformator wird an einen Metallblock, die Antikathode geführt, welche der Glühkathode gegenüber angeordnet ist.

3. Damit die in der Glühkathode gelockerten und durch die negative Hochspannung losgeschleuderten Elektronen frei fliegen können, muß der Raum um die Glühkathode und die Antikathode herum von Luftmolekülen möglichst befreit werden; das geschieht durch Erzeugung eines *Hochvakuums* in der Röntgenröhre.

Damit sind die wesentlichen Konstruktionselemente eines Röntgenapparates gegeben, denn die Überführung der Kathodenstrahlen in Röntgenstrahlen erfolgt zwangsläufig beim Auftreffen der ersteren auf die Antikathode. Die Elektronen des Kathodenstrahls haben infolge der hohen Spannung, durch die sie abgeschleudert wurden, eine ungeheure Geschwindigkeit, die in der Größenordnung von etwa $^1/_{10}$ der Lichtgeschwindigkeit liegt; beim plötzlichen Abbremsen an der Antikathode wird ein Teil ihrer Bewegungsenergie in elektromagnetische Schwingungen übergeführt; das sind die Röntgenstrahlen. Diese bestehen also nicht aus Corpuskeln, sondern sie gehören in dieselbe Gruppe wie die Strahlen der drahtlosen Telegraphie und die Lichtstrahlen, von welchen sie lediglich durch ihre erheblich kürzere Wellenlänge unterschieden sind.

Regulierungseinrichtungen.

Wie man beim Licht zur qualitativen und quantitativen Kennzeichnung von Farbe und Helligkeit spricht, so hat man auch im Gebiete der Röntgenstrahlen analoge Benennungen eingeführt.

Der Qualität, d. h. der Wellenlänge nach unterscheidet man harte, d. h. kurzwellige, sehr durchdringende Röntgenstrahlen und weiche, d. h. relativ langwellige, weniger durchdringende. Die *Härte* der Röntgenstrahlen wächst mit der Geschwindigkeit der sie erzeugenden Elektronen, also mit der Größe der an die Röntgenröhre gelegten Hochspannung und kann *am Haupttransformator reguliert* werden.

Der Quantität nach unterscheidet man mehr oder weniger intensives Röntgenlicht. Die *Intensität* der Röntgenstrahlen ist durch die Dichte der Elektronen im Kathodenstrahlbündel bedingt, hängt somit von der Temperatur der Glühkathode ab und kann *am Heiztransformator reguliert* werden.

Ventilröhren. Halbwellenapparate.

Die Röntgenröhre erhält aus dem Haupttransformator hochgespannten *Wechsel*strom zugeführt. Sie übt aber jedesmal in dem Augenblick, wenn die Spannung im falschen Sinne anliegt, d. h. wenn die Antikathode negativ aufgeladen ist, von selbst eine *Sperrwirkung* aus, weil die Antikathode ja nicht geheizt wird, somit die Elektronen nicht gelockert und abflugbereit sind. Bei höheren Beanspruchungen wird allerdings während des Betriebes auch die Antikathode infolge Aufprallens der Elektronen so heiß, daß sie im Momente der negativen Aufladung ihrerseits Elektronen aussenden könnte und die Röhre zerstören würde. Deshalb müssen bei Großapparaten gesonderte *Ventilröhren* verwendet werden, welche verhindern, daß die negative Spannung an die Antikathode der Röntgenröhre gelangt. In der Lungendiagnostik hält sich im allgemeinen die Beanspruchung des Röntgenapparates in solchen Grenzen, daß Geräte ohne Ventilröhren, sog. *Halbwellenapparate*, ausreichend sind.

Schirm und Kassetten.

Der soeben enwähnte Vorteil bei den Gestehungsunkosten eines Röntgeninstrumentariums kann sich aber nur dann befriedigend auswirken, wenn der Fluorescenzschirm bzw. der Röntgenfilm, welche ja bei der Durchleuchtung bzw. Aufnahme das an sich unsichtbare Röntgenlicht in optisch wahrnehmbare Sinneseindrücke umzuwandeln haben, mit hoher Empfindlichkeit ausgestattet werden und unter optimalen Bedingungen zur Anwendung kommen. Man spare also nicht an falscher Stelle und verwende nur *bestes Schirm- und Kassettenmaterial.*

Röntgendurchleuchtung. Bildentstehung und Durchleuchtungstechnik. Schutzmaßnahmen.

Bei der röntgenologischen Lungendiagnostik spielt die Durchleuchtung eine besondere Rolle. Der Arzt muß diese Kunst selbst beherrschen und über die folgenden theoretischen und praktischen Zusammenhänge Bescheid wissen.

1. Das Röntgenbild des durchstrahlten Körpers entsteht dadurch, daß die an allen Stellen gleichmäßig auffallenden Röntgenstrahlen verschieden stark *absorbiert* werden, je nach der Dichte und der Beschaffenheit der Materie im Innern des Patientenkörpers entlang den einzelnen von der Röhre ausgehenden Strahlen, in welche man sich den ganzen Strahlenkegel zerlegt denken kann. Wo die Materie in feiner Verteilung vorliegt, wie in den lufthaltigen Lungen, werden nur geringe Anteile des Strahles absorbiert, es bleiben große Anteile nach dem Durchgange durch den Körper übrig, der Schirm leuchtet hell auf. Wo die Anordnung der Materie aber dichter ist, wie in festen Geweben oder Flüssigkeiten, z. B. Blut oder Exsudat, werden mehr Strahlen verschluckt, es bleiben entsprechend weniger übrig, der Schirm bleibt dunkler. Neben der Dichte der Materie spielt auch das Atomgewicht der chemischen Elemente noch eine Rolle bei der Absorption, was für die Thoraxdurchleuchtung insofern von Wichtigkeit ist, als Calcium ein höheres Atomgewicht hat

als die übrigen Elemente, welche die organische Substanz zusammensetzen. Kalkhaltige Organe, Knochen oder pathologische Kalkansammlungen, werden demnach Röntgenschatten von besonderer Tiefe erzeugen.

2. Die Gesamtabsorption setzt sich aus den Teilabsorptionen aller der Gebilde zusammen, welche ein Strahl auf seinem Wege zu durchdringen hat. Wenn also viel Röntgenlicht durch dichte Gewebe verschluckt wird, etwa durch das Herz, durch die Zwerchfellkuppel oder durch Knochen, letzteres besonders im Gebiete der Lungenspitzen, wo die Rippen, das Schlüsselbein und von der Seite her auch das Schulterblatt sich im Schattenbilde überschneiden, wird ein Hervortreten feinerer Dichteunterschiede in den Lungen oft verhindert werden. Man muß dann versuchen, durch Drehen und Beugen des Patienten, durch Herausdrehen der Schulterblätter bzw. durch Senken des Zwerchfells mittels Inspiration *geeignete Beobachtungsrichtungen* zu gewinnen.

3. Es liegt in der Natur der Röntgenstrahlen, daß sie stets beim Durchgang durch Materie zu einem gewissen Anteil zerstreut, d. h. aus ihrer ursprünglichen Richtung abgelenkt werden. Es ist klar, daß hierdurch ein diffuses Aufleuchten des Schirmes auch an Stellen bewirkt wird, die nach den Gesetzen der Projektion und der Absorption dunkel erscheinen müßten. Diese *Streustrahlung* bewirkt also eine Verschleierung des Durchleuchtungsbildes, die ungemein störende Grade erreichen kann. Zur Verminderung dieser Streustrahlenverschleierung kann man folgende beiden Gesetzmäßigkeiten ausnutzen:

a) Die *Streustrahlung* ist *um so stärker, je härter die Röntgenstrahlen* sind. Deshalb soll man mit der Spannung am Haupttransformator, also mit der Strahlenhärte, nicht höher gehen, als zu einer Bildentstehung nötig ist. Bei kleineren Apparaturen pflegt die Durchleuchtungsspannung auf einen unveränderlichen günstigen Wert festgelegt zu sein.

b) Die *Streustrahlenwirkung nimmt ab,* wenn die *Größe des gesamten Strahlenkegels vermindert* wird. Deshalb enge man zum Detailstudium feinerer Schattengebilde den Strahlenkegel mittels der *Blenden* möglichst weit ein.

4. Der Entstehungsort der Röntgenstrahlen auf der Antikathode, der sog. Fokus, ist nicht ideal punktförmig, sondern hat notgedrungen eine gewisse flächenhafte Ausdehnung, wenn er auch von den herstellenden Firmen so klein wie möglich gehalten wird. Aus diesem Umstande folgt, daß *Halbschatten*phänomene bei der Schattenbildung auftreten, die um so störender werden, je größer die Entfernung zwischen abzubildendem Objekt und Schirm sind. Deshalb soll der Schirm immer möglichst nahe an den Patienten herangebracht werden.

5. Intensive Röntgenbestrahlung vermag bei langer Einwirkung den menschlichen Organismus zu *schädigen.* In diesem Zusammenhange ist folgendes zu bedenken:

a) Die Röntgenstrahlen stellen so, wie sie die Röhre verlassen, ein *Strahlengemisch* dar, welches stets neben den harten, von der Höhe der Spannung abhängigen Strahlenanteilen *auch sehr weiche* enthalten. Diese müssen in einem *Schutzfilter* von $^1/_2$ mm Aluminium abgefangen werden, sonst besteht Gefahr, daß sie bei der Thoraxdurchleuchtung die Rückenhaut des Patienten schädigen. Das Schutzfilter ist in jedem den Vorschriften der Deutschen Röntgengesellschaft entsprechenden Gerät eingebaut; es darf nicht entfernt werden.

b) Die Intensität der Röntgenstrahlen steigt mit dem Quadrate der Annäherung an die Röhre. Es muß deshalb ein vorgeschriebener *Minimalabstand* von 65 cm zwischen Fokus und Patient eingehalten werden. Dieser Abstand ist bei Verwendung einer Durchleuchtungswand gewährleistet, muß aber beachtet werden, wenn Durchleuchtungen mit kleinen Geräten und frei gehaltenem Schirm improvisiert werden.

c) Der Arzt sollte *nie* und unter keinen Umständen *mit seinen Händen in den direkten Strahlenkegel* gelangen, am allerwenigsten hinter den Patienten greifen, weil er dort wegen des Gesetzes zu b) besonders intensiv bestrahlt wird. Der immer von neuem den Strahlen ausgesetzte Arzt muß an sich selbst einen viel strengeren Maßstab hinsichtlich des Strahlenschutzes anlegen als an den nur gelegentlich durchleuchteten Kranken.

d) Hinter dem Schirm ist das Gesicht des Arztes geschützt, weil sich zwischen seinem Auge und der Fluorescenzschicht eine dicke strahlenundurchlässige *Bleiglasscheibe* befindet. Die *Blenden*, welche den Strahlenkegel begrenzen, dürfen aber nicht weiter geöffnet sein, als der Größe der Bleiglasscheibe entspricht, sonst ist der Schutz durch diese nicht ausreichend.

e) Der Arzt trage *Bleigummihandschuhe* und *-schürze*; diese kann auch durch eine sog. Schutzkanzel ersetzt werden.

f) Ausreichende Dunkeladaptation des Auges, welche individuell wechselnd in etwa 5—10 Minuten erreicht wird, ist unbedingtes Erfordernis zur Erzielung guter Beobachtungsergebnisse in kurzer Durchleuchtungszeit. Verwendung von *roten Adaptationsbrillen*, die so groß sein müssen, daß man darunter die Lesebrille tragen kann, ermöglichen die Ausfüllung der Adaptationszeit mit Arbeiten.

g) Bei allen *Pausen* während einer Durchleuchtung ist der Röntgenapparat *auszuschalten*.

h) Bei einer in allen Teilen ordnungsgemäß ausgestatteten und bedienten Röntgenapparatur muß die Durchleuchtung mit einer *Röhrenstromstärke* von 4 mA ausführbar sein. Wesentlich größere Stromstärken erhöhen unnötig die Gefahren der Strahlenschädigung.

Röntgenaufnahmen.

Die Röntgen*aufnahme*technik kann hier nicht ausführlich besprochen werden; es erübrigt sich das auch in diesen dem Arzte selbst gewidmeten Blättern, da in der Regel für die Herstellung von Aufnahmen geschulte Hilfskräfte zur Verfügung stehen.

Nur folgendes sei kurz erwähnt:

Eine gute Thoraxaufnahme muß aus mindestens 1,5 m Fokus-Kassetten*abstand* gemacht werden. Der Patient drückt seine Brust fest gegen die Kassette, bringt die *Schultern* möglichst nach vorn (wichtig!), ohne sie hochzuziehen. Die Handflächen sind nach hinten außen gedreht, die Handrücken liegen seitlich an den Oberschenkeln, die Ellenbogen werden nach vorn gedrückt. Der *Zentralstrahl* wird auf die Dornfortsatzreihe gerichtet, auf einen Punkt in Höhe des unteren Drittels der Schulterblätter. *Atemstillstand* bei tiefer Inspiration ist vorher einzuüben.

Die *Belichtungszeit* betrage nicht mehr als 0,2 Sekunden. Die Spannung wird sehr verschieden gewählt. Wir arbeiten in der Größenordnung von 60—65 kV Scheitelspannung.

Es kommen nur Aufnahmen mit Verstärkungsfolien in Frage. Da die Filme stets auf beiden Seiten mit Emulsion versehen sind, braucht man zwei Verstärkungsfolien. Papieraufnahmen liefern für viele Fragen der Lungendiagnostik befriedigende Ergebnisse; die Belichtungszeiten sind nicht wesentlich länger als beim Film. Verarbeitung der Papieraufnahmen auf Hochglanz und Soffittenbeleuchtung beim Betrachten ist für gute Bildwirkung nötig.

Dunkelkammer.

Gute Röntgenbilder entstehen nur in einwandfreien Dunkelkammern. In diese darf nicht das geringste fremde Licht eindringen. Die Beleuchtung während der Beschickung der Kassetten und beim Entwickeln darf nur mit geprüften Dunkelkammerlampen für Röntgenzwecke vorgenommen werden. Tankentwicklung muß im Röntgenbetriebe gefordert werden. Die Wässerung kann nur im fließenden Wasser ausreichend erfolgen. Die Aufbewahrung der frischen Filme muß an röntgenstrahlensicherem Orte, gegebenenfalls in Bleikästen, erfolgen.

Die gebräuchlichsten Methoden zum Nachweis der Tuberkelbacillen.

Von

O. KOCH-Sommerfeld.

Für die Brauchbarkeit von Untersuchungsmethoden und die Zuverlässigkeit ihrer Ergebnisse ist es nicht entscheidend, möglichst viele und komplizierte Untersuchungen vorzunehmen, sondern erprobte Methoden exakt und mit Erfahrung anzuwenden. Dieses gilt ganz besonders für die Methoden zum Nachweis der Tuberkelbacillen. Es sei hier die Technik der Untersuchungen wiedergegeben, die sich uns in vielen Jahren bewährt haben.

Man untersucht die verschiedensten Materialien auf Tuberkelbacillen im direkten Präparat, im Anreicherungspräparat, mit dem Kulturverfahren und im Tierversuch.

Zur Herstellung des *direkten Präparates* wird das Untersuchungsmaterial (Sputum, sehr dickes Exsudat, Absceßeiter, Larynxabstriche, Ohrabstriche) unverändert auf einem Objektträger ausgebreitet; d. h. vom Sputum werden die eitrigsten, gelbsten Flocken mit bakteriologischen Ösen oder Sputumnadeln auf Objektträger gebracht, etwas verstrichen und durch Auflegen eines zweiten Objektträgers, leichtes Zerreiben und indem man die Objektträger aneinanderdrückt und in ihrer Längsrichtung gleitend voneinander abzieht, gleichmäßig verteilt.

An unserem Krankenhaus werden die Sputumproben in schwarzen Glasschalen von 6 cm Bodenfläche und 4 cm Höhe in das Labor gebracht. Durch die Schwarzfärbung ist uns das Auffinden der zur Untersuchung geeignetsten Flocken erleichtert. Gleichzeitig kann das Sputum direkt in dieser Schale mit Antiformin übergossen werden, wenn eine Anreicherung durchgeführt werden soll.

Man läßt an der Seite, an der man die Objektträger anfaßt, ein Drittel frei, um die Beschriftung anbringen und die Objektträger ohne Beschmutzung anfassen zu können. Es ist selbstverständlich, daß die Objektträger sorgfältigst gereinigt und nicht zu sehr zerkratzt sind. Dickes eitriges Exsudat wird direkt mit der bakteriologischen Öse ausgestrichen. Das Material vom Larynx-, Ohrabstrich oder anderem Tupfermaterial verteilt man direkt von dem Wattebausch des Entnahmeinstrumentes auf den Objektträger.

Finden wir im direkten Präparat keine Erreger oder eignet es sich nicht zur Anfertigung eines solchen (dünnflüssiges seröses Exsudat, sehr geringe Mengen anderen Materials, Urin, Magenspülflüssigkeit), so wird das Material *angereichert*, d. h. es werden *durch* Zusatz von *Antiformin*, das so gut wie alle Formbestandteile außer den säurefesten Erregern zerstört, verflüssigt und homogenisiert.

Das Antiformin wird als 15%ige Verdünnung der Originallösung verwendet. Man versetzt das Untersuchungsmaterial im Verhältnis 1 : 3 (Sputum, sehr dickflüssige Substrate) oder 1 : 1 (wenig zähes Sputum, dünnflüssige Materialien) oder in noch geringerer Menge (s. Einzelangaben) mit Antiformin. Die notwendige Einwirkungsdauer ist ebenfalls wieder je nach Material zu dosieren. Sputum und ähnliches soll 24 Stunden bei Zimmertemperatur oder 12 Stunden bei Brutschranktemperatur unter mehrmaligem Umrühren homogenisiert werden. Bei dünnflüssigem Material kommt man (s. unten) mit 20 Minuten langer guter Durchmischung aus. Man wird sich jeweils vergewissern, inwieweit das Material gleichmäßig gelöst ist.

Das Zentrifugat wird, nachdem es noch einmal mit Aqua dest. ausgewaschen ist, mit einigen Tropfen Flüssigkeit *restlos* in einem etwa zehnpfennigstückgroßen Bezirk auf einen Objektträger gegossen. Von einem klaren zellarmen Exsudat oder von Urin kann man selbstverständlich auch das Zentrifugat direkt entsprechend auf den Objektträger bringen. Ein geringer Antiforminzusatz hat jedoch nicht selten den Vorteil, daß sich ein leichter Niederschlag bildet, der die Erreger ausgiebiger mit zu Boden reißt.

Zur Untersuchung auf Mikroorganismen muß das Zentrifugieren mit einer hochtourigen Zentrifuge (= wenigstens 3000 Touren), 10 Minuten durchgeführt werden; bei geringerer Umdrehungszahl entsprechend mehr, also wenigstens 20—30 Minuten.

Die so angefertigten Präparate, sowohl der direkte Ausstrich als auch das Anreicherungspräparat, läßt man an der Luft trocknen und fixiert sie, indem man sie dreimal durch die Bunsenflamme zieht.

Die *Färbung* erfolgt nach ZIEHL-NEELSON: das ganze Präparat mit konzentriertem Carbolfuchsin bedecken; auf der Färbebrücke von unten mit der Flamme erhitzen, bis dreimal Blasen springen, abspülen mit Leitungswasser; Entfärben durch Einstellen in 5%igen Salzsäurealkohol, bis das Präparat eine graurosa Farbe zeigt; Abspülen mit Leitungswasser; Nachfärben mit LÖFFLERs alkalischem Methylenblau 1 Minute; Abspülen mit Leitungswasser; schräg stellen zum Trocknen.

Entscheidend für die Sicherheit des Ergebnisses ist jetzt, daß man sorgfältig und vor allem lange genug mikroskopiert. Es gilt für uns als Regel, daß ein Präparat erst nach 20 Minuten langem Suchen, und wir dürfen für uns eine nicht unerhebliche Erfahrung in Anspruch nehmen, als negativ bezeichnet wird. Ein Anreicherungspräparat, eine Urinprobe oder Magenspülflüssigkeit — insbesondere von Kindern — wird grundsätzlich ganz durchgemustert.

Es hat sich als zweckmäßig erwiesen, die Menge der Erreger, die im Sputum gefunden werden, wenigstens approximativ wiederzugeben. Gaffky hat eine Skala aufgestellt, die 10 Quantitätsstufen umfaßt — kurz Gaffky 1, Gaffky 2 usw. genannt — die festlegt:

G. I	im ganzen Präparat 1—4 Bac.	G. VI	in jedem Gesichtsf. 7—12 Bac.
G. II	in mehreren Gesichtsf. 1 Bac.	G. VII	in jed. Gesfd. ziemlich viele Bac.
G. III	in jedem Gesichtsf. 1 Bac.	G. VIII	in jed. Gesfd. zahlreiche Bac.
G. IV	in jedem Gesichtsf. 2—3 Bac.	G. IX	in jed. Gesfd. sehr zahlreiche Bac.
G. V	in jedem Gesichtsf. 4—6 Bac.	G. X	in jed. Gesfd. enorme Mengen Bac.

Um dem Arzt auch über die Menge der Erreger nach Anreicherung einen Anhalt zu geben, insbesondere sehr spärliche Befunde mitzuteilen, schreiben wir A + (d. h. im Antiformin-Anreicherungspräparat positiv), wenn mehr als 10 Kochsche Bacillen gefunden wurden. Lassen sich nur weniger als 10 aufzeigen, so geben wir ihre Zahl mit an; z. B.: A+ (5 Bac.), d. h. im Antiformin-Anreicherungspräparat wurden insgesamt 5 Tuberkelbacillen gefunden.

Nach sorgfältiger Durchführung der beiden genannten Untersuchungsmethoden werden wir die Erreger schon in einem hohen Prozentsatz des tuberkulösen Materials gefunden haben. Legen wir Wert auf noch größere Sicherheit, oder steht uns nur sehr wenig, nicht wieder zu erlangendes Material zur Verfügung (z. B. Gelenkpunktat), so wird auf *Nährböden* (oder Tiere oder auch beides) *verimpft*. Von sicher sterilem, dickflüssigem Material übertragen wir nach gewöhnlicher bakteriologischer Methode direkt auf 4 Nährböden; vom dünnflüssigen vorteilhaft den Bodensatz oder das Zentrifugat. Mischinfizierte Substrate werden im Schüttelröhrchen zur Abtötung anderer Keime mit Schwefelsäure behandelt. Sind sie sehr dickflüssig und wahrscheinlich stark infiziert, so verwenden wir 8%ige, bei dünnflüssigem Material 6%ige (Vol.-%) Schwefelsäure. Die mit der Säure in Mengen, wie wir es oben für den Antiforminzusatz betonten, versetzten Substanzen werden 10 Minuten intensiv durchmischt; anschließend 10 Minuten im sterilen Zentrifugenglas bei 3000 Touren zentrifugiert und der Bodensatz direkt auf Nährböden ausgestrichen.

Wir verwenden zur Kultur der Tuberkelbacillen den Eierglycerinnährboden nach Dorset und den Z.-Nährboden nach Hohn; von jedem werden zwei Röhrchen beimpft[1]. Die Kulturen werden einmal wöchentlich durchgemustert, Mischinfizierte ausgeschieden und von eventuell gewachsenen Kolonien Ausstrichpräparate angefertigt. Ein positives Ergebnis ist frühestens nach 10—14 Tagen zu erwarten. Die Bebrütung bei 37° wird nach 6 Wochen beendet; nach dieser Zeit dürfte nur noch sehr selten ein Wachstum zu erwarten sein.

Die feinste Methode zum Nachweis von Tuberkelbacillen ist die *Verimpfung* des Materials *auf Tiere.*

Bis 5 ccm einer sterilen, sicher nicht mischinfizierten Flüssigkeit können Meerschweinchen direkt eingespritzt werden. Größere Mengen wird man zentrifugieren und den Bodensatz in 3—5 ccm steriler physiologischer Kochsalzlösung aufnehmen. Mischinfiziertes und sehr dickflüssiges Material (Sputum, Magenspülflüssigkeit, Exsudate, Urin, Absceßeiter) arbeitet man mit Antiformin auf. Im Schüttelröhrchen wird das zu untersuchende Material mit einer seiner Beschaffenheit angepaßten Antiforminmenge (s. oben) 20 Minuten intensiv durchmischt, danach ohne Zeitverlust zweimal mit NaCl-Lösung ausgewaschen, der letzte Bodensatz wieder in 3—5 ccm aufgenommen und gespritzt. Die ganze Bearbeitung soll, ebenso wie

[1] Hohn, J.: Nährbodenbereitung. Zbl. Bakter. **121 I** (1931).

bei der Anlegung von Kulturen, nicht länger als 20 Minuten dauern. Die Injektion geschieht beim Meerschweinchen subcutan an der Innenseite des rechten Oberschenkels; das Depot soll etwa in der Leistenbeuge sitzen. Enthält das Material Tuberkelbacillen, so wird sich, je nach der Intensität der Infektion, bald an der Injektionsstelle ein knotiges Infiltrat bilden. Ist dieses sicher tastbar, leicht sind auch die inguinalen Lymphdrüsen zu fühlen, so kann man die Tiere töten. Bildet sich an der Impfstelle keine Veränderung, so werden die Versuchstiere nach 6 Wochen seziert. In den allermeisten Fällen wird sich die Diagnose makroskopisch stellen lassen; ist dieses nicht sicher der Fall, so können einmal von der Schnittfläche von Drüsen oder Organen (Milz) Kulturen beimpft werden oder die mikroskopische Untersuchung ist anzuschließen.

Es wird nicht selten von Wichtigkeit sein, zu wissen, ob ein Substrat neben Tuberkelbacillen auch andere Erreger enthält, mit anderen Worten, ob eine *Mischinfektion* vorliegt. Wir verimpfen von dem Untersuchungsmaterial je nach seiner Eindickung 1—3 Ösen auf einfache Bouillon und Traubenzuckerbouillon, sowie einen Impfstrich auf ein Schrägagarröhrchen. Die weitere Beobachtung dieser Kulturen geschieht nach den gewöhnlichen Regeln der Bakteriologie und ist, ebenso wie die weitere Differenzierung dieser Erreger, hier nicht zu besprechen.

Die *Typenbestimmung* der Tuberkelbacillen bedient sich besonderer Merkmale und Methoden, die hier auch nur gestreift werden können. Der Typus humanus wächst im allgemeinen mit knolligen rauhen Kolonien. Ausstriche von Reinkulturen zeigen gleichmäßig schlanke, oft leicht gekrümmte Stäbchen, während der Typus bovinus oft plumpere, ungleichmäßigere und oft auch nicht gleichmäßig färbbare Erreger in der Kolonie aufweist. Der Typus bovinus wächst im allgemeinen langsamer mit glatten und feuchten Kolonien. Die sichere Unterscheidung gelingt im Tierversuch, wo besonders die hohe Pathogenität des Typus bovinus und die geringe des Typus humanus für das Kaninchen entscheidend ist. Es muß hier aber betont werden, daß es sowohl in bezug auf die Wuchsform als auch Tierpathogenität atypische Stämme gibt, die jedoch als nicht häufige Ausnahmen von den skizzierten Grundtypen zu nennen sind.

Es kann nach Form, Lagerung und Färbbarkeit von Stäbchen, wie auch nach ihrem Verhalten auf den gewöhnlichen Nährsubstraten nie mit endgültiger Sicherheit gesagt werden, daß es sich um Tuberkelbacillen handelt, da es andere säurefeste Erreger gibt, die die gleichen Merkmale aufweisen können. Hier ist besonders Vorsicht bei der Urinuntersuchung geboten (Smegmabacillen). Die Entscheidung wird der Tierversuch bringen.

Bei sachgemäßer und sorgfältiger Anwendung der genannten Methoden werden uns kaum in irgendwelchen Materialien Tuberkelbacillen entgehen. Ein Wort sei hier noch der *Infektionsverhütung* und *Desinfektion* gewidmet. Auf eine Desinfektion der Hände verzichten wir, legen jedoch peinlichste Sorgfalt auf ihre Reinhaltung wie auch der Schutzkleidung, der Untersuchungstische sowie auf die peinlich saubere Ausführung jeglicher Manipulationen.

Die Geräte (Sputumschalen, Reagens-, Schüttel-, Zentrifugen-, Kulturröhrchen, Objektträger usw.) werden sofort nach beendeter Arbeit oder Untersuchung in geschlossene Gefäße mit 5%iger Alkalysollösung gelegt. Wir verwenden zu diesem Zweck gewöhnliche Eimer, um nicht zu einem dauernden Um- oder Zusammengießen der Flüssigkeiten und Übertragung der Geräte in andere Behälter gezwungen zu sein. Ist ein Eimer gefüllt, so wird er, ohne die Flüssigkeit abzugießen oder zu wechseln, 20 Minuten bei 125° in den Autoklaven gebracht und erst danach werden die Geräte gewaschen und anschließend 2 Stunden in 10%ige rohe Salzsäure gebracht; erneutes Waschen in Seifenwasser, trocknen.

Der Desinfektionsgang legt Wert darauf, möglichst wenig mit den Gefäßen usw. umzugehen, bis eine sichere Keimabtötung erreicht ist. Der letzte Schutz und die sicherste Infektionsverhütung bleibt aber immer die persönliche Sauberkeit.

Wert und Methode der Lungenfunktionsprüfung.

Von
E. BERTHOLD-Clausthal-Zellerfeld.

Mit 2 Abbildungen.

Die stete Vervollkommnung der klinischen Untersuchungsmethoden vertieft in zunehmendem Maße auch die Diagnostik der Lungenkrankheiten. Besonders durch das Röntgenverfahren kann das krankhafte Geschehen analysiert und Charakter und Ausdehnung eines Prozesses weitgehend festgelegt werden. Dennoch sind die Fälle nicht selten, wo ein Mißverhältnis zwischen Röntgenbild und klinischem Befund besteht, wo eine röntgenologisch nicht erwartete, für den Träger aber sehr bedeutungsvolle Dyspnoe vorhanden ist. In solchen Fällen gibt dann die Spirometrie die gewünschte Antwort. Ihr fällt die Aufgabe zu, die verschiedenen Atemphasen in ihrer Größe und ihrem Ablauf und die maximal mögliche Atemleistung exakt zu bestimmen.

Dieses Bemühen, die Lungenfunktion und ihre Veränderung bei Lungenerkrankungen, sowie die Beziehungen zwischen Herz- und Lungenfunktion näher zu analysieren, ist alt. Die Zahl der verschiedenen Methoden ist eine beredte Sprache dafür, daß keine zu befriedigenden Ergebnissen führte, die ähnlich wie bei den Nierenerkrankungen zu einer brauchbaren Funktionsprüfung hätte fortgeführt werden können. Erst durch die umfangreichen Untersuchungen und den Ausbau einer neuen Methode durch die BRAUERsche Schule (vor allem von KNIPPING, ANTHONY, HERBST) wurde das Ziel verwirklicht.

Abgesehen von der Klärung wissenschaftlicher Fragen benutzen wir die Funktionsprüfung zur Beurteilung der Arbeitsfähigkeit und zur Feststellung der Lungenleistungsfähigkeit vor eingreifenden lungenchirurgischen Operationen. Bei Schätzung der Arbeitsfähigkeit bei Begutachtungsfragen kommt es im wesentlichen darauf an, die Funktionsstörung bestehender oder abgelaufener pulmonaler oder pleuraler Krankheitsprozesse genau zu bestimmen (chronische Phthisen mit Schrumpfung und sekundärem Emphysem, schwere Schwartenbildung nach spezifischer oder unspezifischer Pleuraerkrankung mit sekundärem Emphysem, Koniosen, vor allem Silikosen, Thoraxveränderungen). Immer handelt es sich darum, 1. die Art der Funktionsstörung, 2. die Größe des

Emphysems durch Messung der Residualluft, 3. die noch mögliche maximale Lungenleistungsfähigkeit und die Atemreserven festzulegen. Derartige exakte Werte sind zur Beurteilung des Grades der Erwerbsfähigkeit von großer Wichtigkeit. Vor den großen lungenchirurgischen Eingriffen ist auf Grund der spirometrischen Lungenfunktionsprüfung

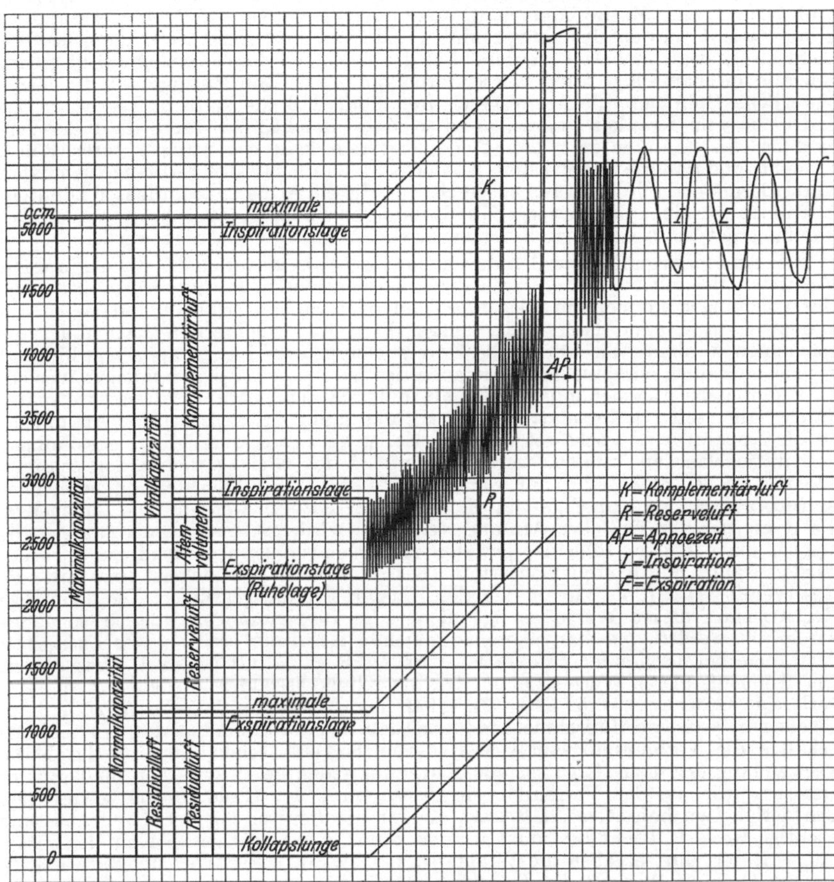

Abb. 13. Spirometerkurve mit Darstellung der verschiedenen Atemphasen, -lagen und -volumina, zuerst bei langsam laufendem Kymographion (3 kleine Quadrate = 1 Minute) zuletzt 3 Kurven bei schnell laufendem Kymographion (1 kleines Quadrat = 1 Sekunde) geschrieben. (Eigene Untersuchung dargestellt nach ANTHONY.)

die Frage zu beantworten, ob nach dem Eingriff noch genügend funktionstüchtiges Lungengewebe vorhanden sein wird. Wir werden sehen, daß wir bei Kenntnis der Art und Größe des Funktionsausfalles in der Lage sind, vor einer Operation den zu erwartenden Ausfall atmungstüchtigen Lungengewebes zu bestimmen und mit großer Genauigkeit die Leistungsfähigkeit nach dem Eingriff vorauszusagen. Es liegt auf der Hand, daß gerade in Grenzfällen eine solche Funktionsdiagnostik von großem Wert ist.

Die Lungenfunktionsprüfungen werden heute mit der leicht zu handhabenden KNIPPINGschen Apparatur zur Bestimmung des respiratorischen Gasaustausches vorgenommen, die nur wenig ergänzt zu werden braucht. Spirometer, Schlauchleitung und eine zur Bindung der ausgeatmeten Kohlensäure dienende Sinterflasche bilden ein geschlossenes Kreislaufsystem, in dem die Luft durch eine Rotationspumpe in Bewegung zu bringen ist und wobei durch einen in die Schlauchleitung eingefügten Stoßdämpfer eine gleichmäßige, stoßfreie Luftbewegung erreicht wird. Durch eine Maske oder ein Gummimundstück (wir benutzen das letztere) ist der Patient mit dem System verbunden und kann mit Hilfe eines Dreiwegehahnes leicht an- und abgeschaltet werden. Der große Vorteil dieses Systems liegt darin, daß alle mechanischen Hindernisse durch die weite Rohrleitung und die leicht bewegliche Spirometerglocke ausgeschaltet sind, daß die Luft in Bewegung ist und nicht vom Kranken angesogen zu werden braucht, daß durch die nahe Verbindung des Kranken mit dem Schlauchsystem kein wesentlicher toter Raum entsteht, und daß die ausgeatmete Kohlensäure an die 50%ige Kalilauge gebunden wird. Damit sind alle Faktoren ausgeschaltet, die die Atmung beeinflussen könnten. Allerdings ist eine zwangsweise Mundatmung notwendig, aber nach kurzer Gewöhnungszeit kann der dem Kranken eigene Atemtyp registriert werden.

Die Atembewegungen werden durch eine Feder direkt auf einem Kymographion registriert, das mit mindestens zwei verschiedenen Laufzeiten ausgerüstet ist. Die Untersuchungen können im Liegen, Sitzen oder Stehen erfolgen und sollen am mindesten $^1/_2$ Stunde lang völlig ausgeruhten und nüchternen Patienten vorgenommen werden. Wir führen die Untersuchungen im Liegen aus; alle hier angegebenen Zahlen entsprechen daher auch den bei dieser Lage gefundenen Werten. Zu Beginn der Untersuchungen wird Luft in das System gebracht; diese wird später durch Sauerstoff (O_2) ersetzt. — Der Kranke kann zu Beginn jeder Atemphase an die Apparatur angeschaltet werden. Es ist aber zweckmäßig, die gewöhnliche Exspirationslage zu wählen, weil diese infolge des Gleichgewichts der passiven Atemkräfte gar nicht oder nur wenig schwankt. Diese Atemstellung bezeichnet ANTHONY daher als Ruhelage, auf die alle Werte bezogen werden. Die Luftmenge, die dann bei gewöhnlicher Atmung ventiliert wird, ist das Atemvolumen; die Menge, die von der Höhe der gewöhnlichen Einatmung noch maximal geatmet werden kann, die Komplementärluft (K.L.). Von der Ruhelage aus wird die Reserveluft (R.L.) bis zur maximalen Exspiration ausgeatmet. Die einmalige Registrierung dieser Werte genügt nicht; die Bestimmungen müssen so lange wiederholt werden, bis man übereinstimmende Resultate erzielt. Der Luftgehalt der Lunge bei maximaler Exspiration wird als Residualluft (Resid.L.) bezeichnet. Der Kenntnis dieses Wertes kommt für die Klinik besondere Bedeutung zu. Zuverlässige Größenwerte der Resid.L. erhält man mit Hilfe der von ANTHONY angegebenen Wasserstoffmischmethode. Seitdem zur Bestimmung des Wasserstoffgehaltes die Verbrennungsanalyse in einem HALDANEschen Apparat durch die Verwendung der nach Angaben von KNIPPING gebauten elektrischen Meßkammer ersetzt wurde, ist das Verfahren zur Bestimmung der Resid.L. von technischen Schwierigkeiten befreit, so daß jetzt die für die Beurteilung der Lungenleistung wichtige Resid.L. leicht bestimmt werden kann. Atemvolumen + Komplementärluft + Reserveluft ergeben die Vitalkapazität. Wird dieser Wert um die Resid.L. vermehrt, so erhält man die Totalkapazität.

Bei jedem Atemzuge wird der Inhalt der Spirometerglocke entsprechend der aufgenommenen Sauerstoff-(O_2)menge verringert, da die ausgeschiedene Kohlensäure in der Sinterflasche an Kalilauge gebunden wird. Durch den Anstieg der Atemkurve kann die O_2-Aufnahme in der Minute ermittelt werden. Da zu Beginn der Untersuchungen das Spirometer Luft, später O_2 enthält, kann die O_2-Aufnahme bei Luft- und O_2-Atmung verglichen werden.

Die Differenzierung der einzelnen Atemphasen, wie sie am Kymographion abzulesen sind, gestattet einen Einblick in den vorliegenden Atemtyp. Ganz können die Veränderungen bei den verschiedenen Beeinträchtigungen aber erst beurteilt werden beim Vergleich mit Normalwerten. Es ist einleuchtend, daß die Atmung eines Erwachsenen anders sein muß als die eines Kindes.

Die bekannten Tabellen zur Errechnung des Soll-Grundumsatzes berücksichtigen die Faktoren: Alter, Größe, Gewicht und Geschlecht und damit alles, was die Atemgröße beeinflußt. Nach den Untersuchungen von RAINOFF ergibt sich ein bestimmtes Verhältnis vom Soll-Grundumsatz zur Vitalkapazität, und zwar wie 1 : 2,3 bis 1 : 2,4 im Mittel. Danach errechnet sich die Soll-Vitalkapazität = Soll-Grundumsatz mal 2,3. Die Beziehungen der einzelnen Atemphasen zur Vitalkapazität sind von ANTHONY untersucht worden. Es beträgt nach seinen Feststellungen die R.L. 20%, das Atemvolumen 17% und die Komplementärluft 63% der Vitalkapazität. Diese Prozentzahlen ergeben die Mittelwerte im Liegen, beim Stehen ist infolge der Veränderung des Zwerchfellstandes die Reserveluft um etwa 70% größer als im Liegen und beträgt 34% der Vitalkapazität. Die Komplementärluft wird ungefähr entsprechend verkleinert. Als Normalwert für die Resid.L. gibt ANTHONY $^1/_3$ der Vitalkapazität an. Diese errechneten Werte werden als Sollwerte bezeichnet und zu den an der Spirometerkurve abgelesenen in Beziehung gesetzt; die Abweichungen sind in Prozentzahlen auszudrücken. Dabei können Differenzen aber erst dann gewertet werden, wenn sie größer als 15% sind.

Die Lungenvolumina sind abhängig vom Thoraxvolumen, das sich mit dem Stand des Zwerchfells und der Ausdehnung des Brustkorbes bei den Atemphasen ändert, und vom Thoraxinhalt, der durch extra- (Pneumothorax, Exsudat) und intrapulmonale Veränderungen (Infiltrierung, Atelektase) verkleinert sein kann. Der Ausfall der Zwerchfelltätigkeit und damit die Wirkung einer Phrenicusexhairese beeinflußt vor allem die Reserveluft, weniger die Komplementärluft. Der Ausfall ist um so größer, je höher das Zwerchfell tritt und je mehr ein abdomineller Atemtyp vorliegt. Die Ausdehnung des Brustkorbes ist bei frischen pleuritischen Prozessen eingeschränkt. Dieser Zustand bildet sich mit Abklingen der Erkrankung weitgehend wieder zurück. Im Rahmen dieser kurzen Darlegung kann diese Frage daher unberücksichtigt bleiben. Für die Funktionsprüfung ist dagegen die Dauerveränderung von großer Bedeutung, die Pleuraschwarten im Gefolge haben. Diese beeinträchtigen die maximale Ausdehnung des Brustkorbes und damit entsprechend der Größe der Bewegungsbehinderung die zusätzlich maximale Atmung, die Komplementärluft. Es ist bekannt, daß namentlich bei ausgedehnter Pleuraverschwartung auch die Zwerchfellbeweglichkeit eingeschränkt ist, infolgedessen ist dann auch die Reserveluft vermindert. Von den intrathorakalen Veränderungen sei das Exsudat erwähnt. Es wirkt sich in ähnlicher Weise wie eine Pleuraschwarte aus, wobei mit Zunahme des Ergusses nicht nur die Atemtätigkeit der erkrankten Seite fortfällt, sondern durch Verdrängung des Mediastinums auch die Funktion der anderen Seite beeinträchtigt wird. Beim Pneumothorax sind die Verhältnisse dadurch kompliziert, daß durch den Kollaps auch die Resid.L. vermindert wird, so daß die Größe des Pneumothorax, die mit Hilfe der Wasserstoffmischmethode gemessen werden kann, nicht der gefundenen Minderung der Vitalkapazität entspricht. Auf Einzelheiten kann hier nicht eingegangen werden. Es ist selbstverständlich, daß intrapulmonale Prozesse, die zum Verlust lufthaltigen Gewebes führen, auch die Atemvolumina vermindern. Bei tuberkulösen Lungenprozessen fanden wir wie ANTHONY keinen Zusammenhang zwischen Art und Ausdehnung der Erkrankung und dem Funktionsausfall. Gewöhnlich ist das Atemvolumen am wenigsten beeinträchtigt, die Vitalkapazität ist stets vermindert. Wesentlich für die Funktionsdiagnostik sind bei den tuberkulösen pulmonalen Prozessen deren Folgeerscheinungen.

Die Lungenherde heilen durch Schrumpfung, die zwangsläufig eine kompensatorische Volumenzunahme der umgebenden Lungenteile zur Folge hat. Spirometrisch wirken sich diese Veränderungen durch eine mehr oder weniger ausgesprochene Vermehrung der Resid.L. aus. Klinisch bezeichnen wir diesen Zustand als Emphysem. Dies ist ein Sammelbegriff für Veränderungen, die ihrer Entstehung nach ganz verschiedenen Ursprungs sein können. Zur Diagnose eines Emphysems, vor allem, wenn es beträchtlich ist, erübrigt sich eine spirometrische Funktionsprüfung, da an dem Bestehen klinisch kein Zweifel besteht. Über Grad und Ausdehnung ist man hingegen nicht selten überrascht. Gaubatz bezeichnet die Vermehrung der Resid.L. bis 80% als leichtes, von 80—130% als mittelschweres und Vermehrung über 130% als schweres Emphysem.

Atemvolumen, Residualluft, Komplementärluft und Residualluft sind reine Volumenwerte. Ihre Kenntnis gewährt beim Vergleich mit den Sollwerten nicht nur einen interessanten, sondern auch wichtigen Einblick in die krankhafte Veränderung der Atemmechanik bei den Lungenerkrankungen, deren Folgezustände und die Ursache des Funktionsausfalles. Der noch größere Wert der Spirometrie liegt in der Erkennung der Leistungsfähigkeit, damit in der Erfassung der Funktionsgrößen und deren krankhafter Verminderung. Funktionsgrößen sind 1. das Minutenvolumen, 2. der Atemgrenzwert und 3. die Atemreserven. (Diese Werte werden stets auf die Zeiteinheit von 1 Minute bezogen.) Das Minutenvolumen wird von der bei Luftatmung geschriebenen Atemkurve abgelesen oder errechnet aus Atemvolumen mal Zahl der Atemzüge. Unter Minutenvolumen ist die Luftmenge zu verstehen, die bei völliger Ruhelage unumgänglich zum Leben gebraucht wird. Dieser Wert darf also nicht unterschritten werden. Als Atemgrenzwert wird nach Knipping diejenige Luftmenge bezeichnet, die bei schnellster und tiefster Atmung ventiliert werden kann. Dieser Wert wird also entscheidend beeinflußt durch Größe der Vitalkapazität und die äußerst mögliche Atemfrequenz. Er muß sich also bei Veränderung eines oder beider Werte vermindern. Die Bestimmung dieses Wertes erfordert einige Übung der Kranken und muß wegen der Wichtigkeit so lange wiederholt werden (notfalls an verschiedenen Tagen, eventuell sogar bei Kohlensäureatmung), bis übereinstimmende, nicht mehr zu steigernde Werte erzielt werden. Bei diesen Funktionsgrößen sind dem Alter entsprechende Sollwerte nicht bekannt. Borgers und Hermannsen geben als Normalatemgrenzwert bei (nicht trainierten) Männern im Mittel 80 l (50—130), bei Frauen 50 l (40—70) an, als Sollminutenvolumen im Mittel 7 l (Männer: 4—10, Frauen 5—9 l). Wichtiger als der Vergleich der gefundenen Funktionsgrößen mit den in weiten Grenzen schwankenden Normalwerten ist die Differenz von Atemgrenzwert und Minutenvolumen. Dieser errechnete Wert wird als Atemreserve bezeichnet, stellt also die Luftmenge dar, die zur Deckung zusätzlichen O_2-Verbrauches bei Arbeit zur Verfügung steht. Gaubatz drückt die A.R. in seinem übersichtlichen Schema der Lungenfunktionsprüfungen als Verhältniszahl der beiden Funktionsgrößen aus. Je mehr die Atemreserven erschöpft sind, desto geringer wird diese Verhältniszahl, desto näher rückt der Beginn der Dyspnoe bei nur kleiner körperlicher Belastung oder selbst in Ruhe heran.

Allein wir dürfen zur vollständigen Erfassung krankhafter Veränderungen und zur näheren Klärung der Dyspnoe nicht nur die mechanischen, die Ventilation erschwerenden Veränderungen des Atemmechanismus betrachten; für eine unveränderte Atmung müssen vielmehr bei normalem Stoffwechsel außerdem folgende Voraussetzungen erfüllt sein: 1. der Gasaustausch in den Alveolen darf nicht durch krankhafte Prozesse gestört sein, 2. durch Erkrankungen der Lungen darf keine bedeutendere Verkleinerung der Gasaustauschflächen eingetreten sein, 3. muß die geatmete Luft die gewöhnliche Zusammensetzung haben und frei von giftigen Substanzen sein, 4. müssen im Blut genügend den O_2 aufnehmende O_2-Träger = Hämoglobin zur Verfügung stehen, und schließlich darf 5. diese Blutmenge nicht zu schnell durch die Lungen getrieben werden und damit ihre für den Gasaustausch notwendige Verweildauer in den Alveolen zu kurz werden. Treten derartige Störungen ein und werden sie zu groß, dann sucht sie der Körper zu kompensieren durch Beschleunigung und Vertiefung der Atembewegungen. Die Folge ist eine Vergrößerung des Minutenvolumens. Um solche krankhaften Veränderungen leichter erkennen und vergleichen zu können, hat KNIPPING das bei der Untersuchung festgestellte Minutenvolumen mit dem Soll-O_2-Verbrauch, der aus Soll-Grundumsatz : 7,07 errechnet wird, in Beziehung gesetzt und für diesen Wert den Begriff Atemäquivalent eingeführt. Es errechnet sich aus $\frac{\text{Minutenvolumen in ccm}}{\text{Soll-}O_2\text{-Verbrauch} \times 10}$. Als Normalwert fand KNIPPING 1,7—3,0. Entsprechend der Verlangsamung und Verkleinerung der Atembewegungen (z. B. bei Schlafmittelvergiftungen) sinkt der Wert bis unter 1, während er umgekehrt bei beschleunigter und vertiefter Atmung (körperliche Arbeit, Diabetes) erhöht ist. „Das Atemäquivalent zeigt also die wirkliche jeweilige Beanspruchung der Lungen an“ (KNIPPING).

Es wurde schon erwähnt, daß der für den Körper notwendige O_2-Verbrauch an der Spirometorkurve abgelesen werden kann. Bei normalen Versuchspersonen ist bei Luft- und O_2-Atmung die verbrauchte Menge gleich. Differenzen bestehen außer bei anderen Krankheiten oft auch bei tuberkulösen Lungenprozessen, indem die O_2-Aufnahme bei reiner O_2-Atmung gesteigert ist. Nach einer verschieden langen Zeit sistiert die Mehraufnahme, der O_2-Verbrauch entspricht wieder dem bei Luftatmung gefundenen Wert. Dieser Augenblick tritt aber erst dann ein, wenn der Körper sein gesamtes peripheres O_2-Defizit aufgefüllt hat. Die Größe des Defizits läßt sich aus der Kurve unschwer errechnen. Bezüglich dieser verschiedenen Atmungsinsuffizienzformen muß auf die eingehenden Abhandlungen von KNIPPING verwiesen werden. Von Wichtigkeit ist in diesem Zusammenhange vor allem die pulmonale Insuffizienz, wobei zwischen Ruhe- und Arbeitsinsuffizienz zu unterscheiden ist.

Zur Klärung dieser Fragen lassen wir am Spirometer eine bestimmte Menge Arbeit leisten, bestimmen vor und während der Arbeit den O_2-Verbrauch und warten ab, wie lange Zeit vergeht, bis der durch die Arbeit erhöhte O_2-Verbrauch wieder zur Norm zurückkehrt. GAUBATZ fand bei Tuberkulösen Erholungszeiten von über $^1/_2$ Stunde gegenüber 3—4 Minuten bei Gesunden.

Es mag wenigstens erwähnt werden, daß die Lungenfunktionsprüfungen durch *Herz- und Kreislaufuntersuchungen* ergänzt werden müssen, um auch eine kardiale Insuffizienz aufzudecken. KNIPPING hat die Methode wesentlich erweitert, er bestimmt auch das Herzschlagvolumen und testet genau die maximale Sauerstoffaufnahme bei Arbeit aus. Allerdings sind für diese Bestimmungen wesentliche Ergänzungen der Apparatur erforderlich. Einen verhältnismäßig guten Einblick in die Zusammenarbeit von Herz, Kreislauf und Lunge gewährt die einfache Bestimmung der apnoischen Pause. Darunter ist die Zeit zu verstehen, während der nach reichlicher Ventilation (3—4 tiefe Atemzüge) der Lungen die Atmung in maximaler Inspirationsstellung willkürlich angehalten werden kann. Bei Störungen der Lungenfunktion durch Herabsetzung der Vitalkapazität oder bei gestörtem Gasaustausch oder bei Stauung im kleinen Kreislauf kann nicht genügend auf Vorrat geatmet und kein O_2-Überschuß geschaffen werden. Infolgedessen ist die Atempause verkürzt. Als Normalwerte gibt HEYMER bei Männern 50—70 Sekunden, bei Frauen 40—60 Sekunden (untrainiert) an. Bei Unterschreiten dieser Werte ist nach der Ursache zu fahnden, notfalls durch klinische Beobachtung. Dabei ist die Frage zu klären, ist die Störung vorwiegend durch krankhafte Veränderung des Respirations- oder des Kreislaufapparates bedingt. Es ist ratsam, diese wichtige Prüfung für die Zusammenarbeit von Lunge und Kreislauforganen in jedem Falle durch genaue Herzuntersuchungen zu ergänzen. Namentlich die schrumpfenden Lungenprozesse wirken sich je länger je mehr durch Erschwerung der Lungendurchblutung nachteilig vorwiegend auf das rechte Herz aus. Die Erkennung von ausgesprochenen Folgezuständen dieser steten Überbeanspruchung der Herzkraft, der Ruheinsuffizienz, macht bei den charakteristischen Symptomen keine Schwierigkeiten, die verschiedenen Untersuchungsmethoden suchen schon die Anfangsstadien einer beginnenden Insuffizienz aufzudecken.

An einfachen Untersuchungsmethoden steht uns dabei die *Kontrolle des Pulses* zur Verfügung. Die O_2-Aufnahmefähigkeit des Blutes ist ziemlich konstant. Um bei Störung des Gasaustausches, verursacht durch krankhafte Veränderung in den Alveolen oder durch Verminderung der Lungenoberfläche, den für die Lebensvorgänge notwendigen O_2 sicherzustellen, vergrößert der Organismus entweder das Herzschlagvolumen, oder er sucht durch Beschleunigung der Herztätigkeit die Durchblutung der Lungen zu vergrößern. Eine Pulsbeschleunigung kann daher neben anderen Ursachen (z. B. nervösen) durch einen solchen Kompensationsvorgang bedingt sein. Wichtiger als der Ruhepuls ist die Beobachtung des Abklingens einer Pulsbeschleunigung nach dosierter Arbeit. Der Kranke wird aufgefordert, 10 tiefe Kniebeugen zu machen, dabei wird kontrolliert, ob die Ruhepulszahl in 2—3 Minuten wieder erreicht wird. Gleichzeitig wird fortlaufend der *Blutdruck* gemessen. Ein leistungsfähiger Zirkulationsapparat beantwortet eine solche Beanspruchung mit Erhöhung des Blutdruckes, während ein schwacher mit Blutdrucksenkung reagiert. Dieser Untersuchungsmethode kommt nur beschränkte Bedeutung zu, denn der Blutdruck sinkt erst, wenn die Grenze der Leistungsfähigkeit überschritten ist. Immerhin ist eine nachgewiesene Blutdrucksenkung ein wertvoller Hinweis auf das Bestehen, nicht aber auf den Grad einer Leistungsstörung. Es ist daher nötig, einen solchen Befund durch weitere Untersuchungen zu ergänzen. Im klinischen Betrieb wird ein *Wasserversuch* angeschlossen. Dadurch können auch geringe Störungen in der Ausscheidung, die verhältnismäßig frühzeitig auftreten, erkannt werden. Diese nicht von technischen Hilfsmitteln abhängigen Untersuchungen erfahren die wertvollste Ergänzung durch das Elektrokardiogramm. Einzelheiten dieser an kostspielige Apparate gebundenen Untersuchung können in diesem kurzen Rahmen nicht besprochen werden, es sei daher nur erwähnt, daß wir bei der Auswertung der Herzstromkurven den Angaben von SCHLOMKA und GAUBATZ folgen.

Diese nur kurzen Darlegungen zeigen, daß die spirometrischen Untersuchungen einen guten Einblick in den Atemmechanismus geben. Der quantitativen Erfassung der Lungenfunktion kommt besondere praktische Bedeutung da zu, wo die Frage der maximalen Lungenleistungsfähigkeit und des Grades ihrer Minderung zu beantworten ist.

In diesem engen Rahmen kann nicht die Bedeutung dieser Kenntnisse für andere Gebiete (z. B. Sport) erörtert werden; es kann nur kurz erwähnt werden, in welchen Fragen der Klinik besonderer Nutzen daraus erwächst. Es handelt sich vor allem um Entscheidungen 1. bei Begutachtungen und 2. bei einzuleitender Kollapstherapie.

Besonders bei strittigen, nicht eindeutigen Begutachtungen ist das Ergebnis der Lungenfunktionsprüfung eine wertvolle, zusätzliche Untersuchung bei Schätzung des Grades der Erwerbsminderung. Durch die Feststellungen können Zweifel zerstreut und für eine gerechte Beurteilung eine wesentlich erweiterte Basis geschaffen werden. Es handelt sich in solchen Fällen im wesentlichen darum: 1. die Volumengrößen und deren Abweichungen festzulegen und 2. den Atemgrenzwert und die Atemreserve zu bestimmen. Steht nicht ein mehr oder weniger ausgedehnter aktiver tuberkulöser Lungenprozeß zur Debatte, bei dem sich lediglich zur Beurteilung eine spirometrische Untersuchung erübrigt, dann haben wir es vor allem mit den Folgezuständen einer durchgemachten Tuberkulose oder mit anderen durch Alter, Beruf usw. bedingten Veränderungen zu tun, bei denen ein Emphysem das Krankheitsbild beherrscht. Dabei ist entsprechend der Verschiebung der Atemruhelage nach oben die Vitalkapazität verkleinert, die Resid.L. vermehrt und entsprechend der Größe des Emphysems die dem Gasaustausch dienende Lungenoberfläche vermindert. Infolgedessen ist die Durchlüftung der Lunge geringer. Wir sahen, daß der Körper diesen geminderten Gasaustausch durch Erhöhung der Ventilation kompensiert, d. h. durch Vergrößerung des Minutenvolumens. Dieses Ansteigen der Ventilation verringert die Atemreserve. Diese Verminderung wirkt sich noch schwerwiegender aus, weil durch Verringerung der Vitalkapazität der Atemgrenzwert schon wesentlich hinter dem Sollwert zurückbleibt. Diese beiden für die Lungenfunktion so wichtigen Werte: Minutenvolumen und Atemgrenzwert drücken wir als Verhältniszahl aus; sie wird in so gelagerten Fällen also wesentlich hinter dem Sollwert 1 : 10 zurückbleiben. SCHMIDT und GAUBATZ halten auf Grund ihrer Untersuchungen an Staublungenkranken das Verhältnis von 1 : 4,4 als äußerste Grenze, bei geringeren Werten verneinen sie die volle Leistungsfähigkeit für schwere körperliche

Arbeit. Man wird bei nicht derartigen Schwerarbeitern diesen Wert etwas unterschreiten können, ehe man spirometrisch Invalidität befürworten wird, allerdings unter der Voraussetzung, daß besonders in Zweifels- oder Grenzfällen auf ein peripheres O_2-Defizit gefahndet wurde, dessen Größe und Wirkung im Arbeitsversuch zu ermitteln ist. Neben solchen Befunden können Veränderungen von Herz oder Kreislauf eine Rentenerhöhung oder Invalidität notwendig erscheinen lassen. Es muß daher die Frage nach der Zusammenarbeit von Lunge und Kreislauf durch Bestimmung der apnoischen Pause ermittelt werden; außerdem sind Herzuntersuchungen (Elektrokardiogramm, auch nach Belastung, Puls- und Blutdruckkurve) durchzuführen. Ist durch diese verschiedenen Funktionsprüfungen das klinische Gesamtbild vervollständigt worden, so kann die Frage nach dem Grad der Erwerbsminderung um so sicherer und gerechter entschieden werden.

Für die Klinik kommt der Lungenfunktionsprüfung abgesehen von genauer Klärung mancher tuberkulöser Folgezustände (z. B. Emphysemtuberkulosen) besondere praktische Bedeutung bei der Kollapsbehandlung zu. Spirometrische Untersuchungen vor Einleitung und im Verlauf einer Pneumothoraxbehandlung, besonders bei doppelseitigem Pneumothorax, geben interessante und wertvolle Einblicke in die Wirkungsart, denen aber mehr theoretisches als praktisches Interesse zukommt; denn die Dosierung dieser Behandlungsmethoden hat man in der Hand. Man kann bei dyspnoischen Zuständen leicht wirksame Abhilfe schaffen. Anders ist es bei irreparablen Eingriffen. Vor einer dauernden Zwerchfellähmung ist eine Funktionsbestimmung schon wünschenswerter, allerdings ist die prozentuale Verminderung des Atemgrenzwertes beim Fehlen anderer wesentlicher Veränderungen (große Infiltrierungen, Emphysem, starrer Thorax, abdominale Atmung) nicht so erheblich, daß mit ernsteren Folgen zu rechnen wäre. Vor den größeren lungenchirurgischen Operationen (Thorakoplastik, Plombierung, Pneumolyse) ist die Funktionsdiagnostik um so wichtiger, je größer der Eingriff sein wird. Es kommt im wesentlichen wieder auf das Verhältnis der Funktionsgrößen Minutenvolumen und Atemgrenzwert an. Ist bei der Begutachtung die Arbeitsfähigkeit zu beurteilen und müssen damit größere Atemreserven gefordert werden, so lautet vor der Operation die Frage entsprechend dem Operationsziel, das primär auf die Heilung, erst sekundär auf die Arbeitsfähigkeit gerichtet ist, ob der Eingriff für den Gesamtorganismus tragbar ist und nach der Operation genügend funktionstüchtiges Lungengewebe verbleibt. Diese Frage ist um so dringlicher, je weiter die Operationsindikation gestellt wird und je mehr, wenn auch ausgeheilte krankhafte Veränderungen der anderen Seite in Kauf genommen werden. Als unterste Grenze der Leistungsfähigkeit nach einer Thorakoplastik muß verlangt werden, daß die Atemreserven nicht ganz aufgezehrt sein dürfen, das bedeutet, daß der Atemgrenzwert nicht gleich dem Minutenvolumen sein darf. Als äußerst zulässige Grenze gibt GAUBATZ auf Grund seiner großen Erfahrungen bei Thorakoplastiken das Verhältnis von Minutenvolumen : Atemgrenzwert mit 1 : 2 an. Bei einer jugendlichen asthmatischen Kranken fanden wir Werte von 1 : 1,3. Hier waren die Reserven so gering, daß das Leben bei der kleinsten Anstrengung eine Qual war.

Die geforderte Verhältniszahl für Minutenvolumen : Atemgrenzwert von 1 : 2 bezieht sich auf den nach einer Operation erreichten Zustand. Besonders groß wird der Wert der Spirometrie aber erst dadurch, daß man auf Grund der Feststellungen vor der Operation mit weitgehender Sicherheit die spätere Leistungsfähigkeit voraussagen kann. Nur einige kurze Andeutungen hierzu. Bei einer Totalplastik müßte theoretisch mit einer Minderung des Atemgrenzwertes um 50% gerechnet werden. Da das Minutenvolumen gleich bleiben muß, könnte leicht das zu

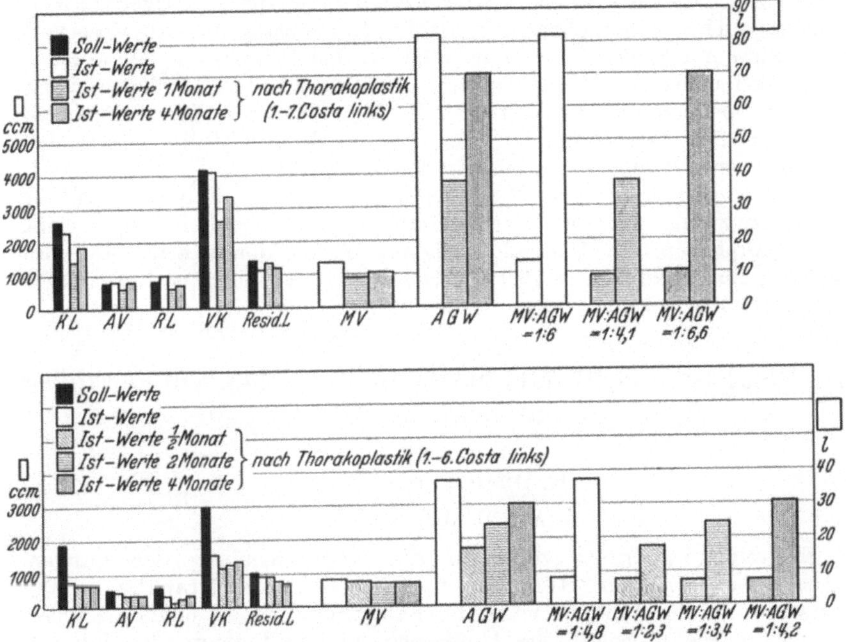

Abb. 14. Lungenvolumina und Funktionsgrößen vor und nach Thorakoplastiken. *KL* Komplementärluft; *AV* Atemvolumen; *RL* Reserveluft; *VK* Vitalkapazität; *Resid. L* Residualluft; *MV* Minutenvolumen; *AGW* Atemgrenzwert.

erwartende Verhältnis von Minutenvolumen : Atemgrenzwert errechnet werden. Eine solche Berechnung läßt aber das Mediastinum außer acht, das nicht selten nach der nicht operierten Seite verlagert wird und dadurch den Funktionsausfall erhöht. Außerdem besteht eine Minderung der Leistungsfähigkeit infolge des tuberkulösen Lungenprozesses. Der Grund dieses Ausfalles wäre vor einer Berechnung also näher zu analysieren. In der Tat wird bei der Auswertung der spirometrischen Ergebnisse so verfahren. Wir sahen, daß eine Pleuraschwarte vor allem die Komplementärluft einschränkt und damit die Vitalkapazität. (Die durch intrapulmonale Prozesse bedingte Minderung der Vitalkapazität bleibt hier unberücksichtigt.) Ist nun die prozentuale Verminderung der Komplementärluft erheblich (60—70%), so haben wir es mit einer so massiven Schwarte zu tun, daß diese Lungenhälfte gemäß den Untersuchungsergebnissen für die Atemfunktion praktisch ausfällt. Infolgedessen würde die Einengung einer solchen Brusthälfte keine wesentliche weitere Minderung des Atemgrenzwertes zur Folge haben, während umgekehrt bei nur leichter Verklebung der Pleurablätter entsprechend der geringen Einschränkung der Komplementärluft der Funktionsausfall vor der Operation verhältnismäßig klein, nachher aber um so größer sein würde. Schließlich geht aus den graphischen Darstellungen hervor, daß kurz nach der Operation der Funktionsausfall infolge der durch Schmerzen bedingten reflektorischen Ruhigstellung noch atmungsfähigen Lungengewebes vorübergehend größer ist. Daher ist mehrzeitiges Operieren bei ausgedehnten Eingriffen günstiger zur Vermeidung auch vorübergehender zu großer Aufzehrung der Atemreserven.

In diesem Rahmen ist es nur möglich, das Prinzip der Auswertung der Funktionsprüfungen anzudeuten. Auf Einzelheiten der Auswertung, der Nutzbarmachung der Werte für die Beurteilung der Leistungsfähigkeit und auf die Bedeutung der Werte für die Erkenntnis der Zusammenwirkung verschiedener Operationen konnte nicht eingegangen werden. Im ganzen gesehen kann der Wert der spirometrischen Funktionsprüfung kurz dahin zusammengefaßt werden, daß neben der genauen Analysierung der Atemphasen die Leistungsfähigkeit exakt quantitativ bestimmt werden kann. Dadurch erfährt die Diagnostik der Lungenerkrankungen eine wertvolle Bereicherung.

Die Diagnose und Differentialdiagnose der Lungentuberkulose des Erwachsenen.

Von

K. Diehl-Sommerfeld.

Mit 10 Abbildungen.

Notwendige Voraussetzung für die Herausschälung der Lungentuberkulose aus dem Heer der nichttuberkulösen Krankheiten der Lungen sind: Die Vorgeschichte der Krankheit, die allgemeine Körperinspektion, die physikalische Untersuchung der Lungen, der Lungenröntgenbefund und die Auswurfuntersuchung. Je nachdem, wie der Kranke dem Arzt gegenübertritt, sei es in der allgemein-ärztlichen Praxis, sei es im Rahmen einer Umgebungsuntersuchung in einer Tuberkulosefürsorgestelle oder sonst wie, wird das eine oder andere mehr im Vordergrund stehen, ein umfassendes und die jeweilige Eigenart des krankhaften Geschehens kennzeichnendes Bild wird aber nur unter Beachtung aller zu erhalten sein.

Zur Vorgeschichte. Es ist eine wesentliche, im letzten Jahrzehnt neugewonnene Erkenntnis, daß die Lungentuberkulose in der überwiegenden Mehrzahl der Fälle *akut*, oft unter den Erscheinungen einer „Grippe“ auftritt, ja daß sich bei bestimmten Formen der Lungentuberkulose das Bild des „grippösen Infektes“ als Ausdruck einer schubweisen aspirativen bronchogenen Ausbreitung der Tuberkulose in den Lungen öfters wiederholt. Es ist somit wesentlich, diese „grippösen Infekte“ oder auch „Erkältungen“ zu beachten, besonders wenn sich die Krankheitserscheinungen hartnäckig gestalten, Husten und Auswurf nicht schwinden wollen, das Gefühl starker Abgeschlagenheit und

Mattigkeit trotz Entfieberung nicht weicht. Ein solcher Krankheitsverlauf muß den Verdacht auf eine Tuberkulose der Lungen lenken. Nur so ist es möglich, die so oft ungünstig verlaufenden Tuberkulosen der Entwicklungsreihe des Frühinfiltrates frühzeitig aufzudecken.

Dieser Verdacht wird sich verdichten, wenn die ausführliche Aufnahme der Vorgeschichte des Kranken das Vorkommen von Tuberkuloseerkrankungen oder Tuberkulosetodesfällen in der Aszendens oder in den Seitenlinien der *Familie* ergibt. Es ist in solchen Fällen stets zu versuchen, sich ein Bild über die Möglichkeit und bejahendenfalls über das Ausmaß einer *intrafamiliären tuberkulösen Exposition* zu verschaffen. Zu beachten ist hierbei aber, daß nicht allein eine noch fließende Infektionsquelle von Bedeutung ist, sondern daß sich oft erst Jahre nach Versiegen der Exposition bei dem Exponiertgewesenen eine Tuberkulose entwickeln kann. Dieses gilt insbesondere für die Jugendlichen, die in ihrer frühen oder späteren Kindheit starker Exposition ausgesetzt gewesen waren und bei denen sich erst in den Jahren der Reife oder in den folgenden Adoleszentenjahren eine Tuberkulose ausbilden kann. Man darf also seinen Verdacht auf Bestehen einer Lungentuberkulose nicht fallen lassen, wenn die Vorgeschichte nur von einer Exposition vor Jahren zu berichten weiß. Gleiche Beachtung wie die intrafamiliäre Exposition verdient selbstverständlich die *extrafamiliäre.*

Bei Tuberkulösen treffen wir in der Vorgeschichte oft auf die Angabe von *Bluthusten* oder *Lungenbluten.* Wenn auch bei weitem nicht jeder solchen Angabe eine tuberkulöse Lungenerkrankung entspricht, so ist es doch selbstverständlich, dieser Angabe nachdrücklichst nachzugehen.

Von besonderer Bedeutung ist die anamnestische Erhebung einer *Rippenfellentzündung*, besonders, wenn sich durch eingehendes Befragen eine *feuchte* Pleuritis eruieren läßt. Es ist eine allgemein-ärztliche Erfahrung, daß eine feuchte Rippenfellentzündung ein Frühsymptom für eine, eventuell erst in einigen Jahren sich manifestierende Lungentuberkulose sein kann. Nach ALLARD, KÖSTER und anderen erkranken 30—50% der Erwachsenen, die eine seröse Pleuritis durchgemacht haben, im Laufe der nächsten 4 Jahre an Lungentuberkulose und werden in einem hohen Prozentsatz von ihr hinweggerafft. — Die Ausbildung mehr oder weniger dicker *Pleuraschwarten* vermag unter Umständen die Lungenveränderungen der physikalischen Lungenuntersuchung unzugänglich zu machen. Man darf sich so unter keinen Umständen bei Feststellung einer Pleuraschwarte auf dem Boden einer serösen Pleuritis, besonders wenn Auswurf besteht, mit der physikalischen Untersuchung allein begnügen, sondern muß unbedingt eine Röntgenfilmuntersuchung herbeiführen. Dieses Vorgehen ist deshalb so bedeutungsvoll, weil sich unter den Pleuraschwarten Kavernen befinden können, die nicht zu hören sind. Für die Umgebung des Kranken kann die Diagnose „Bronchiektasen nach Pleuraschwarte“ unter solchen Umständen einfach deletär werden. Eigentümlicherweise handelt es sich bei solchen Kranken oft um auffallend kräftige und wohl ernährte Personen, bei denen eine Tuberkulose schlechterdings nicht zu vermuten ist.

Diesen in der Vorgeschichte sich scharf hervorhebenden Krankheitserscheinungen steht eine große Zahl *allgemeiner*, für eine Tuberkulose nicht typische, aber bei Tuberkulose oft auch anzutreffender *Klagen* zur Seite: Gewichtsabnahme, Mattigkeit, Unlust, Nachtschweiße, Husten und Auswurf, Bruststechen, Ziehen in den Schultern, zwischen den Schulterblättern oder an den Brustseiten, Kurzatmigkeit, erhöhte Pulszahl, Fieber und anderes mehr. Sie verdienen Beachtung, können aber auch, wie gesagt, durch zahlreiche andere Krankheitszustände bedingt sein.

So wie die Festlegung intra- oder extrafamiliärer Expositionsverhältnisse diesen allgemeinen Klagen einen besonderen Akzent verleiht, so muß fast in gleichem Ausmaß die Feststellung einer besonderen Exposition gegenüber *anorganischem Staub* den Verdacht einer Tuberkulose aufsteigen lassen. Auch die Angabe eines bestehenden *Diabetes mellitus* bei dem zu Untersuchenden muß einen gesteigerten Argwohn erwecken. Nicht übersehen werden darf, daß *Schwangerschaft*, insbesondere aber *Geburt* und *Wochenbett* die Manifestierung einer Lungentuberkulose oder ihre Fortentwicklung unter Umständen begünstigen können. Nicht selten tritt die Tuberkulose erst während der *Stillzeit* klinisch hervor.

Zur Inspektion des Kranken. Man kann nicht eindringlich genug davor warnen, Verdachtsmomente für eine Lungentuberkulose von der äußeren Erscheinungsform des Kranken abhängig zu machen. Wir sehen zu oft beträchtliche Tuberkulosen bei Muskulösen, eventuell sogar bei korpulenten untersetzten Individuen, als daß die besondere Beachtung des asthenischen Typs empfohlen werden könnte. Andererseits ist es gut zu wissen, daß selbst Musterbeispiele des Habitus asthenicus nicht zwangsläufig an Tuberkulose erkranken müssen, auch dann nicht, wenn sie mit unzähligen Klagen immer und immer wieder den Arzt aufsuchen. Beachtenswert dagegen erscheint die eigentümliche Blässe, die auch in einer leichten Anämie der Schleimhäute ihren Ausdruck findet, die den in Entwicklung begriffenen infiltrativen Tuberkuloseformen eignet.

Zur physikalischen Untersuchung der Lungen. Soviel auch schon allein die äußere Betrachtung des Brustkorbes in gewissen Fällen auszusagen vermag (Asymmetrie, Nachschleppen einer Thoraxhälfte bei der Atmung, vorgewölbte oder eingesunkene Schlüsselbeingruben und anderes mehr) so ist doch der Auskultations- und Perkussionsbefund von besonderer Bedeutung. Während uns die Perkussion über eine eventuelle Verminderung des Luftgehaltes der Lungen Aufschluß gibt, oder durch den Nachweis fehlender oder ungenügender Verschieblichkeit der Lungengrenzen uns Pleuraverwachsungen verrät, orientiert die Auskultation über Veränderungen in der Durchlüftung der einzelnen Lungenabschnitte und über bestehende Katarrhe und Herdbildungen. Die einzelnen Geräusche, in ihrer Abhängigkeit von den verschiedenen pathologisch-anatomischen Substraten hier im einzelnen zu besprechen, fehlt der Raum. Es sei aber ausdrücklich auf die Bedeutung des *Kavernenquietschens* und *Kavernenknarrens* hingewiesen, Geräusche, die, wenn sie einmal gehört worden sind, leicht zu erkennen und für die Beurteilung der Tuberkulose entscheidend sind.

Es ist jedoch eine wesentliche Erkenntnis der Tuberkuloseforschung der letzten Jahre — und das hat uns die Röntgenologie gelehrt —, daß gerade die *Frühformen*, insbesondere das Frühinfiltrat, auf die es bei unseren Bemühungen um die Ausrottung der Tuberkulose gerade ankommt, sich häufig weder *durch die Perkussion, noch durch die Auskultation feststellen lassen.* Es darf also aus einem negativen klinischen Befund nicht mit Sicherheit auf das Nichtvorhandensein einer beginnenden Lungentuberkulose geschlossen werden. Wir können und dürfen auf die physikalische Untersuchung nicht verzichten, wir müssen aber ihre Grenzen erkennen.

Zur Röntgenuntersuchung der Lungen. Wenn wir in der Lage sind, tuberkulöse Veränderungen, die der physikalischen Untersuchung entgehen, mittels des Röntgenstrahles zu erfassen, so ergibt sich hieraus zwingend die *hohe Bedeutung der Lungenröntgenuntersuchung für die frühzeitige Diagnose* der Lungentuberkulose. Sie ist in vielen Fällen nicht eine ergänzende, sondern schlechthin die souveräne Methode überhaupt.

Wir verfügen über zwei Methoden der röntgenologischen Lungenuntersuchung. Die *Röntgendurchleuchtung* und die *Röntgenfilmaufnahme.*

Die *Röntgendurchleuchtung* erlaubt eine orientierende Durchprüfung der Lungen. Durch Drehen und Wenden des Kranken machen wir uns auch die bei einem dorsoventralen Strahlengang nicht erfaßbaren Lungenabschnitte zugänglich, was für weit hinten, in Hilushöhe oder vor oder hinter dem Herzen gelegene Veränderungen von Bedeutung sein kann. Die Durchleuchtung erlaubt ferner eine gute Orientierung in räumlicher Hinsicht. Auch Veränderungen im Bereich des Pleuraspaltes treten besonders sinnfällig zutage. Sie ist zweifellos in verschiedener Hinsicht der einfachen Röntgenfilmaufnahme überlegen.

Zur Aufdeckung und Analyse der *feineren* tuberkulösen *Veränderungen* im Bereich der Lungen kommt jedoch dem *Röntgenfilm* eine bevorzugte Bedeutung zu. Eine gegenseitige Abgrenzung beider Methoden hinsichtlich ihrer Leistungsfähigkeit in dieser Richtung ist nur schwer möglich. Viel hängt hier von dem individuellen Sehvermögen des Untersuchenden ab. Nichtkalkdichte Herde von Kleinfingernagelgröße und ausgeprägte streifige Indurationsfelder von 2—3 cm Länge werden aber wohl von jedem *gut adaptierten* und geübten Arzt erkannt werden können.

Der große Nachteil des Röntgenfilms ist die Projektion aller schattengebenden Gebilde auf eine Ebene. Mit Täuschungen bei der Deutung der Filmschatten muß immer gerechnet werden. Nicht verheimlicht werden soll die Tatsache, daß weit hinten gelegene kleinere oder von Knochenteilen überlagerte Herde bei der üblichen dorsoventralen Strahlenrichtung vom Röntgenstrahl „verschluckt“ werden und so auf einem Film nicht in Erscheinung treten können. Diese Mängel, die zweifellos der einfachen Röntgendiagnostik anhaften, vermögen aber den unschätzbaren Wert der Röntgenuntersuchung für die Tuberkulosebekämpfung nicht zu vermindern.

Auf die bei Lungentuberkulose anzutreffenden Röntgenschattenbilder und ihre Wertung in differentialdiagnostischer Hinsicht sei weiter unten näher eingegangen.

Zur Auswurfuntersuchung. Der Nachweis des Kochschen Bacillus im Auswurf eines Kranken klärt eindeutig die Spezifität der Lungenerkrankung. Von der Auswurfuntersuchung ist somit ergiebig Gebrauch zu machen. Es ist ratsam, auch bei Veränderungen, die eine für eine Tuberkulose nicht alltägliche Röntgenerscheinungsform aufweisen, sicherheitshalber eine Auswurfuntersuchung vorzunehmen, und sich nicht mit dem Röntgenerscheinungsbild, das vielleicht gegen Tuberkulose spricht, zu begnügen. Gelegentlich wird für den Kranken dadurch viel Zeit gewonnen. Bei Kranken mit angeblich fehlendem Auswurf ist es zweckmäßig, einen Rachen- oder Kehlkopfabstrich zu machen. Auf diese Weise kann bei fraglichen Herdbildungen ihre Spezifität und bei angeblich Geschlossenen ihre Ansteckungsfähigkeit frühzeitig erwiesen werden.

Im Rahmen dieses Kapitels muß ergänzend noch auf die Sicherung der Diagnose einer Lungentuberkulose beim Erwachsenen durch die MEINICKE-*Tuberkulosereaktion* und auf die *Tuberkulinhautempfindlichkeitsprüfung* hingewiesen werden. Die Spezifität der MEINICKE-*Reaktion* ist erwiesen. Sie setzt zu einem positiven Ausfall einen Antikörperüberschuß im Serum voraus, fällt demgemäß leider bei frischen Erkrankungen noch negativ aus. In differentialdiagnostischer Hinsicht kommt ihr aber unter Umständen eine recht erhebliche Bedeutung zu. Eine positive *Tuberkulinhautreaktion* sagt beim Erwachsenen wenig aus. Wichtiger ist der negative Ausfall der Reaktion. Er beweist bei genügend langer Dauer des Krankheitsgeschehens und bei im ganzen guten Allgemeinzustand des Kranken die Unspezifität der Veränderungen.

Ausdrücklich sei hier hervorgehoben, daß die *Blutkörperchensenkungsgeschwindigkeit* keine spezifische Reaktion auf Tuberkulose ist. Sie sagt also über das Vorliegen einer Tuberkulose nichts aus. Ihre Bedeutung bei der Tuberkulose liegt in der Möglichkeit, durch sie eine Aktivität des tuberkulösen Prozesses nachzuweisen. Aber auch hier gelten Einschränkungen. Ganz frühzeitig erfaßte Frühinfiltrate können noch mit einem normalen Senkungswert ausgezeichnet sein. Wir dürfen uns also hier in der Frage: „Verschicken oder nicht verschicken“ von der Senkungsreaktion nicht beraten lassen. Normaler Wert bei chronischen fibrösen Tuberkulosen schließt stärkere Aktivität so gut wie *stets aus*, bei frischen Infiltraten jedoch nicht.

Die röntgenologische Erscheinungsform der Lungentuberkulose, ihre Differentialdiagnose.

Die Erkennung pathologischer Veränderungen im Röntgenbild setzt eine genaue Kenntnis des normalen Bildes voraus. Am Röntgenbild sind zu unterscheiden: das vorwiegend von der Wirbelsäule und vom Herzen mit seinen großen Blutgefäßen gebildete Mittelfeld und die beiden nach oben konisch zulaufenden, von den Rippenschatten durchzogenen Lungenfelder. Die Lungenfelder unterteilen sich in die Spitzen-, Ober-, Mittel- und Unterfelder. Die Hiluszeichnung wird fast ausschließlich durch die pulmonalen Blutgefäße hervorgerufen.

Bei der Betrachtung eines Röntgenbildes, ganz gleich, ob es sich um ein Durchleuchtungs- oder um ein Filmbild handelt, ist es wesentlich, das Bild erst einmal als Ganzes auf sich einwirken zu lassen. Mit einem Blick werden so sofort gröbere Abweichungen von der Norm erfaßt.

Erst wenn ein Überblick gewonnen ist und dieser gröbere Veränderungen nicht hat erkennen lassen, soll man sich, um eventuelle feinere tuberkulöse Herde und zarte Indurationsfelder festzustellen, der Betrachtung des Röntgenbildes im einzelnen zuwenden. Hierbei ist zu beachten, daß vor allem die seitlichen Abschnitte der Lungenfelder Aufschlüsse über feinere Streuungen geben, daß wir aber punktförmige Schattenfleckchen oder streifige Gebilde mit desto größerer Reserve als Ausdruck tuberkulöser Veränderungen zu werten haben, je näher diese

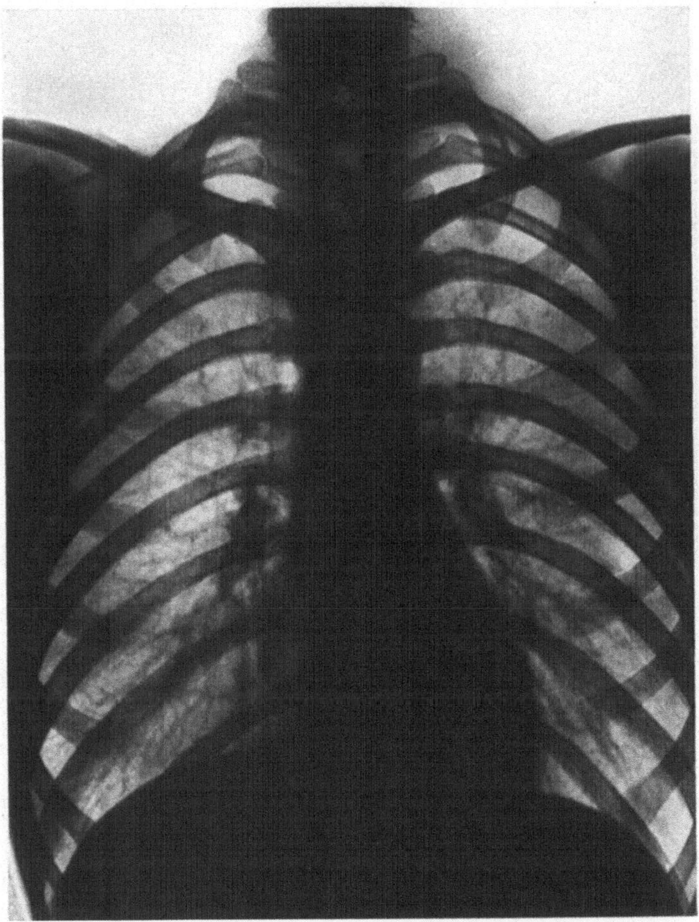

Abb. 15. 27 J. ♂. Lungenröntgenbild ohne gröbere krankhafte Veränderungen. Bei detaillierter Betrachtung Indurationsfeld rechts unterhalb des Schlüsselbeins (vgl. Abb. 18: dieser Filmausschnitt in Originalgröße).

Gebilde zum Hilus hin gelegen sind. Hier laufen wir Gefahr, Blutgefäßquerschnitte oder längsgetroffene Gefäßspaltungen als pathologische Gebilde anzusehen. Auch im peripheren Abschnitt der Lungenfelder können Gefäßpunkte scharf in Erscheinung treten, besonders dann, wenn zur Anfertigung des Filmes eine weiche Röntgenstrahlung zur Anwendung gelangte. Es ist also wesentlich, jeden Film auf seine Härte abzuschätzen. Bei weicher Röntgenstrahlung ist eine Abgrenzung der Wirbelsäulenkontur im Mittelfeld nicht möglich, das Herz und die übrigen Organe des Mittelfeldes schatten sie völlig ab. Je härter die Röntgenstrahlung ist, desto mehr treten die Weichteilschatten zurück, bei ganz harten Strahlen können das Herz und die übrigen Weichteile weggeleuchtet werden, die Wirbelsäule tritt allein hervor. Das Optimum für einen Lungenröntgenfilm liegt in der Mitte. In den oberen Teilen

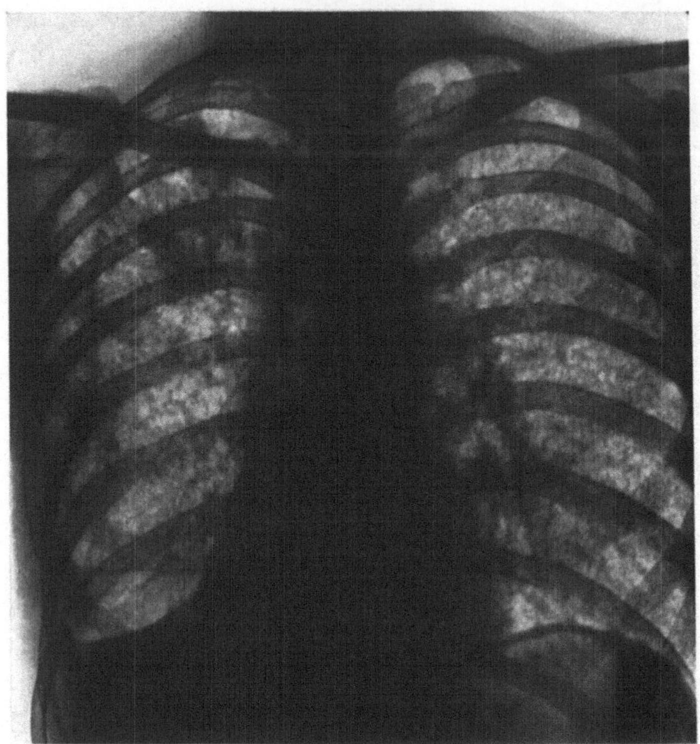

Abb. 16. 29 J. ♂. Miliartuberkulose mit Pleuritis-adhaesiva rechts und Herdkonfluenz im rechten Oberfeld (Caverne?).

des Mittelfeldes sollen die einzelnen Wirbel eben erkennbar sein, nach abwärts soll die Wirbelsäule aus dem Herzschatten nicht hervortreten (s. Abb. 15).

Das *Erscheinungsbild der tuberkulösen Herde im Röntgenbild* ist ungemein mannigfach. Wir können zerstreute, mehr oder weniger dicht stehende, fein bis gröber fleckige Aussaaten von infiltrativen flächigen Verschattungsbezirken unterscheiden. Nicht selten kommen beide Formen gleichzeitig vor. Die infiltrativen Veränderungen können umschriebener Natur sein, sie können aber auch ganze Lungenlappen, ja ganze Lungenhälften füllen. Von wesentlicher Bedeutung ist die Beachtung von Aufhellungszonen in flächigen Verschattungsbezirken und ihre Abgrenzung, sowie isoliert stehender ringförmiger Gebilde als Ausdruck aufgetretener Gewebseinschmelzungen.

Als Prototyp der *disseminierten* fein bis gröber fleckigen Aussaat hat die Miliartuberkulose der Lungen zu gelten. Die einzelnen Herde sind voneinander abgrenzbar, die beiden Lungenfelder sind von ihnen übersät (Abb. 16).

In *differentialdiagnostischer Hinsicht* ist hier vor allem die *Silicose* im Stadium des „Schneegestöbers" zu beachten. Auch *Karzinose*, in seltenen Fällen auch *Lues*, ferner verschiedene *Pilzerkrankungen* können ähnliche Bilder bedingen. Wir konnten bei einer 65 Jahre alten Frau infolge einer *Atheromatose der A. pulmonalis* eine einer miliaren Aussaat recht ähnliche Marmorierung beobachten.

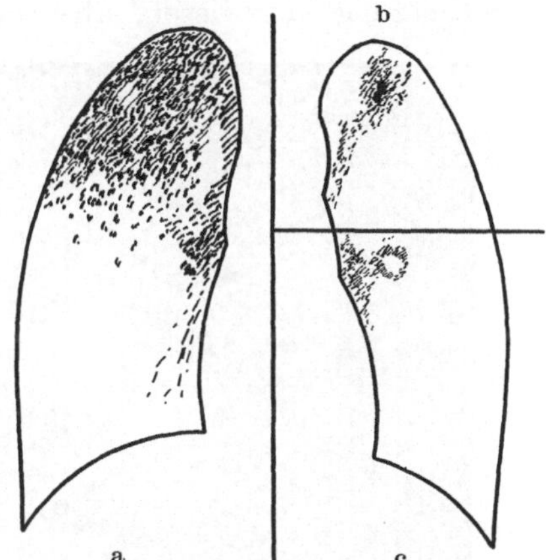

Abb. 17. a 18 Jahre, ♂. Produktive Tuberkulose des rechten Oberlappens, ausgehend aus einem erweichten Frühinfiltrat rechts unterhalb des Schlüsselbeins. b 26 Jahre, ♀. Verkalkter Spitzenherd im linken Obergeschoß mit Exacerbation. c 42 Jahre, ♂. Kaverne im linken Unterlappen, in die Hiluszeichnung hineinprojiziert.

Die miliaren Aussaaten können in seltenen Fällen nur einseitig erfolgen. Auch isolierte miliare Aussaaten in die Spitzen kommen röntgenologisch zur Beobachtung.

Produktiv abgewandelte infiltrative Prozesse können gleichfalls eine mehr oder weniger intensive Marmorierung einzelner Lungenfelder bedingen. Auch nach Lungenblutungen kommen gelegentlich wie miliare Ausschüttungen imponierende Herdaussaaten vor. Das Bild der *produktiven Tuberkulose* ist durch die mehr oder weniger voneinander getrennt stehenden umschriebenen Herde röntgenologisch gekennzeichnet (Abb. 17a). Oft kann man eine Miliartuberkulose auch als eine produktive disseminierte Tuberkulose beider Lungen bezeichnen.

Besonderer Erwähnung bedürfen die kalkdichten zerstreuten Herde in Spitzen- und Oberfeldern. Sie können die Folge grobherdiger abgeheilter Miliaren sein, sie können aber auch auf dem Boden anderweitiger tuberkulöser Veränderungen entstanden sein. Auch isolierte kalkdichte Flecken in einer oder in beiden Spitzen gelangen zur Beobachtung. Auf dem Weg der Herdexacerbation können sich von ihnen aus frische fortschreitende Tuberkulosen entwickeln (s. Abb. 17 b). Für diese kalkdichten Herde kommt eine anderweitige Ätiologie als die Tuberkulose kaum in Betracht.

Der mehr oder weniger dichtstehenden Aussaat stehen die *vereinzelten zerstreuten Herdchen nach zurückgebildeter Frühstreuung* im Kindesalter gegenüber. Diese vereinzelten Herdchen zu erkennen, bedarf es großer Erfahrung. Die Verwechslungsmöglichkeit mit Gefäßpunkten ist sehr groß. Eine genaue Beachtung der Härte des Filmes ist hier dringend geboten. Erst wenn ausgesagt werden kann, daß der Film nicht ausgesprochen weich ist, wenn insbesondere Stauungen im kleinen Kreislauf ausgeschlossen sind (Herzfigur), können solche Gebilde als wahrscheinlich ältere tuberkulöse Herde angesprochen werden. Ihre Bedeutung ist nicht gering, da sie, wie BRAEUNING und REDEKER nachgewiesen haben, den Ausgang für vor allem im Pubertäts- bzw. Adoleszentenalter auftretende Nachschubinfiltrate sein können.

Gleiche Reserve ist gegenüber den mehr oder weniger zarten *Indurationsfeldern,* für die eine Verwechslung mit längsgetroffenen Gefäßbündeln leicht gegeben ist, angebracht. Es sind Narbenzüge, über deren Ursprung der Röntgenfilm nichts Sicheres aussagt. Wir sind hier auf längere Beobachtung angewiesen, aber auch dann kommen wir gelegentlich

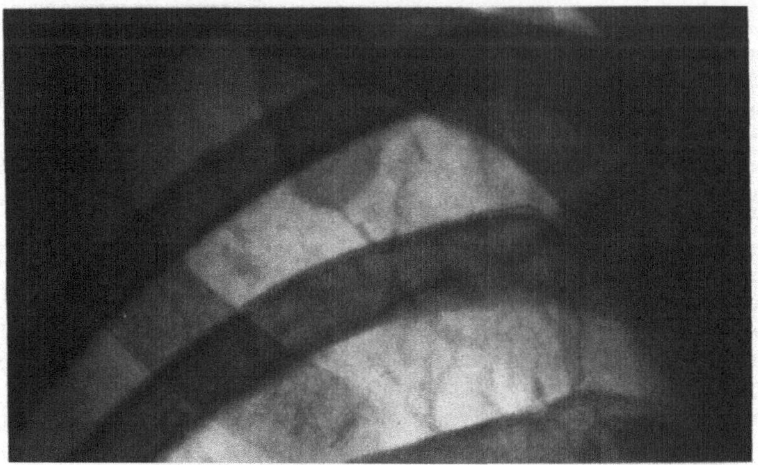

Abb. 18. 27 Jahre, ♂. Indurationsfeld rechts unterhalb des Schlüsselbeins (siehe Abb. 16, derselbe Film) aus dem sich später eine offene Tuberkulose entwickelte.

über Vermutungen nicht hinaus. Bei infraclaviculärer oder perihilärer Lage ist eine tuberkulöse Ätiologie in Erwägung zu ziehen (s. Abb. 18).

Das Prototyp des *bronchopneumonischen* flächigen *tuberkulösen Herdes* ist das Frühinfiltrat. Für das frische ausgebildete Frühinfiltrat ist die enge Beziehung zum Hilus kennzeichnend (s. Abb. 19b). Die Frühinfiltrate können weiche daumennagelgroße Herdbildungen sein, sie können aber auch größere Bezirke einnehmen, ja fast ganze Lappen füllen, wodurch rechterseits im Oberlappen der bekannte horizontale, bogenförmige, scharfe Schattenrand zustande kommt (s. Abb. 19a).

Das Frühinfiltrat bevorzugt den infraclaviculären Lungenabschnitt, es wird aber auch in allen übrigen Lungenteilen gefunden.

Differentialdiagnostisch ist bei ihm vor allem die unspezifische Bronchopneumonie zu beachten. Ist die Herdbildung im *infraclaviculären Lungenabschnitt* gelegen, so ist in Zweifelsfällen eine Tuberkulose als Ursache anzunehmen. Hiermit soll nicht gesagt werden, daß unspezifische Bronchopneumonien hier nicht vorkommen, doch ist dieses ein ungemein seltenes Ereignis. Auffällig schnelle Zurückbildung der Verschattung — etwa in 1—2 Wochen — stets negativer Auswurf, auch im Rachen- und Kehlkopfabstrich, wird uns erst allmählich von der unspezifischen Natur der Veränderungen überzeugen.

Liegt das Frühinfiltrat in *Hilushöhe* (Abb. 20a) — oft kann es scheinen, als wenn es sich um eine vom Hilus ausgehende perihiläre Entzündung handele — die Seitendurchleuchtung oder eine seitliche Filmaufnahme wird aber einen hinter dem Hilus im Unterlappen gelegenen Herd aufdecken —, so sind im Rahmen differentialdiagnostischer Erwägungen noch die ungelöste *croupöse Pneumonie*, die *Lues* und das *Bronchialcarcinom* zu berücksichtigen. Hinsichtlich der *chronischen Pneumonie* können differentialdiagnostisch insofern noch besondere Schwierigkeiten auftreten, als im Auswurf solcher Kranker hin und wieder säurefeste Stäbchen gefunden werden können, die aber keine Kochschen Bacillen sind. Wir sahen vereinzelt Kranke, bei denen eine endgültige Diagnose größte Schwierigkeiten bereitete. Bei der *Lues* ist eine eindeutige Diagnose nur ex iuvantibus möglich. Positive Serumreaktionen auf Lues sagen an sich nicht viel aus, da ja auch Tuberkulöse syphilitisch sein können. Die Diagnose des *Bronchialcarcinoms* legt das Alter des Kranken nahe. Sie kann durch eine Jodipinfüllung des Bronchialbaumes oft schnell geklärt werden. Der Nachweis einer hiluswärts gelegenen Einschnürung des Bronchiallumens sichert schon weitgehend die Diagnose „Carcinom". Ganz eindeutig wird sie aber, wenn auf dem Wege der Bronchoskopie eine tumoröse Schleimhautveränderung nachweisbar ist und die Probeexzision histologisch die Diagnose „Carcinom" ergibt.

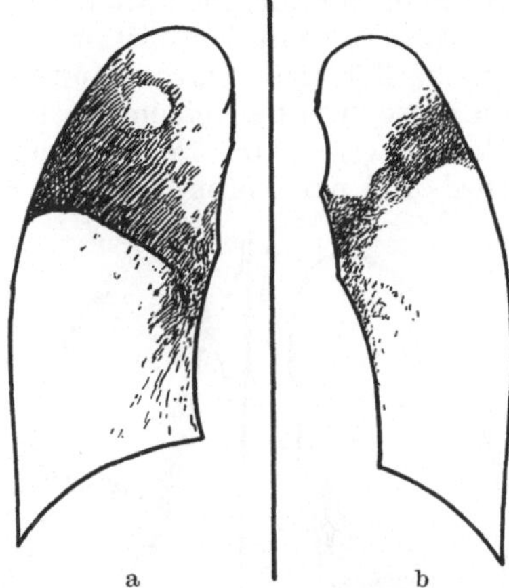

Abb. 19. a 22 Jahre, ♀. Frühinfiltrat im rechten Oberlappen mit Ausdehnung bis zum Lappenrand. Atelektase? b 23 Jahre, ♀. Frühinfiltrat im linken Oberlappen mit beginnender Einschmelzung und ausgesprochener Hilusbeteiligung.

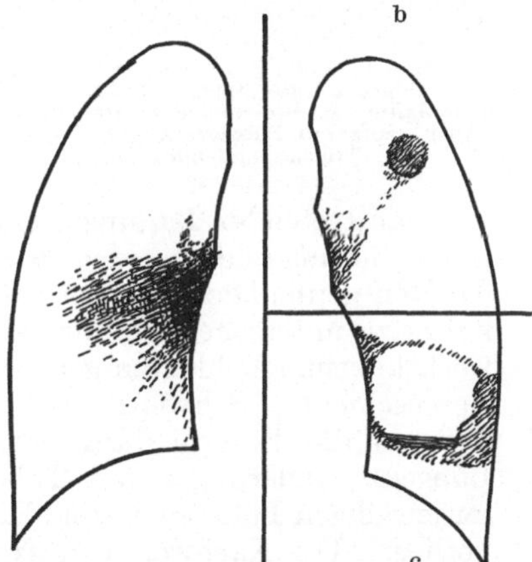

Abb. 20. a 28 Jahre, ♀. Frühinfiltrat im rechten Mittelfeld. Tuberkelbacillen +. b 37 Jahre, ♀. Rundherd im linken Oberlappen. c 45 Jahre, ♀. Großes eingeschmolzenes Frühinfiltrat im linken Unterlappen; Flüssigkeitsspiegel.

Bronchopneumonische Schattenbildungen im *Unterfeld* können durch frische tuberkulöse Veränderungen bedingt sein (Abb. 21a). Man hat aber neben *bronchopneumonischen* und lappenfüllenden pneumonischen *unspezifischen Prozessen* auch andere Entzündungsvorgänge in Erwägung zu ziehen. Bei älteren Personen ist hier wieder vor allem an das *Bronchialcarcinom* mit einem mehr oder weniger engen Bronchialverschluß und einer hierdurch bedingten Atelektase des Lungengewebes zu denken. Die Jodipinfüllung der Bronchien klärt auch hier schnell die Lage

(Abb. 22 und 23). Aber auch *Aktinomykose, chronische Pneumonien* können sehr ähnliche Bilder hervorrufen.

Sehr schwierig können sich die Verhältnisse in differentialdiagnostischer Hinsicht für uns gestalten, wenn sich *im Mittelfeld, abseits vom Hilusabschnitt*, also in den mittleren peripheren Abschnitten der Lungenfelder, weiche flächige Verschattungen nachweisen lassen. Die Differentialdiagnose zwischen einem *pneumonischen tuberkulösen Prozeß*, wie er bei Diabetikern (Abb. 24b), gelegentlich auch bei Greisen angetroffen wird und einer croupösen *Pneumonie* kann sehr schwer sein, besonders dann, wenn der nichttuberkulöse pneumonische Prozeß wenig Neigung zur Resorption erkennen läßt. Das Auftreten zentraler Erweichungen sagt an sich wenig aus, da es sich um eine *abszedierende Pneumonie*, in besonderen Fällen um eine beginnende *Lungengangrän* handeln kann. Ausführliche Erhebung der Vorgeschichte, Untersuchung des Auswurfs auf *alle* seine Bestandteile und auf Tuberkelbacillen sind hier die differentialdiagnostisch entscheidenden Wege. Bei einer 34-jährigen Frau sahen wir ein *Lungensarkom*, das ein einer käsigen Pneumonie im rechten Mittelfeld sehr ähnliches Bild hervorrief.

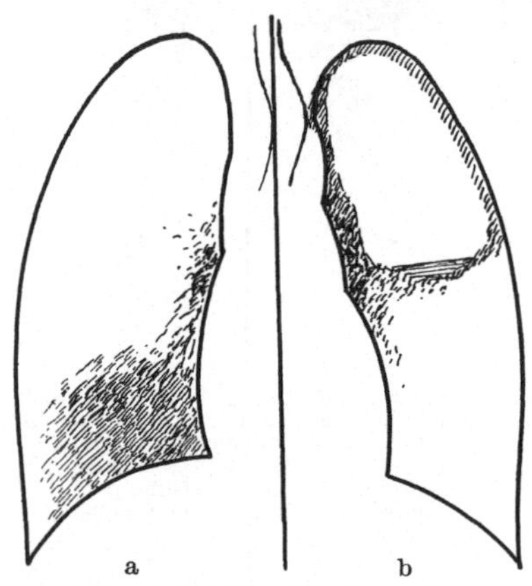

Abb. 21. a 18 Jahre, ♀. Frischer exsudativer tuberkulöser Unterlappenprozeß rechts. b 45 Jahre, ♂. Riesenkaverne im linken Oberlappen mit Flüssigkeitsspiegel und Tracheaverziehung.

Im Rahmen dieser Erörterung sei auf die *Koniose* der Lungen III. Grades kurz eingegangen. Die in diesem Stadium auftretenden Ballungen sind oft eigentümlich symmetrisch, schmetterlingsförmig in den beiden Mittel- bzw. Unterfeldern gelegen. An sich ist das Röntgenbild der Koniose in diesem Stadium meist gut von einer Tuberkulose zu unterscheiden, nur in den Anfangsstadien der Ballung sind Verwechslungsmöglichkeiten gegeben. Entscheidend für die Diagnose ist die Vorgeschichte. Schwierig, hin und wieder überhaupt nicht möglich ist dagegen die Entscheidung der Frage, ob pneumokoniotische schwere Lungenveränderungen mit Tuberkulose vergesellschaftet sind, d. h. ob im jeweiligen Falle eine reine Koniose oder eine Staublungentuberkulose vorliegt. Der Nachweis von Tuberkelbacillen im Auswurf ist hier maßgebend. — Vorgeschrittene *Lymphogranulomatosen der Lungen* können Anklänge an die eben besprochenen Bilder geben.

Lappenfüllende Prozesse kommen, wie weiter oben schon ausgeführt wurde, bei Tuberkulose auch vor. Die an sich heute seltenen käsigen Pneumonien seien hier angeführt. Aber auch chronisch indurierende Phthisen können zu einer dichten Verschattung einer ganzen Lungenhälfte führen, besonders dann, wenn zu den tuberkulösen Lungenveränderungen noch eine Pleuraschwarte hinzutritt und die Mediastinalorgane infolge Schrumpfungszug in die kranke Lungenseite hineingezogen werden. Wir können auch solche Verziehungen der Mediastinalorgane in die kranke Seite mit gleichzeitiger Totalverschattung sehen, wenn infolge einer *Lungenblutung* eine *Atelektase der Lunge* erfolgt. In wenigen Tagen tritt dann nach Schwinden des Bronchusverschlusses und erneuter Belüftung der Lunge der womöglich nicht sehr ausgedehnte spezifische Prozeß hervor. Gleich schwere, aber dann manifeste Veränderungen kann das *Carcinom* eines Hauptbronchus bedingen. Auch hier liegt eine Atelektase vor. Von chronischen schrumpfenden, eine Lungenseite

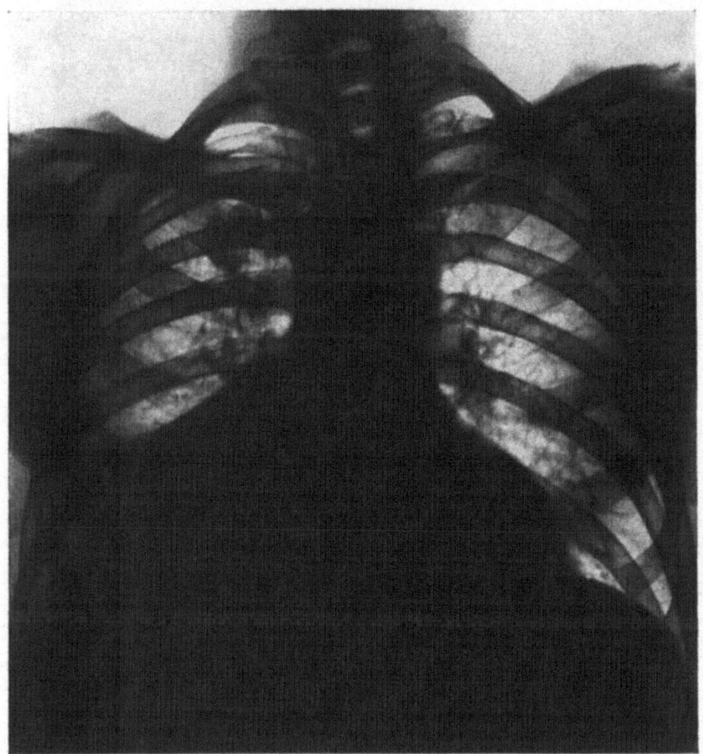

Abb. 22. 47 Jahre ♂. Bronchuscarcinom mit Atelektase (siehe Abb. 23).

füllenden Tuberkulosen kann die Abgrenzung einer *chronischen Pneumonie* sehr schwer sein. Die Differentialdiagnose kann unter Umständen mit Sicherheit in vivo unmöglich sein.

Eine besondere Erscheinungsform der Tuberkulose sind die *Rundherde* (Abb. 20b). Sie kommen meist einzeln, gelegentlich aber auch in der Mehrzahl vor. Sie sind vorwiegend im Oberfeld gelegen. Ihre Neigung zum Fortschreiten ist gering. Es können Jahre vergehen, ohne daß sich das Erscheinungsbild des Rundherdes röntgenologisch ändert. Ihre Verwechslung mit *Carcinommetastasen* liegt nahe. Nach unserer Erfahrung sind die Metastasen weichschattiger. Sie zeigen eine deutliche Wachstumsneigung. Meist werden sie in der Mehrzahl angetroffen. So wie die Metastasen erweichen können, erweichen gelegentlich auch die tuberkulösen Rundherde. Auch außerhalb des Brustkorbs gelegene Gebilde, z. B. Mammacysten u. a., können Rundherde vortäuschen.

Eine bei der Lungentuberkulose sehr oft auftretende Erscheinung ist die Gewebseinschmelzung, die Ausbildung von *Kavernen*. Jede Kaverne

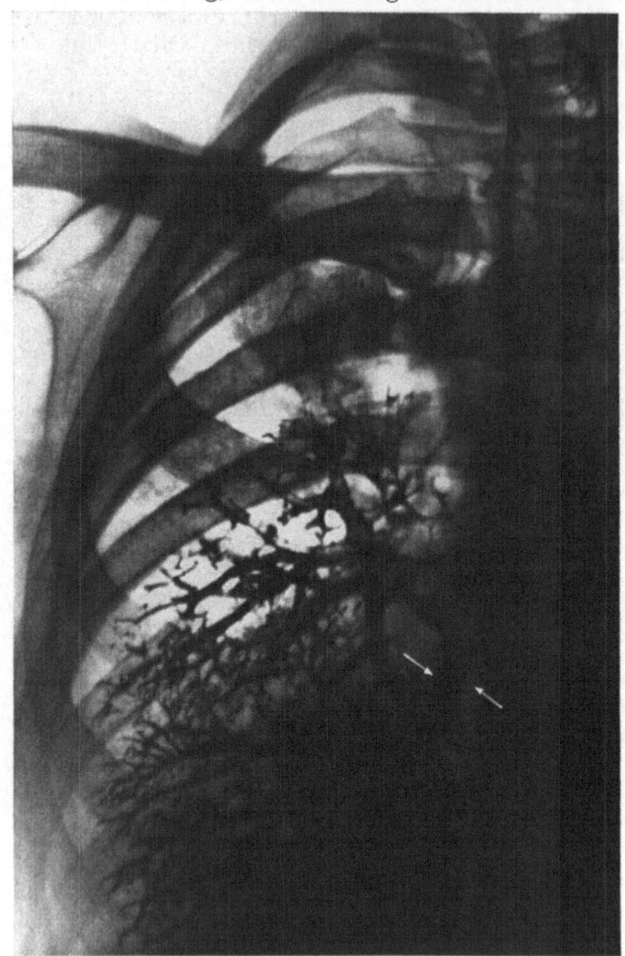

Abb. 23. 47 Jahre, ♂. Aufnahme vom gleichen Kranken wie Abb. 22 nach Jodipinfüllung: in Höhe der Pfeile carcinomatöse Einschnürung des Bronchiallumens.

ist durch eine Aufhellungszone im Röntgenbild gekennzeichnet. Wird die Kaverne von einem deutlichen wallartigen Ringschatten begrenzt, so ist sie leicht zu erkennen. Es gibt aber auch Kavernen, die sich aus dem Rahmen der zahlreichen fibrösen Züge und Herdbildungen nur wenig hervorheben. Der Kavernenrand kann röntgenologisch sehr fein gegliedert sein. Die Beachtung horizontaler *Flüssigkeitsspiegel* kann hier weiterführen. Vorbedingung für die Ausbildung eines Flüssigkeitsspiegels ist eine ungenügende Drainage des Kaverneninhaltes durch den abführenden Bronchus. Weitaus die Mehrzahl aller Oberlappenkavernen verfügt über eine gute, oft vollständige Auswurfentleerung. Flüssigkeitsspiegel werden so vorwiegend bei Kavernen im Mittel- und Unterfeld beobachtet (s. Abb. 24a und 20c). Bei dem Fahnden auf Flüssigkeitsspiegel ist zu beachten, daß nicht etwa die oberen oder unteren Rippenbegrenzungen für Spiegel gehalten werden. Auch bei der Abgrenzung von Kavernen ist die Täuschungsmöglichkeit durch die Rippenbegrenzungslinien zu beachten. Besonders die Überschneidungszonen der Rippenschatten sind für die Kavernendiagnose öfters hinderlich. In Zweifelsfällen muß durch eine ergänzende Röntgendurchleuchtung eine Klärung versucht werden. Bei der Durchleuchtung können die fraglichen Gebilde aus dem Bereich der störenden Rippenschattenbezirke herausgedreht werden. Manchmal genügt schon die Rippenhebung durch eine tiefe Inspiration.

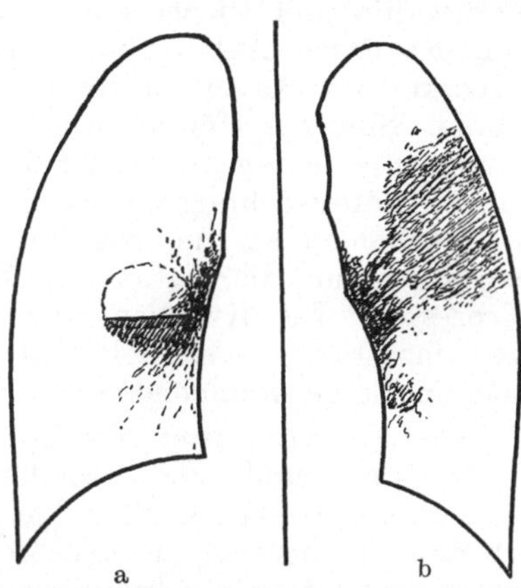

Abb. 24. a 45 Jahre, ♂. Isolierte Kaverne im rechten Mittelfeld mit Flüssigkeitsspiegel. b 50 Jahre, ♂. Exsudative Tuberkulose im linken Mittel- und Oberfeld; Diabetes mellitus.

Besondere Schwierigkeiten kann die Abgrenzung *im Hilusbereich gelegener Ringschatten* bereiten. Eine gewisse Zurückhaltung ist hier stets am Platze. Unter Umständen kann die Kavernendiagnose ohne Schwierigkeiten sein (s. Abb. 24a). Manchmal liegt aber der Ringschatten so ungünstig, daß er kaum aus der Hiluszeichnung herausschälbar ist (Abb. 17c). In Zweifelsfällen führt eine ergänzende Röntgendurchleuchtung zum Ziel. Durch Drehen und Wenden des Kranken gelingt es, den fraglichen Ringschatten vom Hilus zu lösen. Man wird hierbei stets feststellen, daß diese „Hiluskavernen" eigentlich keine Hiluskavernen sind, sondern daß sie beträchtlich hinter oder vor dem Hilus gelegen sind.

Die *Größe der Kavernen* ist sehr verschieden. Sie schwankt röntgenologisch zwischen Kleinfingernagel- bis Lappengröße. *Lappenfüllende Kavernen* werden auffallenderweise oft verkannt (Abb. 21b). Wir erlebten, daß das, durch einen Flüssigkeitsspiegel innerhalb der Kaverne bedingte querverlaufende Band, das vom Hilus bis zur seitlichen Brustwand sich erstreckte, über lange Zeit für eine Interlobärschwarte gehalten wurde. Das Fehlen fast jeglicher Lungenzeichnung im Bereich des ganzen Spitzen- und Oberfeldes, die Verkennung des bei Lagewechsel leicht beweglichen Flüssigkeitsspiegels als solchen hat hier nicht den Verdacht auf eine Riesenkaverne aufkommen lassen, zweifellos ein grober Fehler. — Schwierig kann die Differentialdiagnose zwischen einer Riesenkaverne und einem *abgesackten spontanen Pneumothorax* sein. Besteht ein Flüssigkeitsspiegel, so kann es sich einerseits um Kaverneninhalt, andererseits aber auch um ein kleines Pneumothoraxexsudat handeln. Die Auskultation kann hier versagen, da große Kavernen stumm sein können. Gelingt es durch Lagerung des Kranken auf die gesunde Seite in kurzer Zeit den Flüssigkeitsspiegel durch Exspektoration zum Verschwinden zu bringen, so ist die bronchogene Dränage der Höhle erwiesen. Einspritzen von Methylenblau in die Höhle, ein etwas riskantes Verfahren, vermag — führt die Lagerung nicht weiter — diese Frage mit Sicherheit zu klären. Wird nämlich das Methylenblau vom Kranken ausgehustet, so liegt eine Bronchusdränage sicher vor. Die Kavernennatur der Höhle bleibt aber auch dann noch ungewiß, da es sich um einen abgesackten Pneumothorax mit innerer Fistel handeln kann. — *Lungencysten*, hin und wieder enormen Ausmaßes, können zur Verwechslung mit Kavernen Anlaß geben. Daß *Lungenabscesse* und *Gangränhöhlen* tuberkulösen Kavernen röntgenologisch ähneln können, liegt auf der Hand. Sind die Höhlen größer und werden keine Tuberkelbacillen im Auswurf gefunden, so spricht dieses gegen Tuberkulose. Bei sorgfältiger Auswurfuntersuchung werden Tuberkelbacillen bei größeren tuberkulösen Zerfallshöhlen so gut wie immer gefunden. Ausnahmen bilden hier eigentlich nur die stationären Kavernen bei indurativen tuberkulösen Prozessen. Die Kranken sind aber dann in einem vorzüglichen Allgemeinzustand, es handelt sich also nicht um Individuen, die, wie die hier in Frage kommenden, klinisch krank sind.

Die *Bronchiektasien*, die in allen Lungenlappen, bevorzugt aber im Unterlappen und hier besonders linkseitig vorkommen, werden oft für Tuberkulose gehalten. Öftere kleinere oder größere Lungenblutungen, stets Husten, oft Auswurf, in seiner Menge oft wechselnd, gelegentliches Fieber, oft magere kränkelnde Individuen legen den Gedanken an eine Tuberkulose nahe. Auskultatorisch ist meist ein ausgesprochener Befund zu erheben: Feuchtes, zum Teil klingendes, mittel- bis grobblasiges Rasseln, untermischt eventuell mit Giemen, Brummen und Schnurren weisen auf schwere Veränderungen hin. Röntgenologisch ist dann aber überraschenderweise wenig feststellbar: Mehr oder weniger ausgeprägte strängige Zeichnung, vielleicht mit angedeuteter Wabenstruktur, da die mit Flüssigkeitsspiegel ausgestatteten bronchiektatischen Höhlen nur verhältnismäßig selten zur Beobachtung gelangen. Diese frappierende Diskrepanz zwischen klinischem und röntgenologischem Befund sollte stets den Verdacht auf Bronchiektasen nahelegen. Da das Röntgenbild, wie ausgeführt, meist versagt, ist zu versuchen, sich den Bronchialbaum zur Darstellung zu bringen, was durch eine Jodipinfüllung verhältnismäßig leicht gelingt. Bei Übung und Erfahrung kann sie ambulant durchgeführt werden. Röntgenschichtaufnahmen führen in solchen Fällen oft auch weiter.

Mit diesen Ausführungen ist ein Abriß über das Wesentlichste gegeben. Die Erscheinungsform der Lungentuberkulose erwies sich als sehr vielgestaltig, sie ist jedoch noch beträchtlich vielgestaltiger als hier darstellbar war. Die Grundprinzipien glauben wir herausgestellt zu haben. Je umfassender und sorgfältiger das Krankheitsbild im jeweiligen Falle aufgebaut wird, desto sicherer wird den Klippen der Differentialdiagnose begegnet werden können.

Klinik der Kindertuberkulose.

Von
H. Ulrici-Sommerfeld.

Mit 10 Abbildungen.

Bei der Betrachtung der endothorakalen Tuberkulose des Kindes, und nur mit dieser wollen wir uns hier beschäftigen, unterscheiden wir zweckmäßig 3 Gruppen:

1. das durch die Infektion entstehende Krankheitsbild und die im unmittelbaren Anschluß einsetzende Entwicklung: Primärinfiltrierung, primäre Tuberkulose, hämatogene Frühstreuung, Abheilung;
2. das Übergangsstadium: proliferierender Primärkomplex, Bronchial- und Paratrachealdrüsentuberkulose, Sekundärinfiltrierung, Abheilung;
3. die postprimäre Lungentuberkulose: hämatogene Formen, Exacerbationstuberkulose, tertiäre Phthise.

Das klinische Bild der tuberkulösen Infektion des Kindes ist erst durch und nach Redekers Arbeiten über die Infiltrierungen bekanntgeworden. Der Primäraffekt, die lymphoglanduläre Durchseuchungsbahn und die Lymphdrüsenkomponente des Primärkomplexes (s. Kap. 1) sind im akuten Stadium von einer oft sehr großen Zone perifokaler Entzündung umgeben, die röntgenologisch als großer diffuser und dichter, dem Hilus breit aufsitzender Schatten imponiert, dabei physikalisch nur einen sehr geringfügigen oder auch gar keinen Befund, klinisch außer einem hier und da beobachteten flüchtigen Initialfieber kaum irgendwelche beim Kleinkind zu beobachtenden Symptome hervorruft und deshalb klinisch-physikalisch kaum jemals erkannt wird. Redeker hat die Primärinfiltrierung im Unterschied zur Sekundärinfiltrierung durch das den Komplex betonende Bild der Bipolarität (Abb. 25, Primäraffekt + Drüsenkomponente) gekennzeichnet, das aber leider zu selten deutlich wird, um praktisch brauchbar zu sein. Prägnanter wird das klinische Bild, wenn sich der primären Infiltrierung, was gar nicht so selten ist, eine exsudative Pleuritis zugesellt; gerade dann aber wird die Diagnose der tuberkulösen Natur besonders gern verfehlt. Denn natürlich kann die örtlich beschränkte Bronchopneumonie das Bild der tuberkulösen Infiltrierung vortäuschen, zumal auch bei ihr das Symptomenbild arm und uncharakteristisch sein kann; auch sie kann von einer exsudativen Pleuritis begleitet sein. Abgesehen von der schnellen Rückbildung des bronchopneumonischen Herdes gegenüber der Hartnäckigkeit der tuberkulösen Infiltrierung wird sich die Diagnose, wie bei allen tuberkulösen Erkrankungen im Kindesalter, stets auf den positiven Ausfall der Tuberkulinprobe stützen müssen (Technik s. Kapitel diagnostische Technik). Im Säuglingsalter bedeutet die positive Tuberkulinprobe immer aktive Tuberkulose, denn der Infekt kann ja noch nicht abgeheilt sein und so wird die hartnäckige Infiltrierung beim tuberkulin-positiven Säugling ohne Irrtum als tuberkulös anzusprechen sein. Das gleiche gilt für das erst neuerdings tuberkulin-positiv gewordene Kleinkind, außerdem aber auch dann mit großer Sicherheit, wenn das Kind erst seit kurzem der

Tuberkuloseansteckung ausgesetzt war. In diesem labilen Stadium der Infiltrierung pflegt die Senkung mäßig beschleunigt zu sein, während das Blutbild nur ausnahmsweise eine Linksverschiebung und Eosinophilie (auf Oxyuriasis achten!) aufweist, die immerhin dann schon bedenklich sind; Lymphocytose bis 50% und darüber ist beim Kleinkind physiologisch. Einer eigentlichen Behandlung bedarf das Kind mit Primärinfiltrierung nicht, doch sind ihm Reize aller Art (Infekte, Superinfekte, Ernährungsstörungen, therapeutische Reize) sorgfältigst fernzuhalten.

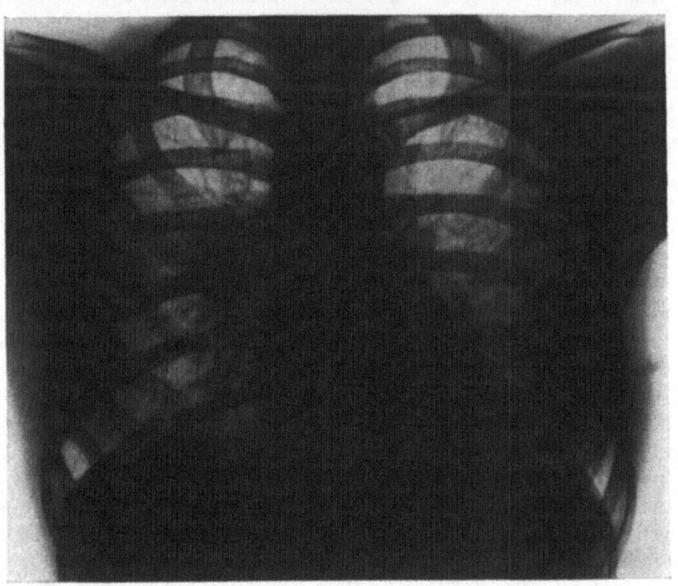

Abb. 25. ♀ 14 Jahre. Bipolare Primärinfiltrierung. (Von Dr. SIMON, Aprath, freundlichst überlassen. (Aus ULRICI: Diagnostik und Therapie der Lungen- und Kehlkopftuberkulose. 2. Aufl.)

Ruhe, notfalls Bettruhe, Freiluftbehandlung, vitaminreiche und salzarme, dem Alter angemessene, abwechslungsreiche Kost erfüllen alle Behandlungsaufgaben. Anstaltsbehandlung ist nur bei schlechten sozialen Verhältnissen, außerdem bei Unvernunft der Mutter notwendig. Die weit überwiegende Mehrzahl der Ansteckungen an Tuberkulose heilt bekanntlich ohne alles Zutun ab. Es kommt freilich schon in diesem Stadium, wenn nicht regelmäßig, so doch nicht selten nicht nur zu einer beschränkten Streuung um den Primäraffekt (Appositionstuberkel), sondern auch zum Überschreiten der ersten Lymphsperre bis zur Erreichung der Blutbahn (hämatogene Frühstreuung), die auch schon zur Herdbildung in der Lunge führen kann, dann aber abheilt (vgl. Abb. 30 und 33).

Die Tuberkulosesterblichkeit ist bekanntlich ziemlich hoch in den ersten 2—3 Lebensjahren, um dann stark abzusinken. Ist der Säugling wie allen Infekten so auch der Tuberkulose gegenüber sehr anfällig, so entwickelt sich doch die Hinfälligkeit in der Regel auf dem Boden einer hereditären völligen Widerstandslosigkeit elterlich und dazu meist sehr früh infizierter Kinder. Das Krankheitsbild dieser *primären Tuberkulose* ist das der hochfieberhaften akuten Infektionskrankheit mit

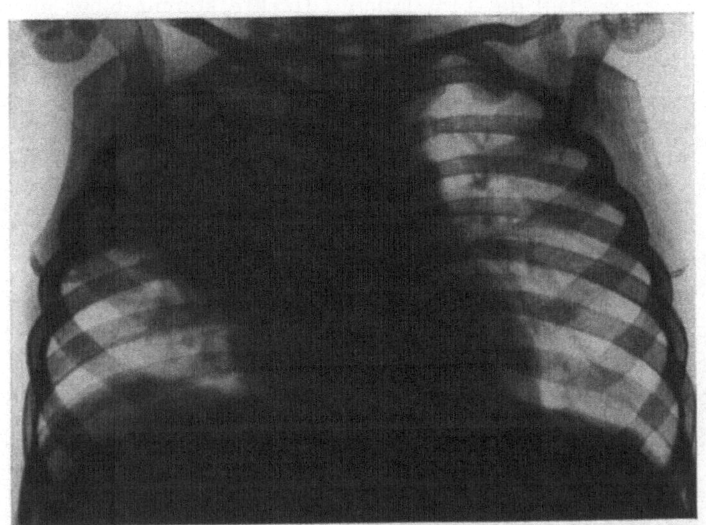

Abb. 26. ♂ $1^1/_4$ Jahre. Primärinfiltrierung (Epituberkulose). Rückbildung nach 6 Monaten. (Von Prof. ERICH MÜLLER, Berlin-Lichtenberg, freundlichst überlassen.) (Aus ULRICI: Diagnostik und Therapie der Lungen- und Kehlkopftuberkulose. 2. Aufl.)

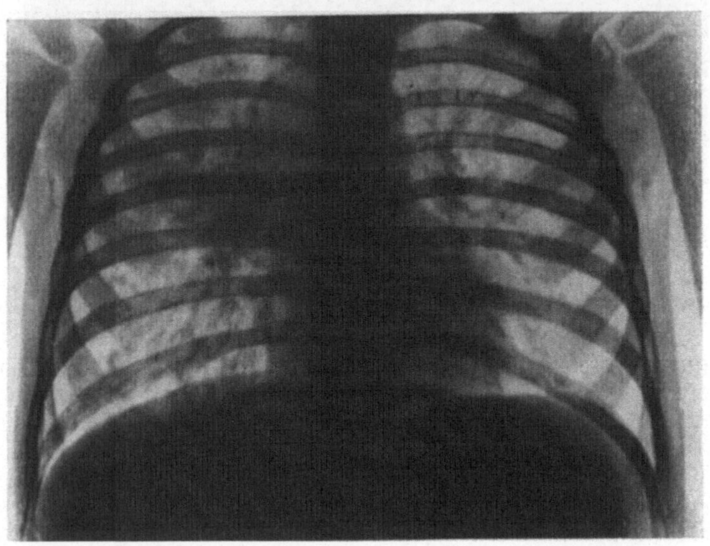

Abb. 27. Amb., ♀ 2 Jahre. Primäre Tuberkulose in der rechten Lunge mit bronchogener Streuung; riesige tumorige bronchopulmonale und paratracheale Drüsen rechts. (Aus ULRICI: Diagnostik und Therapie der Lungen- und Kehlkopftuberkulose. 2. Aufl.)

rapidem Verfall. Klinisch werden diese Tuberkulosen selbst im Krankenhause oft sehr spät oder gar erst auf dem Sektionstisch erkannt. Die

Kinder erliegen ihr in wenigen Monaten; die Therapie hat hier keine Aufgabe.

Ein gewisser Teil der tuberkulösen Infekte kommt nicht gleich zur Ruhe und Abheilung, sondern schleppt sich in vorgezeichneten Bahnen noch Jahr und Tag hin, verbraucht Widerstandskräfte spezifischer

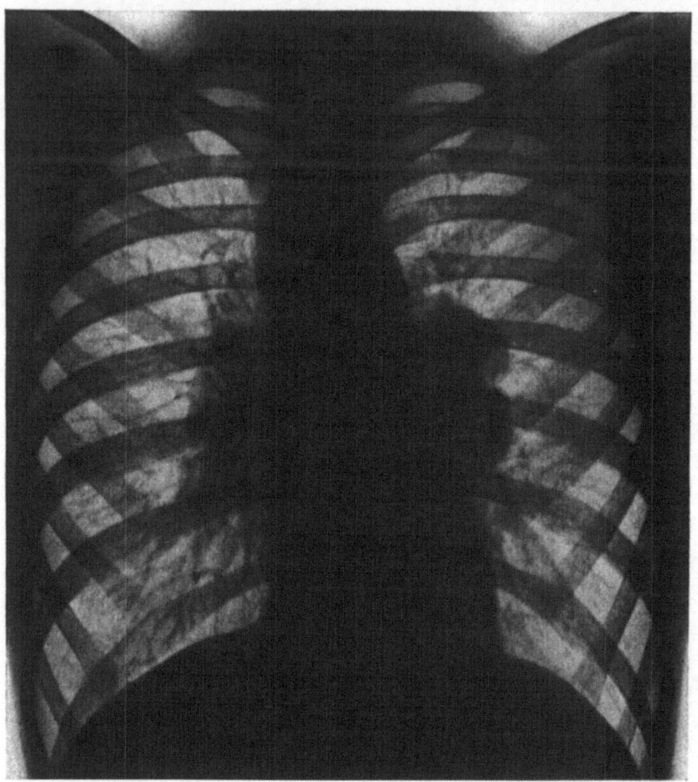

Abb. 28. Aufn.-Nr. 4263. ♀ 12 Jahre. Tumorige Bronchialdrüsen beiderseits. Zufallsbefund bei Reihenuntersuchung. (Aus ULRICI: Diagnostik und Therapie der Lungen- und Kehlkopftuberkulose. 2. Aufl.)

oder unspezifischer Art und setzt da und dort Herde, die zwar abgeriegelt werden, in denen aber die Tuberkelbacillen gleichsam auf der Lauer liegen. So entsteht der Untergrund, auf dem Jahrzehnte später aus altem Infekt die neue Phase vorbricht. NEUMANN hat diese Form des langsamen Fortschreitens in der Lymphdrüsenkette, die zu RANKES II. Stadium der Generalisation hinüberleitet, sehr treffend als *proliferierenden Primärkomplex* bezeichnet. Über die regionäre Lymphdrüse hinausgreifend, dehnt sich der Prozeß auf die ganze große Gruppe der bronchopulmonalen Lymphdrüsen und häufig auch die beiderseitigen paratrachealen Drüsenketten aus. Es gibt zweifellos recht häufig ein Stadium der aktiven Bronchialdrüsentuberkulose im Kindesalter, aber es gibt keine zuverlässige Methode, dies Stadium klinisch-physikalisch zu erfassen; wenn man sich aber auf den einzig zuverlässigen röntgenologischen Befund der tumorigen Bronchialdrüsen- und Paratrachealdrüsentuberkulose stützt, so ist dies Krankheitsbild, d. h. das faßbare Krankheitsbild, das die Therapie auf eine sichere Basis stellt, geradezu selten. Da es auch unspezifische Schwellungen der Bronchialdrüsen gibt, ist wiederum selbstverständliche Voraussetzung der Diagnose die positive Tuberkulinprobe, es sei denn, daß ein typischer verkalkter Primärkomplex die Diagnose stützt. Eine gewisse Aktivität des Prozesses kann man aus Veränderungen des Blutbildes und der Blutkörperchensenkung ablesen, wie wir sie oben erwähnt haben, während die Subfebrilität (bis 38° rectal) auch bei tuberkulinnegativen Kindern eine so häufige Erscheinung ist, daß wir sie bei diesen tuberkulosekranken Kindern doch mit großer Vorsicht bewerten müssen. Dagegen gibt es in dieser Phase ein sicheres Merkmal der Aktivität des Prozesses, die entzündliche Reaktion um die Bronchialdrüsengruppe herum, die wir mit REDEKER als Sekundärinfiltrierung bezeichnen. Sie hat typisch im Röntgenbild die Form eines dem Mittelschatten aufsitzenden lateral zeigenden Dreiecks (SLUKAsches Dreieck), kann aber auch unregelmäßig geformt und vor allem viel größer, ja lappenfüllend sein (vgl. Abb. 26). Für diese früher als Epituberkulose bezeichneten Formen hat RÖSSLE Atelektase infolge Kompression des Bronchus durch Drüsenpakete als Substrat der sog. Infiltrierung nachgewiesen, während es für die rein perihilären Formen sicherlich bei der perifokalen Entzündung als Basis bleibt, die übrigens gelegentlich durch Beteiligung der Pleura in Form einer exsudativen Pleuritis erwiesen wird. Die klinischen Symptome dieser Sekundärinfiltrierung gleichen denen der Primärinfiltrierung vollkommen: Subfebrilität, isoliert fragwürdiger Bedeutung, kombiniert mit Labilität des Blutstatus aber wertvoller klinischer Maßstab. Die Prognose dieses Übergangsstadiums, wie wir die ganze Gruppe zusammenfassend bezeichnen möchten, ist überwiegend gut, wenigstens für das nächste

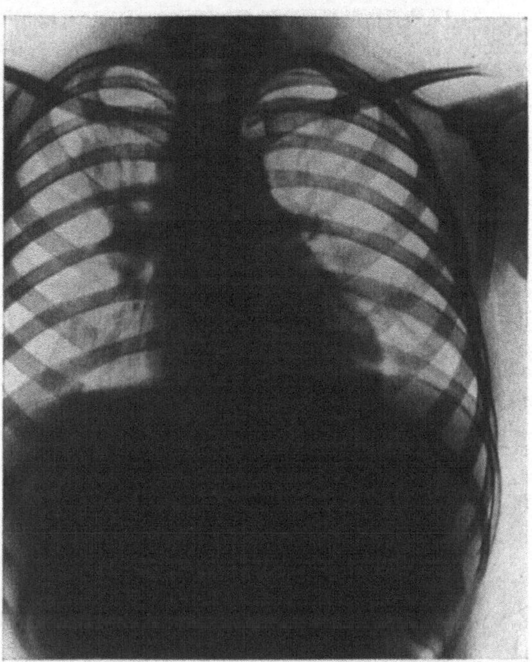

Abb. 29. Aufn.-Nr. 2330, ♀ 6 Jahre. Besenreiserförmiges Indurationsfeld im rechten Oberfeld, vom klobigen Hilusschatten ausgehend. (Aus ULRICI: Diagnostik und Therapie der Lungen- und Kehlkopftuberkulose. 2. Aufl.)

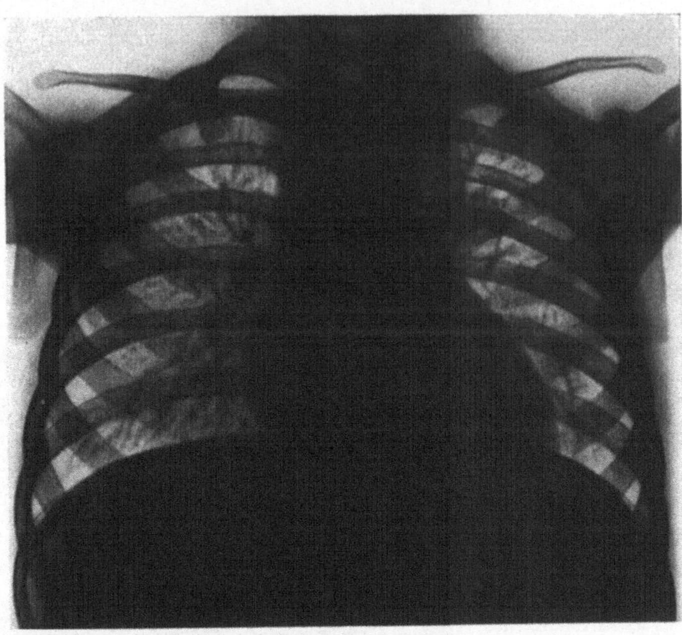

Abb. 30. Aufn.-Nr. 458, ♀ $1^{3}/_{4}$ Jahre. Verkalkter Primärkomplex rechts. Indurationsfeld im linken Oberfeld. (Aus ULRICI: Diagnostik und Therapie der Lungen- und Kehlkopftuberkulose. 2. Aufl.)

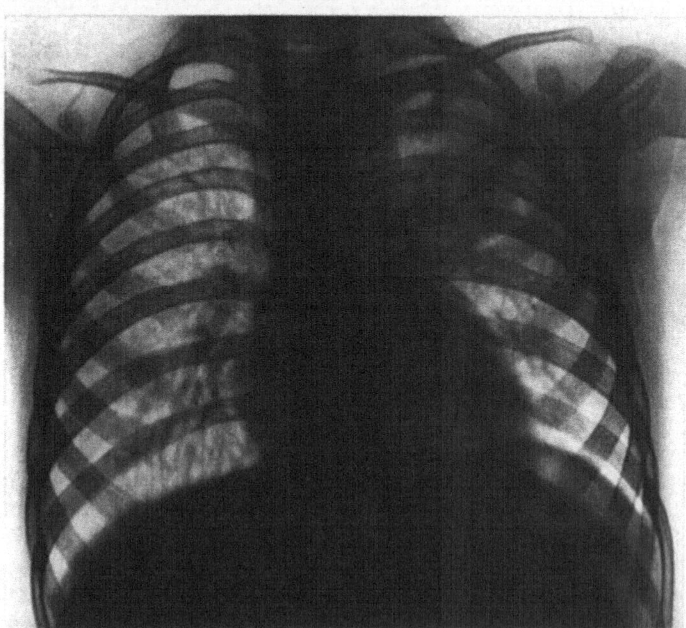

Abb. 31. Derselbe Fall, 3 Monate später. Frische Sekundärinfiltrierung. (Entstehungsursache trotz klinischer Beobachtung nicht festzustellen.) Rückbildung nach 3 Monaten. (Aus ULRICI: Diagnostik und Therapie der Lungen- und Kehlkopftuberkulose. 2. Aufl.)

Jahrzehnt. Umfangreiche, wenn auch vorerst völlig stabilisierte Depots in den Drüsen belasten indessen die fernere Zukunft, namentlich das Entwicklungsalter, mit einer hohen Hypothek und mahnen zur Vorsicht. Die Therapie dieser Tuberkulosen folgt den oben für die Sekundärinfiltrierung gegebenen Richtlinien.

Zwei den Infiltrierungen gemeinsame Momente müssen wir noch unterstreichen. Kranke Kinder husten nur ausnahmsweise ab. OPITZ

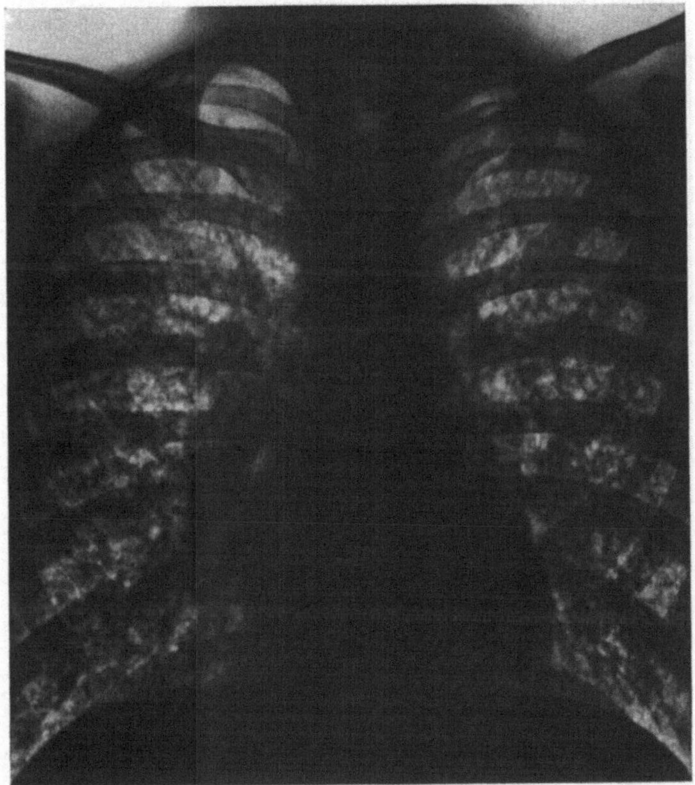

Abb. 32. Aufn.-Nr. 1, ♂ 14 Jahre. Dichte miliare Herdschatten in beiden Lungenfeldern. (Aus ULRICI: Diagnostik und Therapie der Lungen- und Kehlkopftuberkulose. 2. Aufl.)

hat aber nachgewiesen, daß man bei ihnen im Nüchternmagensekret recht häufig Tuberkelbacillen findet (Antiformin, Kultur, Tierversuch). Für geschultes Pflegepersonal kann dieser Umstand als Gefahrenmoment nicht anerkannt werden, aber in Krippen darf man tuberkulinpositive, also tuberkulosekranke Kinder der ersten 3 Lebensjahre nicht zulassen, weil sie die hochempfindlichen, tuberkulinnegativen Säuglinge durch Schmierinfektion gefährden.

Das zweite Moment, das wir zu betonen haben, ist der Umstand, daß diese tuberkulosekranken Kinder nicht nur klinisch kaum deutliche Krankheitsmerkmale darbieten, sondern vor allem nicht die schwächlichen blassen und asthenischen mageren Kinder diese Krankheitserscheinungen aufweisen, vielmehr der Allgemeinzustand der kranken Kinder in der Regel ausgesprochen gut ist oder wenigstens scheint. Gelegentlich, wenn auch nicht gerade häufig, kann eine Änderung im Gebahren der Kinder (Unlust beim Spiel, Verstimmung, Ungezogenheit, Nachlassen der Eßlust usw.) (REDEKER, DUKEN) der aufmerksamen Mutter und dem geschulten Blick des Arztes ein gutgenährtes, aber lymphatisches Kind mit exsudativer Diathese oder gar deutlicher

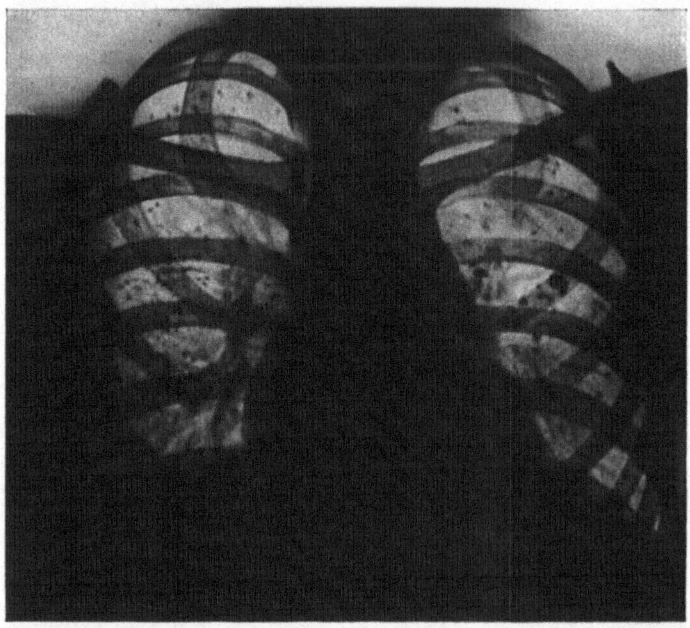

Abb. 33. Amb., ♀ 12 Jahre. Zahllose miliare und größere verkalkte tuberkulöse Herde zerstreut über beide Lungenfelder. (Aus ULRICI: Diagnostik und Therapie der Lungen- und Kehlkopftuberkulose. 2. Aufl.)

Skrofulose auffallen lassen (KLARE). Überwiegend wird man nach den Kindern mit den Infiltrierungen bewußt suchen müssen, und zwar im Milieu der familiär, vereinzelt durch tuberkulöse Lehrer gefährdeten Kinder und tatsächlich wird die Mehrzahl dieser Tuberkuloseformen bei solcher Suche entdeckt.

Bleibt eine dritte Gruppe tuberkulöser Kinder zu betrachten: die postprimären Tuberkulosen. Wir rechnen dazu in erster Linie die hämatogenen Streuungen (RANKEs Sekundärstadium). Außerhalb unserer Betrachtungen können wir die schwersten Formen dieser Gruppe lassen, die klinisch echte Miliartuberkulose und die tuberkulöse Meningitis, deren klinisch schwere Krankheitsbilder der akuten Infektionskrankheit wir als hinlänglich bekannt unterstellen dürfen. Die Prognose ist so gut wie vollkommen infaust, die Therapie machtlos. Ganz überwiegend infaust sind auch die subakuten hämatogenen Tuberkulosen des Kindesalters, die klinisch teils nur im Gebiet des kleinen Kreislaufs fortgesetzt streuen, teils auch auf den großen Kreislauf übergreifen (progressive Durchseuchung, SCHÜRMANN, DIEHL). Ein ganz anderes Bild bietet aber die einmalige große Streuung, die röntgenologisch zwar vollkommen das Bild der hämatogenen Miliartuberkulose bieten, aber klinisch die Merkmale des akuten oder subakuten Prozesses und auch röntgenologisch den hämatogenen Nachschub vollkommen vermissen lassen kann. Diese Kinder gleichen in ihrem klinischen Status oft völlig den Kindern mit Sekundärinfiltrierungen, auch darin, daß ihre Erkrankung vereinzelt

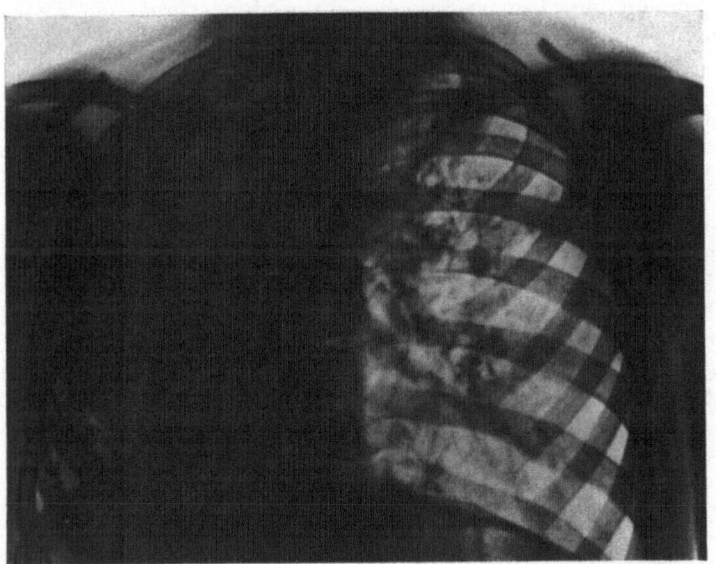

Abb. 34. Amb., ♂ 10 Jahre. Extrem schrumpfende exsudativ-cirrhotische Phthise der rechten Lunge und im linken Oberlappen. Luftröhre und Herz maximal nach rechts verzogen. Leidliches Allgemeinbefinden. Chronischer Verlauf.
(Aus ULRICI: Diagnostik und Therapie der Lungen- und Kehlkopftuberkulose, 2. Aufl.).

auf Grund besonders sorgsamer Beobachtung, überwiegend aber bei bewußter Suche nach den Auswirkungen des vermuteten Infekts entdeckt wird. Diese Kinder gehören zunächst wenigstens in klinische Behandlung, aber die therapeutische Aufgabe beschränkt sich wiederum auf eine konservative, man kann auch sagen konstitutionelle Therapie. Schließlich die diskreten hämatogenen Streuungen können schon gar nicht anders wie als Zufallsbefunde oder bei bewußter Suche ausfindig gemacht werden, denn diese Kinder sind überwiegend praktisch gesund. Die zerstreuten hämatogenen Streuherde sind auch meist im Ruhezustand; am häufigsten sind die Lungenspitzen befallen (SIMONsche Herde), aber auch andere Lungenabschnitte können mit zerstreuten Herdchen durchsetzt sein. Fehlen bei gutem Allgemeinzustand alle klinischen Erscheinungen der Labilität, so genügt die terminmäßige röntgenologische Kontrolle, die allerdings strikte eingehalten werden muß.

Die Exacerbation solcher im Primär- oder Sekundärstadium gesetzten hämatogenen Streuherde spielt bereits im Kindesalter bei der Entstehung der offenen subakuten oder chronischen isolierten Lungentuberkulose eine wichtige Rolle. Der Beginn kann akut sein, indem vom alten Herd aus ein akutes Nachschubinfiltrat entsteht, das rasch verkäst, erweicht, streut und zu den gefürchteten exsudativen subakuten Tuberkulosen des Schulalters führt. Diese Tuberkuloseformen gleichen in ihrem Ablauf den später zu besprechenden Pubertäts- oder besser Adoleszentenphthisen. Bei der fabelhaften Vitalität dieses Lebensabschnittes sind weitgehende Besserungen, mit und ohne aktive Therapie, und Rückbildungen mit geradezu grotesken Schrumpfungsvorgängen zwar keine Seltenheit; wohl aber sind bei diesem heroischen Kampfe des Organismus gegen seine Feinde die Widerstandskräfte in der Regel so weitgehend verbraucht und andererseits Tuberkelbacillen in so umfangreichen Depots konserviert, daß endgültige Ausheilungen zu den Raritäten gehören, vielmehr das tragische Geschick solcher Kinder sich fast ausnahmslos noch im Entwicklungsalter vollendet. Auch schleichende, chronisch apikal-caudal sich entwickelnde Tuberkulosen, die den chronisch-tertiären Erwachsenenphthisen durchaus konform sind, kommen schon im Schulalter vor. Sie gleichen auch darin den analogen Formen reifer Lebensalter, als sich unter dem lang dauernd wirksamen Infekt das typische Bild des Phthisikers entwickelt, während jene subakuten Phasen exsudativer Gewebsreaktionen den Allgemeinzustand merkwürdig wenig zu erschüttern pflegen. Die Therapie der postprimären Kindertuberkulosen folgt den Regeln für die Erwachsenenphthisen.

Die Klinik der Lungentuberkulose Erwachsener.

Von
H. Ulrici-Sommerfeld.

Wir haben es bei der Lungentuberkulose mit einem überaus mannigfaltigen und komplizierten Geschehen zu tun, dessen richtige Deutung allzuoft wegen zu später Erkennung der Tuberkulose nicht mehr gelingt. So gibt der Beginn der Lungentuberkulose dem Kliniker häufig Rätsel auf, deren Lösung, für die prognostische Beurteilung von großer Bedeutung, allzuoft nicht möglich ist.

Einfach scheinen die Verhältnisse bei der Tuberkulose der Jugendlichen zu liegen, denn hier kennzeichnet oft der akute Beginn eindeutig die akute oder subakute Infektionskrankheit und im einheitlichen Ablauf und somit geschlossenem Krankheitsbild bleibt der Verlauf in einem großen Teil der Fälle dem Charakter des Beginnes treu. Besonders gern bei jugendlichen erblich Belasteten entwickelt sich aus dem ersten Ansturm auf den widerstandsschwachen Organismus das in exsudativer Ausbildung das Organ überrennende schreckliche Krankheitsbild der zunächst blühenden, aber rasch zur Verwelkung und Verfall übergehenden Phthise, das der Laie als galoppierende Schwindsucht treffend kennzeichnet. Ihm steht der Arzt meist machtlos, oder doch nur vorübergehend abwehrend gegenüber, weil ihm nicht nur die Mittel zum Helfen, sondern gar der Schlüssel zum Verständnis für den Vorgang fehlt. Die erbliche Widerstandsschwäche entscheidet nicht allein, denn nicht wenige erblich schwer Belastete weisen eine ganz erhebliche Resistenz gegenüber dem Tuberkelbacillus auf, die sich in immer wiederholten Heilungsvorgängen und erbittertem Kampf gegen die Tuberkulose offenbart. Und umgekehrt begegnen wir jugendlichen Widerstandslosen, deren Tuberkuloseschicksal noch unheimlicher erscheint, wenn eine familiäre Disposition auch bei sorgfältigster Durchforschung des Ahnengutes nicht zu erkennen ist. Die Annahme einer primären Ansteckung löst das Rätsel auch nicht, da nicht wenige Altersgenossen von solcher Ansteckung klinisch gar keine Notiz nehmen; auch ist es noch nicht gelungen, aufzuklären, ob eine allgemeine oder eine spezifische Widerstandsschwäche an solchem Erliegen des Organismus die Schuld trägt.

Der zweckgerechten Therapie kann es gelingen, die akute Phase abzubremsen. Vollkommene Ruhigstellung des Körpers (Bettruhe im Freien) und des Organs und Fernhaltung aller Reize sind die Mittel. Wird der Prozeß frühzeitig, d. h. vor oder im Beginn der Einschmelzung des Infiltrats entdeckt, so ist der sofortige Pneumothorax der richtige Weg. Streut aber der Einschmelzungsherd schon oder deutet höheres Fieber auf rasche Progredienz, so hat sich uns die Zwerchfellähmung zur schonenden Ruhigstellung bestens bewährt, der erst nach Entfieberung und Beruhigung der nunmehr durch Exsudatbildung nicht mehr sofort gefährdete Pneumothorax folgt. So kann es gelingen, der Situation Herr zu werden. Den stürmischen Angriff endgültig abzuwehren, ist ärztlicher Kunst leider nur ausnahmsweise beschieden; nicht wenige Kranke dieses anfälligen Alters erliegen einem zweiten, nicht weniger heftigen Ausbruch der Tuberkulose mit erneuter exsudativer Ausbreitung, indem sie ein zweites Mal die Kraft nicht aufbringen, die neue Aussaat durch Herdumwallung abzuriegeln. Konstante Linksverschiebung im weißen Blutbild und die ominöse Lymphopenie charakterisieren die schlecht bleibende Prognose, aber sie sind, wie Fieberschübe und allgemeine Prostration, nur Symbol und die eigentliche Ursache der verhängnisvollen Widerstandslosigkeit bleibt in undurchdringliches Dunkel gehüllt. Ein Teil dieser akut beginnenden Tuberkulosen geht zwar mit oder sogar ohne eingreifende Therapie in die subakute bis chronische Tuberkuloseform, zeitweise mit produktiven Gewebsreaktionen, über, aber für das endgültige Schicksal dieser Kranken ist damit meist leider nicht viel gewonnen.

Auch ein Teil der Tuberkulosen des reiferen Alters beginnt klinisch akut. Freilich lassen hier schon häufiger ein typischer verkalkter Primärkomplex oder gar ältere Spitzenprozesse, nicht selten mit Kalkherden, deutlich erkennen, daß der Kampf des Organismus mit der Tuberkulose schon die erste oder gar mehrere Phasen durchlaufen hat und erst eine späte akute Phase das klinische Tuberkulosebild hervorruft. Solche Feststellung ist nicht etwa nur von akademischem Interesse, sondern sie gibt auch einen gewissen Maßstab für das prognostische Urteil. Denn wir haben es hier nicht mit einem Organismus zu tun, der auf den ersten heftigen Ansturm oder Vorbruch der Infektion mit schwerster Erkrankung reagiert, sondern mit einem momentanen Erlahmen der Widerstandskraft nach längerer erfolgreicher Abwehr. Hier kann zweckmäßige

Therapie schon eher den allgemeinen und den spezifischen Widerstand so richten und stärken, daß die akute Phase vollständig überwunden wird und Aussicht besteht, der Tuberkulose endgültig Herr zu werden. Neben der Allgemeinbehandlung fällt auch bei diesen akuten Phasen bei eingetretener Gewebseinschmelzung der konsequenten Ruhigstellung des Organs immer die entscheidende Rolle zu.

Das klinische Zustandsbild des akuten Beginns der Lungentuberkulose ist keineswegs immer ausgeprägt und eindeutig. Fieber, meist kurzer Dauer, Allgemeinerscheinungen von dem Fieber entsprechender Intensität, Organsymptome einer leichten, selten einer schwereren Erkrankung des Respirationstractus ohne deutliche spezifische Färbung, geringfügiger oder selbst fehlender Organbefund ergeben ein Krankheitsbild, das sich von dem der Grippebronchitis oder der leichten Bronchopneumonie höchstens durch die Dauer unterscheidet. Hier heißt es immer an die Tuberkulose denken. Nicht selten enthält der Auswurf schon Tuberkelbacillen und das Röntgenbild ist in diesem Stadium in der Regel schon ganz charakteristisch. Die neuen Richtlinien des Reichstuberkuloseausschusses für die Diagnostik der Frühformen verlangen mit Recht in solchen Fällen kategorisch Auswurf- und Röntgenuntersuchung.

Diesen beiden Gruppen des akuten oder scheinbar akuten Beginns der Lungentuberkulosen steht nun ein Großteil von Erkrankungen gegenüber, die tatsächlich oder scheinbar schleichend beginnen. Von ihnen müssen wir einen sehr wichtigen Teil gesondert betrachten; das sind die postpleuritischen Lungentuberkulosen. Es ist immer noch nicht Allgemeingut der Ärzteschaft, ja nicht einmal der Klinik, daß die isolierte Pleuritis exsudativa, die also nicht im Gefolge einer Lungenerkrankung (akute oder chronische Pneumonie, Bronchiektasen, Absceß, Carcinom usw.) oder einer akuten Infektionskrankheit auftritt, ausnahmslos tuberkulöser Natur ist, und daß es eine sog. idiopathische oder isolierte, rheumatische Pleuritis exsudativa nicht gibt. 50% dieser Exsudate enthalten Tuberkelbacillen, aber deren Fehlen beweist ebensowenig gegen die tuberkulöse Natur, wie das nach Rückbildung des Exsudats herdfreie Röntgenbild oder auch das endgültige Ausbleiben einer Lungentuberkulose. Die manifeste Lungentuberkulose nach der Pleuritis exsudativa wird selbst im Röntgenbilde in der Regel erst nach Jahren nachweisbar, oft nach 3—5, ja zuweilen erst nach 5—10 Jahren. Unzählige postpleuritische Tuberkulosen unserer Beobachtung wurden erst nach vielen Jahren, dann aber oft in hoffnungslosem Stadium erkannt; gerade die postpleuritischen Lungentuberkulosen zeigen also häufig einen eminent torpiden Verlauf. Nach einer isolierten Pleuritis exsudativa muß deshalb der Erkrankte jahrelang genauestens, insbesondere röntgenologisch auf den Ausbruch der manifesten Lungentuberkulose kontrolliert werden.

Daneben gibt es nun nicht wenige Lungentuberkulosen, die erst im vorgeschrittenen Stadium einer unzweifelhaft chronischen Entwicklung entdeckt werden und in deren Anamnese eine deutliche akute Phase entweder ganz und gar nicht zu erkennen ist, oder bei denen vorübergehende akute Krankheitserscheinungen wohl das eine oder andere Mal vorhanden waren, aber nicht zur ärztlichen Behandlung oder doch nicht zur Erkennung der Tuberkulose geführt haben. Die ärztliche Praxis macht in solchen Fällen von der bequemen Diagnose „Grippe“ einen bedenklich weitgehenden Gebrauch. Erst wenn solche unklaren Krankheitserscheinungen hartnäckig werden und Leistungsfähigkeit und Lustgefühl erheblich beschränken, wird endlich an die Tuberkulose gedacht. Das Bild des schleichenden Beginns der Lungentuberkulose, das vor 2 Jahrzehnten im ärztlichen Beobachten und Denken noch ganz und gar das Bild beherrschte, ist sicherlich bei weitem nicht so häufig, wie nachlässige Selbstbeobachtung und unvollständige ärztliche Diagnostik es erscheinen lassen. Und das klinische Bild der beginnenden Lungentuberkulose, das man leider noch heute in Lehrbüchern der Medizin geschildert findet, mit dem hartnäckigen niedrigen Fieber, hartnäckigen Husten und Auswurf, Nachtschweißen und Abmagerung ist nicht das der beginnenden Lungentuberkulose, sondern des beginnenden Endstadiums!

Die erste Feststellung solcher chronischer Tuberkulose umfaßt, nimmt man eine große Zahl solcher Fälle zusammen, ein Kunterbunt allerverschiedenster Tuberkuloseformen von der Spitzencirrhose zweifelhafter Aktivität bis zu den schwersten doppelseitigen kavernösen Phthisen, nicht ganz selten mit Riesenkavernen. Langjährige Röntgenbilderserien, die ja heute vielfach zur Verfügung stehen, zeigen aber immer wieder, daß diese Tuberkulosen nicht in chronisch schleichender Weise Schrittchen für Schrittchen sich entwickeln, sondern in einem unaufhörlichen Auf und Ab von akuten und subakuten Schüben und von Remissionen, die Besserung bedeuten und Heilung vortäuschen können.

Entsprechend diesem Verlauf wechselt bei langjähriger Entwicklung auch das klinische Bild. Für die jeweilige Phase ist die Feststellung des klinischen Status heute viel weniger auf den physikalischen Befund als auf das Röntgenbild und dessen richtige Deutung angewiesen, ja eine diagnostische und prognostische Beurteilung und Indikationsstellung ist ohne Röntgenbild überhaupt nicht mehr möglich.

So lange erhebliches, dauerndes Fieber besteht, ist die Prognose als schlecht anzusehen. Wichtiger als die Beobachtung hochliegender Temperaturen, die besonders bei Frauen, auch bei Kindern physiologisch oder endokrin bedingt sein können und oft fälschlich als toxisch angesprochen werden, ist uns die Verfolgung der Kurven des Gewichts, der Auswurfmengen und des Bacillengehaltes, der Senkung und des weißen Blutbildes. Dauernd hohe oder gar ansteigende Senkungskurven geben immer Anlaß, nach Komplikationen zu fahnden, z. B. hämatogene Metastasen, Tuberkulose der oberen Luftwege und vor allem nach der im Beginn fast stets symptomlosen Darmtuberkulose. Für die Prognose sind außer diesen Momenten aufschlußreich die besondere Form und Entwicklung der Tuberkulose, die körperliche und seelische Konstitution des Kranken, über die wir leider noch sehr wenig wissen, sein Lebensalter und seine soziale Lage, natürlich auch etwaige Komplikationen. Was die Form der Tuberkulose anlangt, so handelt es sich bei diesen chronischen Phthisen einerseits um geschlossene produktive, produktiv-cirrhotische oder cirrhotische Tuberkulosen mit überwiegend guter Prognose, andererseits um das große Heer der offenen Phthisen, die *alle* Kavernen aufweisen (Schichtverfahren!), und bei denen über die Prognose weitgehend die Ausdehnung, insbesondere Zahl, Größe und Lage der Kavernen und deren Neigung, bronchogen zu streuen, entscheidet. Je älter der Kranke, um so torpider pflegt seine Tuberkulose zu sein, doch muß man auch im reifen Alter auf gewisse Dispositionen (Klimakterium, ausgesprochene Involutionsperiode, eigentliches Greisenalter) gefaßt sein.

Die Allgemeinbehandlung beherrscht wie immer die therapeutische Aufgabe. Sie muß durchaus von der Schonung über die Übung zur Leistung führen. So wichtig die vorzügliche Freiluftliegekur, so bald wie irgend möglich muß der Kranke aus ihren körperlichen und seelischen Fesseln befreit werden. Arbeitstherapie und Leichtgymnastik sind heute unentbehrliche Behandlungsmethoden, die im Arbeitsversuch mit Leistungsprüfung ihren Abschluß finden sollten.

Spezifische Behandlung und Chemotherapie treten in unserem Behandlungsplan ganz zurück. Wir verwenden sie eigentlich mehr aus psychologischen Gründen, als weil wir von einer entscheidenden Wirkung überzeugt wären.

Neben die Allgemeinbehandlung tritt aber mit dem Anspruch auf Schicksalswendung bei allen offenen Phthisen die Kollapsbehandlung aller Art. Da 80% der offen Tuberkulösen innerhalb von 5 Jahren ihrem Leiden erliegen und da zunehmend der offen Tuberkulöse gesellschaftlich geächtet und erwerblich ausgeschaltet wird, bedarf die Dringlichkeit der Aufgabe, aus der offenen zunächst die geschlossene Lungentuberkulose zu machen, keiner Begründung. Das gelingt aber nur ausnahmsweise ohne Kollapsbehandlung, und selbst das Abwarten ist um so gefährlicher, je bösartiger der Charakter der Tuberkulose ist. Es genügt auch nicht, daß der Kranke kein Sputum mehr produziert, vielmehr muß nachweislich seine Kaverne verschwinden. Von der Konsequenz seines Arztes hängt das Schicksal des Kranken ab; aber vor solcher Forderung der Aktivität steht die Mahnung, an der Erholungsfähigkeit des Kranken und seine körperliche und seelische Energie die Aussichten einer komplizierten Kollapsbehandlung zu messen; die doppelseitige Kollapsbehandlung bei alten Phthisen sollte z. B. gar nicht erst versucht werden.

Indikationen und Technik der Kollapsbehandlung der Lungentuberkulose.

Von

H. GRASS-Berlin.

Durch die Kollapsbehandlung wird nicht, wie das durch andere operative Eingriffe geschieht, das Krankhafte aus dem Organismus entfernt und dadurch die Heilung erzwungen, sondern es wird nur eine Ruhigstellung und Entspannung der Lunge erreicht, durch die natürliche Heilungsvorgänge unterstützt und oft überhaupt erst ermöglicht werden. Unsere gesamte Tuberkulosebehandlung unterstützt im wesentlichen nur die natürliche Heilung. Sie hat die Wiederherstellung der Abwehr gegen die Tuberkulose zum Ziel, aber nur selten schwinden mit ihrer Besserung auch etwaige Kavernen. Die Kollapsbehandlung wirkt oft auch günstig auf die Wiederherstellung der Abwehr, ihre Hauptaufgabe ist aber die Kavernenheilung. Eine zielbewußte Tuberkulosebehandlung muß, wenn irgend möglich, jede Kaverne beseitigen, denn der Träger einer Kaverne ist als offentuberkulös anzusehen, auch dann, wenn es nicht gelingt, die Ausscheidung von Tuberkelbacillen nachzuweisen. Er ist auch klinisch krank, selbst wenn er seine volle Leistungsfähigkeit besitzt, denn die geschwürige Oberfläche der Kaverne zerstört, wenn auch oft sehr langsam, immer mehr Lungengewebe und zu irgendeinem Zeitpunkt verlieren fast alle Kavernenträger ihre Abwehr gegenüber der Tuberkulose, so daß erneut frische entzündliche Schübe auftreten. Die Kaverne muß deshalb zum Schwinden gebracht werden. Kavernenheilung erfolgt durch narbige Schrumpfung des erkrankten Lungenteiles. Hierbei verkleinert sich meist die Kaverne und ihre Wände reinigen sich weitgehend von Geschwürsflächen. Der noch vorhandene eitrige Inhalt trocknet zu festem Käse ein und füllt die restliche Höhle aus. Die Kaverne ist damit praktisch geheilt. Viel seltener reinigt sich ihre Oberfläche ganz von jeder Geschwürsbildung. Grass wies in Harzburg darauf hin, daß gelegentlich ein Eiterbröckel den abführenden Bronchus verstopft, die in der Kaverne enthaltene Luft sich resorbiert und der in ihr enthaltene Eiter zu Käse eintrocknet. Die Kaverne verändert sich dann schnell in ihrer Größe oder sie heilt in kurzer Zeit zu einem festen Knoten, der viel kleiner ist als es die Kaverne war. Coryllos hat diesen Vorgang ebenfalls beschrieben. Früher nahm man an, daß die Kaverne durch Kompression zum Schwinden gebracht werden könne. Hoher Druck nützt aber selten, häufiger schadet er. Notwendig ist vielmehr eine weitgehende Entspannung der Lunge, denn die innere Lungenspannung steht dem Schwinden der Kaverne hindernd entgegen. Das ist um so verständlicher, als die schon natürlich vorhandene Spannung durch Narbenbildung nicht unerheblich vermehrt wird.

Wir haben zwei grundsätzlich verschiedene Arten, die Lunge zu entspannen: erstens das Einlassen von Luft oder einem anderen Stoff in den Pleuraraum oder in einen künstlich geschaffenen extrapleuralen Teil des Brustraumes, zweitens die Verkleinerung des Brustraums durch Lähmung des Zwerchfells oder durch plastische Veränderungen der Brustwand. Beide Arten können miteinander verwendet werden, um sich gegenseitig zu unterstützen. Grundsätzlich geht man immer vom leichteren und ungefährlicheren Eingriff zum schwereren über. In dieser Reihenfolge will ich die einzelnen Arten der Kollapsbehandlung mit ihren Anzeigen, ihrer Technik, den möglichen Gefahren und den zu erwartenden Erfolgen besprechen.

Am vollkommensten wird die Entspannung und Ruhigstellung durch einen Pneumothorax erreicht. Er ist zugleich der leichteste und bei guter Technik der ungefährlichste der möglichen Eingriffe. Er entsteht dadurch, daß man Luft in den Brustraum einläßt, so daß die Lunge kollabieren kann. Er wurde zuerst von Forlanini angewendet. Früher behandelte man auf diese Art nur Kranke mit einseitiger Lungentuberkulose, die deutliche Neigung zur Rückbildung oder gar Schrumpfung zeigte. Heute scheut man sich nicht, das Verfahren auch doppelseitig und auch bei frischen exsudativen Herden anzuwenden. Da die Gefahren beim Pneumothorax gering sind, wird man sich zu seiner Anwendung leicht entschließen, ohne ihn aber unnötig anzulegen. Unnötig kann er bei frischen Frühinfiltraten oder frischen Streuungen ohne Einschmelzung sein. Manche Frühinfiltrate haben eine ausgezeichnete Neigung zur natürlichen Heilung. Es wurde vor wenigen Jahren empfohlen, vor Anlage des Pneumothorax die Wirkung der Bettruhe zu versuchen. Ein solcher Versuch würde nur bei den genannten frischen Herdbildungen Zweck haben. Bei ihnen ist er sogar oft nicht einmal notwendig, denn nicht die Behandlungsart, sondern die ausgezeichnete Heilungsneigung ist der hauptsächliche Grund für die Besserung. Man sieht nicht selten Kranke, die sich im Kampf des Lebens nicht schonen können, und bei denen das Leiden trotz voller Arbeitsbelastung ausheilt. Zeigen aber die Herdbildungen nicht in wenigen Wochen einen deutlichen Rückgang, so ist die Anlage eines Pneumothorax angezeigt. Noch dringlicher ist sie, sobald man ein Fortschreiten der Herde beobachtet. Ohne die Wartezeit sollte der Pneumothorax angewendet werden, wenn bei frischen oder auch stabilisierten Herdbildungen mit Kavernen die Wahrscheinlichkeit einer Selbstheilung von vornherein gering ist. Bei hochfieberhafter käsig-pneumonischer Lungentuberkulose ist zwar der Pneumothorax meist ohne Nutzen. Da solche Erkrankungen aber ohne Kollapsbehandlung immer übel ausgehen, empfiehlt sich trotzdem der Versuch einer Behandlung mit Pneumothorax, wenn die Erkrankung einseitig ist, und die Beobachtung bei Bettruhe irgendwelche Neigung der Herde zur Beruhigung zeigt. Es sei vorweggenommen, daß bei solchen Kranken auch eine Zwerchfellähmung in Frage kommt. Bei schwerer Blutung sollte der Pneumothorax immer sofort versucht werden, wenn die Blutung durch sonstige Mittel nicht zum Stehen zu bringen ist und wahrscheinlich ist, woher die Blutung kommt. Gelegentlich kann der Pneumothorax zur Unterstützung der Diagnose von Bedeutung sein. Bei seiner verhältnismäßigen Ungefährlichkeit sind gegen einen solchen diagnostischen Pneumothorax kaum Bedenken zu erheben.

Die Technik der Anlage und der Nachfüllung des Pneumothorax erscheint außerordentlich einfach. Hierin liegt eine Gefahr, weil die Versuchung besteht, die Behandlung für ungefährlicher zu halten als sie tatsächlich ist. Es droht bei jeder Nachfüllung die Gefahr der Luftembolie, gelegentlich mit sofort tödlichem Ausgang. Die Technik muß deshalb vor allem Sicherheit gegen diesen Zufall bieten. Früher wurde von BRAUER, der sich um die Einführung des Pneumothorax in Deutschland besonders verdient gemacht hat, empfohlen, mit einem kleinen Schnitt auf die Pleura einzugehen und diese stumpf zu durchstoßen. Die Methode FORLANINIS, mit einer Nadel in den Brustraum einzugehen, hat sich aber allgemein durchgesetzt. Als geeignet hat sich uns der Gebrauch einer ausglühbaren Nadel mit kurzer Spitze und einer kurzen ovalen, nahe der Spitze gelegenen seitlichen Öffnung erwiesen. Die seitliche Öffnung vermeidet ein Verstopfen der Nadel beim Eingehen in die Brustwand. Möglichst nahe an der Spitze soll die Öffnung liegen und möglichst kurz soll sie sein, damit man in den Pleuraraum gelangt, ohne die Lunge zu verletzen. Man anästhesiert durch Einspritzung von 2 ccm 1%igem Novocain, insbesondere in die Haut sowie in Pleura- und Rippennähe. Das direkte schnelle Durchgehen mit der Nadel ohne Anästhesie ist meist nicht schmerzhafter. Beim schnellen Durchstoßen liegt aber die Gefahr nahe, daß man den Pleuraspalt nicht mit gleicher Sicherheit trifft wie beim langsamen Durchgehen. Die Lage der Nadel kommt dem Erfahrenen in erster Linie durch das Gefühl zum Bewußtsein, durch welche Schichten der Brustwand sie geht. Sicherheit, daß man im richtigen Raum ist, gibt aber nur der Ausschlag des Manometers, der die Atemschwankungen anzeigt. Die typischen negativen Atemschwankungen können aber schon vorhanden sein, bevor die Nadel in den Brustraum eingedrungen ist, also schon im lockeren Gewebe unter der costalen Pleura. Andererseits können die Schwankungen fehlen, obwohl die Nadel bereits im Brustraum liegt. Folgender Versuch klärt die Lage: man läßt bei zugedrücktem Schlauch soviel Luft eintreten, daß das Manometer einen positiven Druck von etwa 6—8 cm anzeigt. Bei abgestellter Luftzufuhr läßt man den Schlauch los, so daß die Leitung zum Brustraum frei wird. Bei diesem Versuch muß die Wassersäule des Manometers mit gleicher Schnelligkeit in die negative Stellung zurückgehen, wie sie von dem gleichen Versuch vor dem Eingehen in die Brustwand her bekannt ist. Während des Einfließens von Luft in den Pleuraspalt sind die Atemschwankungen im Manometer bei richtiger Lage der Nadel immer deutlich. Die Apparatur muß deshalb ein Ablesen des Manometers auch während des Einfüllens der Luft erlauben. Nach vergeblichem Versuch, einen Pneumothorax anzulegen, läßt man den Kranken mindestens 10 Minuten ruhig auf dem Operationstisch liegen und legt ihn dann 1 Stunde ins Bett. Besser macht man die Anlage deshalb, während der Kranke im Bett liegt. Man soll den Kranken liegenlassen, weil beim vergeblichen Pneumothoraxversuch die Nadel oft etwas in die Lunge eindringt. Es besteht dann die Gefahr der Luftembolie durch Eindringen von Alveolarluft in die Blutbahn. Die kurze Bettruhe genügt immer, um durch Koagulieren des Blutes an der Stichstelle ein Eindringen von Luft in die Blutbahn zu verhindern. Wir haben vor Jahren an der hiesigen Anstalt alle möglichen Verfahren der Pneumothoraxanlage und -nachfüllung erprobt. Dabei hat sich das geschilderte als sicherstes bewährt. Wenn ich hier etwas näher auf die Technik eingegangen bin, so geschah es, um eindringlich zu zeigen, wie wichtig bei dem scheinbar so einfachen Eingriff eine gute und saubere Technik ist, damit Schäden vermieden werden. Wenn möglich, sollen Anlage und Nachfüllung besonders in der ambulanten Praxis mit vorheriger und nachträglicher Durchleuchtung gemacht werden. Zwar ist das meistens unnötig. Da es aber immer wieder einmal vorkommt, daß man doch entweder durch den Füllungszustand oder durch neue Herdbildungen oder ein unbemerkt aufgetretenes Exsudat überrascht wird und die weitere Behandlung sich nach dem Befund richten muß, ist dieses Vorgehen um so mehr angezeigt, als es sich nur um eine ganz kurze orientierende Durchleuchtung handelt, die keine wesentliche Zeit in Anspruch nimmt.

Die Luftmenge, die zur Füllung notwendig ist, ist bei den einzelnen Kranken verschieden. Man füllt zunächst 400 ccm Luft ein. Wenn kein deutlicher Pneumothorax vor dem Röntgenschirm zu sehen ist, schon am nächsten Tage weitere 400 ccm, dann wenige Tage später je nach dem klinischen und Röntgenbefund weitere Luftmengen. Die Abstände der einzelnen Nachfüllungen und die Menge der Luft richten sich nach dem wünschenswerten Kollapszustand der Lunge, nicht nach den Manometerdrucken. Ein Pneumothorax kann mit negativem Druck überfüllt sein, und ein kleiner Pneumothorax kann mit Nutzen für den Kranken mit Drucken bis zu 30 cm Wasser nachgefüllt werden. Der Kollapszustand soll möglichst viel freie Atmungsfläche erhalten unter möglichster Ausschaltung des kranken Gewebes. Überdehnung des Pneumothorax ist ebenso zu vermeiden wie zu weitgehende Ausdehnung der Lunge. Die Erhaltung der notwendigen Atmungsfläche ist für das Wohlbefinden des Kranken wichtig. Sie muß besonders bei doppelseitigem Pneumothorax beachtet werden. Ob man bei einem solchen beide Seiten gleichzeitig füllt und einen mittleren Kollapszustand beider Lungen erhält, oder abwechselnd füllt, und dabei die einzelne Lunge wenigstens zeitweise energischer kollabieren lassen kann, ergibt sich aus der beabsichtigten Wirkung auf die einzelne Lunge. Die Kunst der Pneumothoraxunterhaltung besteht in der richtigen Bemessung der Luftmenge und der zwischen den Nachfüllungen liegenden Zeiträume. Beide sind so zu halten, daß die oben bezeichneten Forderungen am besten erfüllt werden.

Bei der Anlage des Pneumothorax oder bei seiner Unterhaltung können verschiedene Komplikationen auftreten. Die gefährlichste und erschütterndste Komplikation ist die Luftembolie. Sie kann in kürzester Zeit zum Tode führen. Häufiger sind leichte Embolien, deren oft bedrohliche Erscheinungen meist bald wieder abklingen. Zustände, die als Pleurashock beschrieben wurden, waren wohl meist Luftembolien. Die in das Blut eindringende Luft mag früher, als die Technik von Anlage und Nachfüllung noch nicht so ausgearbeitet war wie heute, gelegentlich künstlich durch den Arzt eingelassen worden sein. Heute wird das kaum mehr vorkommen. Während der Niederschrift erfahre ich, daß erst kürzlich ein Arzt bald hintereinander zwei Todesfälle an Luftembolie erlebte, der Luft mit einer Handpumpe einfüllte und während der Füllung das Manometer nicht ablesen konnte. Häufig kommt es vor, daß der Arzt mit der Pneumothoraxnadel eine leichte Lungenverletzung macht. Eine solche bleibt meist ohne Folgen, oder sie hat nur ein geringes Bluthusten zur Folge, das keine besondere Bedeutung hat. Vereinzelt aber tritt die Alveolarluft in eröffnete Blutgefäße ein und verursacht so eine Luftembolie, die, wie gesagt, fast immer bedrohliche Erscheinungen macht: insbesondere ein sofortiges Übelsein und Herdsymptome, die auf Infarktanämien im Gehirn zu beziehen sind. LIEBERMEISTER hat periphere Embolien, die sich durch keilförmige Anämie der Zunge kundtun, beschrieben. Das beste Mittel gegen die Luftembolie ist eine sofortige Tieflagerung des Kopfes, daneben ein Aderlaß und Anregungsmittel für Herz und Kreislauf. Daß man zur Vermeidung der Luftembolie Kranke, denen man wahrscheinlich mit der Pneumothoraxnadel die Lunge verletzt hatte, liegenläßt, so besonders bei jedem vergeblichen Anlageversuch, habe ich vorhin schon erwähnt.

Eine weitere Komplikation ist der Spontanpneumothorax. Wenn keine bedrohliche Atemnot auftritt, bedarf er keiner besonderen Behandlung. Entsteht eine dauernde Lungenfistel, so bleibt meist ein eitriges Exsudat nicht aus, dessen Behandlung nachher erwähnt wird. Wenn die Verletzungsstelle der Lunge einen Eintritt von Luft in den Pneumothorax erlaubt, aber keinen Rückfluß in den Bronchus, so entsteht ein Spannungs- oder Ventilpneumothorax, der meist bald lebensbedrohend wird. Es muß durch Ablassen von Luft für Entlastung von Atmung und Kreislauf gesorgt werden. Wenn sich der Pneumothorax immer wieder füllt, ist eine Dauerkanüle in die Brustwand einzulegen, deren äußere Öffnung mit einem Gummifingerling verschlossen wird, in dessen Kuppe ein kleines Loch zu schneiden ist. Der Fingerling wirkt als Ventil, das ein Entweichen der Luft aus dem Brustraum erlaubt, aber keine Luft von außen in diesen einströmen läßt.

Ein Exsudat tritt beim Pneumothorax so häufig auf, daß es, falls es fieberlos verläuft, und die Organe nicht sehr verdrängt, kaum als Komplikation zu werten ist. Gar nicht selten wirkt es sogar auf die Heilung und auf den Schluß der Kaverne günstig ein. Auch wenn Exsudat vorhanden ist, muß der Pneumothorax auf jeden Fall erhalten bleiben. Wird die Verdrängung zu groß, so muß Exsudat abgesaugt und durch Luft ersetzt werden. Ein eitriges Exsudat kann häufig durch Spülung mit verschiedenen Desinfizientien beseitigt oder doch soweit beruhigt werden, daß es lange Zeit — oft jahrelang — ohne zu schaden und ohne sich zu vergrößern, ruhig bleibt. Läßt sich ein Exsudat nicht völlig entfernen, so darf für die Dauer nur ein verhältnismäßig kleines Exsudat von etwa 300—400 ccm Inhalt liegenbleiben. Bei einem größeren ist die Gefahr einer Fistelbildung durch Perforation zum Bronchus zu groß. Es muß deshalb von Zeit zu Zeit abpunktiert werden, auch wenn es völlig fieberfrei ist und keine Verdrängungserscheinungen macht. Sehr schwierig ist es, ein mischinfiziertes fieberhaftes Exsudat so zu beseitigen, daß ein vorhandener Pneumothorax nachher weitergeführt werden kann, aber auch das gelingt in einzelnen Fällen. Läßt sich das eitrige Exsudat z. B. bei einer Lungenfistel nicht durch Spülung fieberfrei gestalten, so ist, wenn eine operative Behandlung überhaupt Erfolg verspricht, eine BÜLAUsche Drainage anzulegen. Auch dann kann sich nach Entfieberung die Öffnung für die Drainage schließen und so ein wirksamer Pneumothorax entstehen; meist bleibt aber eine Resthöhle, die durch Plastik beseitigt werden muß. Die Plastik ist tunlichst entfernt von der Fistel aseptisch durchzuführen.

Das sind die wesentlichen Komplikationen des Pneumothorax. Sie alle dürfen nicht dazu führen, daß man einen Pneumothorax vorzeitig eingehen läßt, wenn seine Unterhaltung irgendwie möglich und für die Ausheilung der Lungentuberkulose noch erfolgversprechend ist.

Die Frage, wie lange ein Pneumothorax unterhalten werden soll, ist oft besprochen worden. *Er sollte wenigstens 2 Jahre nach Beseitigung der Kaverne und nach Verschwinden der Bacillenausscheidung unterhalten werden*. Es ist nicht zweckmäßig, einen Pneumothorax, der zur Beseitigung einer Kaverne dienen soll, nur kurze Zeit zu unterhalten, auch dann nicht, wenn es sich um eine Frühkaverne handelt. Es ist auch nicht richtig, ihn in den Wintermonaten zu beendigen, da Winter und Frühjahr Zeiten sind, die den Kranken besonders gefährden. Bei jugendlichen Kranken, oder wenn eine große Tertiärkaverne bestanden hatte, ist die Unterhaltung des Pneumothorax für ein weiteres Jahr dringend ratsam. Der Pneumothorax braucht keineswegs grundsätzlich in der Heilstätte aufgelassen zu werden. Nur wenn besondere Gründe eine Beobachtung notwendig machen, die ambulant nicht durchzuführen ist, oder, wenn von vornherein wahrscheinlich ist, daß durch eine Ergänzungsoperation die bisher durch Pneumothorax behandelte Lunge entspannt werden muß, ist es zweckmäßig, den Pneumothorax unter Beobachtung in der Heilstätte oder im Krankenhaus aufgehen zu lassen. War die ursprüngliche Kaverne sehr groß, oder ist die Schrumpfung der Lunge so erheblich, daß beim Auflassen des Pneumothorax ein zu starker Zug auf die Narbengebiete ausgeübt wird, so kann man die vollständige Ausdehnung verhindern durch Einlassen einer entsprechenden Menge Öl in den Brustraum. Sonstige Indikationen für die Einfüllung von Öl in den Brustraum haben sich nicht bewährt. Mehr als 150 ccm Öl einzufüllen ist nicht zweckmäßig, weil die Gefahr besteht, daß bei einer größeren Ölmenge noch nach Jahren eine Fistel auftritt. Eine zunächst größere Ölmenge sollte deshalb nach einiger Zeit durch Punktion verkleinert werden. Häufiger wird es auch notwendig, zur Entspannung einer stark geschrumpften Lunge das Zwerchfell zu lähmen.

Die Erfolge der Pneumothoraxbehandlung sind in vielen Statistiken zusammengestellt. Da sie aber weitgehend abhängig sind von der Art der Erkrankungen und der Durchführung der Behandlung, sagen Statistiken nicht viel. Sicher ist, daß eine früh begonnene sowie gut und lange genug durchgeführte Behandlung wesentlich bessere Erfolge hat als eine zu spät begonnene und zu früh abgebrochene. Eine ausreichende Dauer der Behandlung ist also notwendig, um den Erfolg zu sichern. Viel besser als Statistiken zeigt die persönliche Erfahrung, wie segensreich die Kollapsbehandlung ist. Eindrucksvoll ist ihr Erfolg, wenn sich bei den Kranken unmittelbar nach Beginn der Kollapsbehandlung eine Wendung zum Bessern zeigt. Viel weniger sichtbar ist er, wenn der Kranke vor der Behandlung in ausgezeichnetem Allgemeinzustand und frei von Beschwerden ist. Das sind viele Kranke, die nur an einer Frühkaverne oder einer stabilisierten Kaverne mit stabilisierten Herden in ihrer Umgebung leiden. Jahrelange Fürsorgeerfahrung hat gezeigt, was aus Erkrankungen dieser Art wird, wenn keine Kollapsbehandlung stattfindet. Manche heilen ohne besondere Behandlung aus. Wenn sie aber nicht in kurzer Zeit deutliche Zeichen der Besserung zeigen, so werden fast all diese Tuberkulosen über kurz oder lang zu einer schweren Schwindsucht, auch wenn zunächst das Allgemeinbefinden durch irgendeine Behandlung, auch durch Heilstättenkur, erheblich gebessert wurde. Durch Kollapsbehandlung können die meisten Erkrankungen dieser Art für die Dauer geheilt werden. Öfter brachte der Pneumothorax Kranken Heilung, die in manchmal langen Heilstättenkuren nicht erreicht wurde. Einzelne von ihnen hatten mittlerweile in beiden Lungen Kavernen bekommen. Der nach ihrer Kur angelegte Pneumothorax brachte diese zum Schwinden, während die Kranken ihrer Arbeit nachgingen.

Ein unvollständiger und dadurch unwirksamer Pneumothorax kann oft durch Ergänzungsoperationen wirksam gestaltet werden. Als Ergänzungsoperationen kommen in Frage die Strangdurchtrennung, die Zwerchfellähmung und neuerdings der extrapleurale Pneumothorax. Auch eine Plastik kann gelegentlich einen Pneumothorax wirksam gestalten. Sie wird aber mehr als selbständige Behandlung an Stelle eines nicht möglichen Pneumothorax angewendet. Als selbständige Operationen werden bisweilen auch die Zwerchfellähmung gebraucht, und häufiger der extrapleurale Pneumothorax. Beim unvollständigen Pneumothorax ist gelegentlich doch der Teil der Lunge völlig entspannt, der die Kaverne enthält. Wir sprechen dann von einem Selektivpneumothorax, der oft recht gut wirksam ist, da die Atmung wenig gestört wird bei genügendem Kollaps der Kaverne. Meist sind aber die Verwachsungen zwischen den Pleurablättern so, daß die Entspannung der Lunge und damit ein Kollaps der Kaverne entweder erschwert oder verhindert wird. Solche Verwachsungen ziehen sich unter der Wirkung des Pneumothorax häufig zu Strängen und Segeln von verschiedener Dicke und Länge aus. Nur wenn sie der Heilung hinderlich sind, soll man versuchen, sie durch die von JACOBÄUS angegebene, mit Hilfe der Thorakoskopie durchzuführende Kaustik zu durchtrennen. Vor einem Versuch sollte man etwa 6 Wochen oder länger den Pneumothorax nachgefüllt haben, damit sich die Stränge bindegewebig ausziehen. Es ist nicht möglich, im Rahmen eines kurzen Vortrages auf die Einzelheiten der Technik dieser Operation einzugehen. Sie besteht darin, daß man mit einem Troikar durch einen Zwischenrippenraum geht, durch ihn eine Optik mit Beleuchtung in den Brustraum schiebt und sich mit ihrer Hilfe das Innere des Brustraums ansieht. Sind die Stränge so, daß sie durchbrannt werden können, so geht man an geeigneter Stelle mit einem zweiten Troikar ein, durch den man den Kauter führt. Es gibt Instrumente, bei denen Optik und Kauter durch einen Troikar geschoben werden. Es wird Heißkaustik oder Diathermie zur Durchtrennung der Stränge verwandt, beide Arten haben ihre Anhänger. Der Diathermie wird nachgesagt, daß sie Blutungen verhindert. Sie erfordert aber mehr Zeit und auch bei Anwendung der Heißkaustik sieht ein erfahrener Operateur nur sehr selten eine Blutung, während der Gebrauch der Diathermie auch nicht vor dem Auftreten einer Blutung schützt. Wenn aber eine solche auftritt, ist die Blutstillung mit Diathermie wohl leichter. Völlig verfehlt erscheint mir die Durchtrennung von Strängen mit chirurgischen Methoden nach Eröffnung des Brustkorbes, wie SAUERBRUCH sie empfiehlt. Zwar hat er Recht, wenn er darauf hinweist, daß Lungenfisteln und schwere Empyeme nicht ganz selten im Anschluß an Kaustiken auftreten. Bei guter Indikation und guter Methodik sind aber diese Zufälle doch recht selten. Sie werden nach chirurgischer Methode nicht etwa vermieden, sondern sind noch viel häufiger. Es sind so schwere Komplikationen, daß sie zu größter Vorsicht mahnen.

Die Ergebnisse der Thorakokaustik hängen weniger von der Methodik ab, als von der Sorgfalt und der Erfahrung des Arztes, der sie anwendet. Bei guter Anzeige und guter Technik ist die Zahl der Schädigungen, die der Kaustik zur Last gelegt werden können, nicht so groß, daß sie nicht durch ihre Erfolge bei weitem aufgewogen würden. Es ist Übung und Erfahrung notwendig, um zu beurteilen, ob die vorhandenen Stränge gefahrlos durchtrennt werden können. Die Wahrscheinlichkeit, daß gefährliche Zwischenfälle eintreten, ist meist um so größer, je breiter und kürzer die Stränge sind, je mehr sich das Lungengewebe in sie hineinzieht und je näher sie großen Gefäßen liegen. Die Zwischenfälle sind insbesondere Blutungen und die Entstehung einer Lungenfistel mit nachfolgendem Empyem.

Gefährliche Blutungen entstehen meiner Überzeugung nach, wenn man in allzu großer Nähe von großen Gefäßen kauterisiert, vielleicht auch durch gelegentliches Hineinziehen eines Intercostal- oder Lungengefäßes in den Strang. Die Stränge sind aber doch sehr selten mit so starken Gefäßen durchzogen, daß eine bedrohliche Blutung aus ihnen zu befürchten ist.

Das Entstehen einer Fistel hat verschiedene Ursachen. Teils mag es vorkommen, daß die Lungenoberfläche direkt angebrannt wird, oder Lungengewebe weit in den durchtrennten Strang hineinreicht. Durch Erfahrung und Sorgfalt lassen sich solche Lungenfisteln mit großer Wahrscheinlichkeit vermeiden. Trotz größter Sorgfalt sahen wir aber vereinzelt das Auftreten eines vorübergehenden Spontanpneumothorax. Eine Erklärung dafür suchten wir entweder darin, daß sich auch in längere Stränge makroskopisch nicht sichtbares Lungengewebe bis nahe an die Brustwand hineinzieht, oder daß beim Stehenbleiben einzelner Stränge die geänderte Zugwirkung in der Lunge zum Einreißen gefährdeter Stellen führt. Wird allzu nahe an der Lungenoberfläche gebrannt, so kann die Brandstelle sich in ein kleines Geschwür umwandeln, das im Laufe von Wochen die Lungenoberfläche zerstören und so zur Bildung einer Fistel führen kann. Die meisten Spätfisteln entstehen wohl auf diese Weise. Der Fistelbildung folgt fast stets ein mischinfiziertes Empyem. Wenn die Fistel sich wieder schließt, gelingt es nicht selten, ein solches Empyem durch Spülung wieder keimfrei zu machen. Gelingt das nicht, so muß nach der bei der Empyembehandlung angegebenen Methode durch Bülau-Drainage und Plastik Heilung versucht werden.

Die bisher besprochenen Verfahren zur Entspannung der Lunge erfordern einen wenigstens teilweise freien Pleuraraum. Häufig sind die Pleurablätter aber in so großer Ausdehnung verwachsen, daß ein ausreichender Pneumothorax auch mit Hilfe von Ergänzungsoperationen nicht möglich ist. Um bei dieser Lage die Lunge genügend zu entspannen, muß der Brustraum auf andere Weise verkleinert werden. Die ungefährlichste Operation hierzu ist eine Verkleinerung des Brustraums durch die Zwerchfellähmung. Das Zwerchfell wird gelähmt, indem man den Zwerchfellnerven kurz nach seinem Abgang aus dem Plexus cervicalis, dort, wo er den Musculus scalenus ant. kreuzt, aufsucht und ihn quetscht, vereist oder durchschneidet. Nach der Durchschneidung wird meist das zum Zwerchfell ziehende Ende herausgezogen, um auch etwaige

Nebenwurzeln zu beseitigen. Quetschung und Vereisung werden angewendet, wenn man eine Zwerchfellähmung von vorübergehender Dauer wünscht. Sie hält meist einige Monate an. Als selbständige Operation verspricht die Zwerchfellähmung Erfolg bei Herden in den unteren Lungenteilen. Aber nach der Beobachtung, die schon TURBAN machte, daß eine Entspannung der Lunge an irgendeiner Stelle oft der Gesamtlunge zugute käme, wird auch bei Erkrankungen in den oberen Lungenteilen nicht selten eine Besserung oder Heilung nach Zwerchfellähmung gesehen. Die Röntgenkymographie soll, wie VON DER WETH und KREMER angeben, über die Wirksamkeit der Zwerchfellähmung auf Oberlappenprozesse Schlüsse zulassen. Die Bedeutung der Zwerchfelllähmung als selbständige Operation wurde noch vor kurzem überschätzt. Es wird jetzt eine strengere Indikationsstellung verlangt, insbesondere auch deshalb, weil, wie BEITZ zeigte, die Zwerchfellähmung doch einen erheblichen Teil des atmungsfähigen Lungengewebes ausschaltet. Noch brauchbare Atmungsfläche muß aber dem Tuberkulösen nach Möglichkeit erhalten bleiben. Als Hilfsoperation, um eine nach Pneumothoraxbehandlung geheilte Lunge zu entspannen, wurde die Zwerchfellähmung schon erwähnt. Eine weitere Bedeutung hat sie als Test- und Voroperation vor einer Pneumolyse oder einer Plastik, die notwendig ist wegen der Ausdehnung der tuberkulösen Prozesse, oder weil eine Empyemhöhle durch Plastik zum Schwinden gebracht werden soll. Da der noch vorhandene Muskeltonus auch dann dem Kollaps entgegenwirkt, wenn das Zwerchfell bei der Atmung anscheinend stillsteht, ist es oft zweckmäßig, ihn durch Phrenicusexhairese zu beseitigen. Die Gefahren der Zwerchfellähmung sind verhältnismäßig gering. Immerhin sind neben Verwechslungen der Nerven tödliche Zwischenfälle, schwere Blutungen und Luftembolien vorgekommen. Ich selbst habe eine tödliche Luftembolie dadurch erlebt, daß im Venenwinkel eine tuberkulös erkrankte Drüse angewachsen war. Diese wurde beim Spreizen der Operationswunde unabsichtlich gelöst. Es entstand an ihrer Ansatzstelle ein kleiner Riß in der Venenwand, durch den, ohne daß es zu einer Blutung kam, in wenigen Atemzügen eine solche Luftmenge einströmte, daß der Tod in wenigen Minuten eintrat. Unangenehme Nachwirkungen insbesondere für die Verdauung werden gelegentlich besonders bei linksseitiger Zwerchfellähmung und sehr starkem Zwerchfellhochstand beobachtet,.

Es bleiben noch zwei grundsätzlich verschiedene Arten von Operationen zu besprechen, die das Ziel haben, die Lunge zu entspannen, die Lösung der Lunge, die Pneumolyse, und die Veränderung der Brustwand selbst durch Herausnahme von Rippen, die Thorakoplastik. Beide Arten werden für sich allein oder miteinander kombiniert angewandt. Bei der bisher gebräuchlichsten Art der Pneumolyse wurde der geschaffene Raum nach dem Vorgehen BÄRS vollständig mit einer Paraffinplombe ausgefüllt. Die Lungenoberfläche darf bei der Lösung auf keinen Fall verletzt werden, sonst tritt eine schwere Vereiterung des extrapleuralen Raumes ein und das Paraffin wird ausgestoßen. Das Paraffin ist ohnehin für den Organismus ein Fremdkörper, es wird deshalb nicht ganz selten auch bei nicht durch die Operation verletzter Lungenoberfläche nach Jahren noch ausgestoßen. Es sucht sich einen Weg entweder durch die Haut oder häufiger durch einen Bronchus ins Freie. Das Plombenbett wird dabei infiziert, so daß eine Entfernung der Plombe und eine Plastik zur Beseitigung des leeren Raumes notwendig wird. Oft tritt aber zugleich mit der Ausstoßung der Plombe und der damit verbundenen Eiterung eine so schwere Schädigung des Allgemeinbefindens ein, daß der Kranke stirbt, oft nach längerem Siechtum. Je größer die Plombe ist, desto schlechter erträgt sie der Organismus. Sie soll daher nach Möglichkeit nicht schwerer als 300—400 g sein. Eine große Plombe rutscht auch leicht ab, d. h. sie bleibt nicht in ihrem künstlich geformten Bett, sondern wandert ihrer Schwere folgend, in den unteren Brustraum. Der Hauptnachteil der Plombe ist aber der, daß sie die Lunge in einer bestimmten Lage fixiert. Die kavernisierten Lungenteile werden zusammengedrückt. Es gelingt aber meist nicht, eine Kaverne zusammenzudrücken, sie weicht dem Druck aus, ohne daß ihre Wände sich aneinanderlegen. Es ist richtiger, die Lunge möglichst weitgehend zu mobilisieren, und die gelöste Lunge frei beweglich in dem geschaffenen Raum zu erhalten, dann kann die natürliche Narbenschrumpfung die Kaverne besser zum Schwinden bringen. Man ist deshalb gerade in der letzten Zeit dazu übergegangen, eine weitgehende Pneumolyse auszuführen, aber den geschaffenen Raum nicht mit festem Paraffin, sondern ihn, soweit er nicht Exsudat enthält, mit Luft oder Öl zu füllen. Hierbei ist der Größe der Lösung keine Schranke gesetzt, im Gegenteil ist eine recht weitgehende Lösung erwünscht, denn dann kann die Lunge in dem formbaren Medium, das die extrapleurale Höhle füllt, den natürlichen Narbenzug in Richtung der Kaverne wirken lassen. Der extrapleurale Pneumothorax muß einige Zeit erhalten werden. Die Erfahrungen über die nötige Dauer der Unterhaltung sind noch gering, doch ist sie anscheinend viel kürzer als beim intrapleuralen Pneumothorax. Vielfach wird Öl eingefüllt. Hierüber gilt das gleiche, was beim intrapleuralen Pneumothorax darüber gesagt wurde. Es soll nur dazu dienen, eine vorzeitige Verklebung der Pneumothoraxwände und eine allzu starke Wiederausdehnung der Lunge zu verhindern. Es ersetzt also nach der Heilung den Raum, der dem Lungenvolumen durch Schrumpfung des Gewebes verlorenging.

Schon kurz nach dem Kriege haben ULRICI und ich als sein damaliger Oberarzt solche Lösungen der Lunge gemacht und versucht, den gewonnenen Raum mit Luft zu füllen. Wir hatten nur wenig Erfolg, meist verklebte der Pneumothorax wieder oder er lief voll Blut oder vereiterte. Wir gaben deshalb diese Methode wieder auf. Heute ist sie wesentlich vervollkommnet. In ihrer neuen Form lernte ich sie bei GRAF, SCHMIDT und HEIN kennen. Auch hier ist die Methode wieder aufgenommen worden. Sie leidet immer noch darunter, daß der geschaffene Raum leicht wieder verklebt oder sich mit Blutgerinnseln füllt. HEIN legt deshalb eine Plombe ein, die er einige Monate liegenläßt, um alsdann die Thorakoplastik zu machen. Der Vorschlag, eine Plombe einzulegen und sie nach kurzer Zeit durch eine Plastik zu ersetzen, ist von DIEHL an der hiesigen Anstalt schon vor längerer Zeit gemacht worden. Als Voroperation für die Plastik mit zeitweiser Paraffinfüllung bietet die Pneumolyse den Vorteil, daß die Kaverne schon zum Teil eingeengt wird und daß das Mediastinum starrer wird, so daß der folgenden Plastik mit größerer Sicherheit ein Erfolg beschieden ist. Der Nachteil der Plombe, daß die Lunge nicht bis zum Schwinden der Kaverne beweglich ist, bleibt aber bestehen. Inzwischen habe ich versucht, die Verklebung des gewonnenen Raums und seine Ausfüllung mit einem Blutkuchen dadurch zu verhindern, daß ich eine zu einem dünnen Schlauch zusammengefaltete Mullbinde als Tampon einlegte. Sein Ende wird durch einen der oberen Intercostalräume herausgeführt und die Haut darüber vernäht. Nach 24 Stunden wird die Binde unter Lösung einer kleinen Nahtstelle herausgezogen. Die Methode scheint die Erhaltung eines guten und leicht nachfüllbaren extrapleuralen Pneumothorax zu sichern.

Die plastische Veränderung der Brustwand durch Herausnahme von Rippen, die meist subperiostal erfolgt, kommt überall zu ihrem Recht, wo die anderen Methoden nicht möglich oder ungenügend wirksam sind. Angegeben wurde sie hauptsächlich von Schede, Quincke, Spengler u. a. In Deutschland bekanntgemacht wurde sie hauptsächlich von Brauer und Sauerbruch. Brauer legte besonderen Wert auf die subscapulare Rippenresektion, er nahm unter dem Schulterblatt größere Rippenstücke fort, damit das Schulterblatt gut einsinken konnte. Sauerbruch forderte die Entspannung der ganzen Lunge durch Herausnahme kürzerer paravertebraler Rippenstücke, und den Beginn der Operation, die vielfach in einzelnen Sitzungen gemacht wird, über den unteren Lungenabschnitten. Er hoffte so Aspirationspneumonien zu verhindern. Es hat sich später gezeigt, daß man einen gesunden Unterlappen weitgehend erhalten kann. Die besonders von Graf empfohlene Spitzen- und Oberlappenplastik hat sich daher durchgesetzt. Es hat sich gezeigt, daß die Gefahr einer Aspirationspneumonie durch Operationsbeginn in der Spitze nicht vergrößert wird. Um den Kollaps der meist im Oberlappen gelegenen Kaverne herbeizuführen, ist aber eine viel weitergehende Entknochung der Brustwand notwendig als sie früher üblich war. Es wird deshalb sogar vorgeschlagen, vorne Teile des Sternums und hinten die Querfortsätze der Wirbel mitfortzunehmen. Gegenüber der weitgehenden Entknochung der oberen Brustteile ist ein Kollaps über dem Unterfeld oft nicht notwendig, so daß die unteren Lungenabschnitte der Atmung erhalten bleiben können.

Die Thorakoplastik ist die eingreifendste Art der Kollapsbehandlung, nicht nur wegen der großen Wunde und des Operationsshocks, sondern auch wegen der brüsken Änderung von Atmung und Kreislauf, insbesondere durch Druck auf die Mediastinalorgane. Außerdem gehen die durch Thorakoplastik stillgelegten Lungenteile der Atmung dauernd verloren. Die Thorakoplastik ist deshalb — wie schon gesagt wurde — nur dann angezeigt, wenn keine andere Art der Kollapsbehandlung Erfolg verspricht. Vor allem ist sie nicht geeignet, eine fortschreitende Tuberkulose zum Stillstand zu bringen, weil sie die Kräfte des Organismus so sehr beansprucht, daß die Abwehr gegen die Tuberkulose nicht gehoben, sondern zunächst verschlechtert wird. Erst wenn die Schäden der Operation überwunden sind, kommen die für die Heilung der Tuberkulose besseren mechanischen Bedingungen auch in einer Besserung der Abwehr zur Auswirkung. Es gehört viel Erfahrung dazu, zu beurteilen, ob bei einer nicht sicher ruhenden Tuberkulose eine Plastik angezeigt ist. Immer sollte vor der Operation eine Darmtuberkulose durch Röntgenuntersuchung ausgeschlossen werden. Auch müssen Lungen-, Herz- und Nierenfunktion besonders sorgfältig geprüft werden. Während viele Operateure die ärztliche Erfahrung in Verbindung mit den üblichen klinischen Untersuchungen zur Indikationsstellung für ausreichend halten, betonen andere, wie Schmidt, Kremer und Ulrici, daß Elektrokardiogramme und Funktionsprüfungen von Herz und Lunge mit dem Stoffwechselapparat die Indikation weiter stellen lassen und eine bessere Dosierung der Operation erlauben. Notwendig ist, daß man in einer Sitzung dem Kranken nicht mehr zumutet, als er nach seinen Kräften ertragen kann. Es scheint auch wichtig, daß man die einzelnen Operationsabschnitte so gestaltet, daß zwischen ihnen beliebig lange Pausen liegen können. Es ist nicht gut, wenn man schon, weil das Periost der herausgenommenen Rippen zu verknöchern droht, zur zweiten Operation schreiten muß, obwohl der Kranke sich von der ersten Sitzung noch nicht richtig erholt hat. Graf, Schmidt u. a. nehmen deshalb kleine Rippenstücke mit Periost heraus, damit keine vorzeitige Verknöcherung des Periostschlauches eintritt. Sie bleiben so frei in der Wahl des Zeitpunktes der zweiten Operation. Die Plastik wird unterstützt oder ergänzt durch Pneumolyse, kleine Plomben, durch plastische Einlagerungen von Muskeln oder Fettgewebe, durch Lähmung des Zwerchfells und ähnliche Maßnahmen. Für die Bemessung der Ausdehnung der Plastik gilt, daß das krankhafte Gewebe voll entspannt werden muß, daß aber von dem gesunden Lungengewebe soviel wie möglich zu erhalten ist.

Die Erfolge der Plastik sind zum Teil ausgezeichnet, im Durchschnitt aber immer noch recht unbefriedigend, denn ein nicht kleiner Teil der Kranken wird nicht bacillenfrei. Der behandelnde Arzt sollte sich nicht damit zufrieden geben, daß ein oder mehrere Male Tuberkelbacillen nicht gefunden werden. Es ist nicht immer leicht, sie nachzuweisen, auch wenn sie ausgeschieden werden. Man ist gar zu gern geneigt, an den Erfolg der Behandlung zu glauben, und wertet deshalb auch die negativen Ergebnisse der Auswurfuntersuchung, während nur die positiven beweisend sind. Ein einmaliger Nachweis von Tuberkelbacillen hebt vielfache vorhergehende vergebliche Versuche, sie nachzuweisen, auf. Wenn die Kaverne noch deutlich vorhanden ist, muß man annehmen, daß Bacillen ausgeschieden werden, auch wenn ihr Nachweis nicht gelingt. Für die Indikationsstellung und für die Kontrolle des Erfolges der Operation hat uns in letzter Zeit die von Chaoul, Frik u. a. durchgearbeitete Röntgenschichtaufnahme ein weiteres Hilfsmittel in die Hand gegeben. Wenn ich sagte, daß die Ergebnisse der Thorakoplastik mit Hinsicht auf die Bacillenausscheidung noch unbefriedigend sind, so muß ich betonen, daß sie in bezug auf die klinische Beruhigung des Krankheitsbildes besser sind, weil anscheinend die von der Atmung ausgeschaltete Lunge weniger Neigung hat, die Keime zu verbreiten und damit zu neuen Schüben der Tuberkulose Veranlassung zu geben. Die Wiederherstellung der Arbeitsfähigkeit wird dadurch beeinträchtigt, daß der mit Plastik Behandelte recht oft ein ausgesprochenes Krankheitsbewußtsein behält. Selbst wenn eine weitgehende Arbeitsfähigkeit vorhanden ist, traut der Kranke sich doch in den seltensten Fällen zu, sie voll auszunutzen, insbesondere dann nicht, wenn der Fortfall eines Rentenbezuges in Frage steht.

Weil die Erfolge noch vielfach enttäuschen, wird immer wieder versucht, die Ergebnisse der Plastik zu verbessern, oder sie durch weniger eingreifende und wirksamere Operationen zu ersetzen. Das ist auch zweifellos gelungen. Es hat den Anschein, daß für viele Kranke an Stelle der Plastik die extrapleurale Pneumolyse mit Erhaltung eines Pneumothorax oder mit Herstellung eines Oleothorax ein besserer Ersatz ist. Sicher ist jedenfalls, daß die Plastik noch keineswegs Standartoperation geworden ist. Bei keiner Operation ist Schematismus so verhängnisvoll wie bei ihr. Die Plastik steht nicht isoliert innerhalb der Kollapsbehandlung, sondern sie ist ein Teil von ihr, der sinnvoll mit den anderen Verfahren der Kollapsbehandlung kombiniert werden muß. Es ist daher richtig, daß die gesamte Kollapsbehandlung in Händen eines Arztes liegt, der alle Verfahren voll und ganz beherrscht und deshalb völlig frei in der Wahl seiner Mittel ist. Er sollte aber nicht nur die Technik beherrschen, sondern darüber hinaus ein erfahrener Tuberkulosearzt sein, der die Kräfte seiner Kranken richtig einzuschätzen vermag und auch beurteilen kann, wie seine Maßnahmen auf den Verlauf der Tuberkulose einwirken. Nur dann kann er bei seinen Kranken mit den geringsten Mitteln die beste Wirkung erzielen. Auch weil die oft lang hingezogene Behandlung die vertrauensvolle Bindung des Kranken an seinen Arzt notwendig macht, ist es richtig, daß die Behandlung in einer Hand liegt, denn der Arzt muß die Kollapsbehandlung bis zum Schwinden der Kaverne und dem Aufhören der Tuberkelbacillenausscheidung durchführen. Das erfordert von ihm ein zielbewußtes Aneinanderfügen der für den einzelnen Kranken notwendigen Maßnahmen, von dem Kranken einen festen Glauben an das Können seines Helfers. Die Durchführung der Behandlung bis zum vollen Erfolg verlangt ULRICI mit Recht, wenn er in Kreuznach sagte:

„Die Kollapsbehandlung geht konsequent bis zum Ziel, oder sie ist keine Kollapsbehandlung."

Die Tuberkulose der oberen Luftwege.

Von

TH. KAISER-Sommerfeld.

Die Tuberkulose der oberen Luftwege, insbesondere die Tuberkulose des Kehlkopfs ist bekanntlich eine sehr häufige Komplikation der offenen Lungentuberkulose; isolierte Kehlkopftuberkulose kommt praktisch nicht vor, Kehlkopftuberkulose bei geschlossener Lungentuberkulose recht selten.

Da diese Komplikation in ihren Anfängen nicht selten fast symptomlos verläuft, ist es unbedingt notwendig, bei jedem Tuberkulösen, der in unsere Behandlung kommt, die oberen Luftwege zu untersuchen. Dabei sind zu beachten: Lippen, Zunge, Zungengrund, harter und weicher

Gaumen, Gaumenbögen, Tonsillen, Epiglottis und das Innere des Kehlkopfs. Auch eine Besichtigung von Nase und Ohren muß angeschlossen werden. Auf die Technik des Kehlkopfspiegelns kann hier nicht näher eingegangen werden.

Wenden wir uns nun als dem Wichtigsten der Erkrankung des Kehlkopfes zu, so haben wir zu unterscheiden zwischen spezifischen und unspezifischen Erscheinungsformen.

I. Die unspezifische Laryngitis.

Die unspezifische Laryngitis ist charakterisiert durch eine mehr oder weniger ausgiebige Rötung und Schwellung der Schleimhäute, sei es in ihrer Gesamtheit, sei es auf einzelne Abschnitte, etwa auf Stimm- und Taschenbänder beschränkt. Knötchen, Infiltrate und Schleimhautdefekte, die Charakteristika der spezifisch-tuberkulösen Prozesse, fehlen. Die unspezifische Laryngitis ist fast immer eine Folge schweren und fruchtlosen Hustens, wenn zur Lösung winziger Sputummengen Serien von krampfhaften Hustenstößen ausgeführt werden müssen. Es kommt dann zu brennenden Schmerzen im Kehlkopf und zu beträchtlicher Heiserkeit, doch brauchen auch keinerlei Beschwerden vorhanden zu sein, obwohl laryngoskopisch die Schleimhäute diffus gerötet erscheinen.

Therapeutisch sind solche unspezifischen Laryngitiden in den meisten Fällen recht dankbar. Das wichtigste ist die Beseitigung oder Linderung des Hustens und damit die indirekte Schonung des Kehlkopfs. Es wäre nun falsch, aus Bequemlichkeit Codein oder ein anderes Narkoticum in genügender Menge zu verordnen. Natürlich läßt sich damit der Husten beseitigen, es entspricht aber nicht mehr unserer heutigen Auffassung, wenn ohne Not differente Medikamente verordnet werden. Wir dürfen und sollen in jedem Fall zunächst versuchen, mit harmloseren Mitteln zum Ziel zu kommen. Auf Hustendisziplin ist großer Wert zu legen, da hiermit allein schon viel erreicht werden kann. Körperwarme Brustwickel und Inhalationen mit Kamillendampf wirken oft schleimlösend und drücken damit den Husten auf das erträgliche und zur Expektoration notwendige Maß herab. Inhalationen müssen immer erst als Versuch durchgeführt werden, da sie von manchen Kranken als unangenehm und hustenreizsteigernd empfunden werden. Auch Kaltinhalationen (Wiesbadener Inhalator), etwa mit Inspirolglycerin, können mit guter Wirkung herangezogen werden.

Zur Unterstützung wird wohl immer ein Expektorans gegeben werden. Wir ziehen seit Jahren den Infus. Rad. Ipecacuanhae F.M.B. allen anderen Expektorantien vor. Er verbindet die beste Wirksamkeit mit dem Vorzug, den Appetit nicht zu beeinträchtigen. Die vielen von der Industrie auf den Markt gebrachten Expektorantien sind entbehrlich, sie leisten nur selten mehr und sind teurer.

Erst wenn wir damit keine Besserung des Hustens zu erreichen vermögen, sind wir berechtigt, zu stärkeren Hustenmitteln zu greifen. Bei quälendem Reizhusten ist es empfehlenswert, diese stoßweise zu geben, d. h. nur für kurze Zeit aber in genügender Dosierung, z. B.

5—6mal täglich 0,005 Dicodid, so daß für einen oder mehrere Tage der Husten auf das notwendige Minimum reduziert wird. In dieser Zeit kommen die gereizten Schleimhäute zur Ruhe, von welchen sekundär wieder neue Hustenreize ausgegangen waren, so daß man dann sehr häufig auf das Narkoticum schon wieder verzichten kann.

Daß das Rauchen wie bei allen Kehlkopferkrankungen zu verbieten ist, bedarf keiner näheren Begründung.

Trotz aller dieser allgemeinen Maßnahmen kann man bei der unspezifischen Laryngitis als Begleiterscheinung der offenen Lungentuberkulose auf die Lokalbehandlung nicht verzichten. Hier steht weitaus an erster Stelle die Einträufelung von 5—10%igem Mentholöl. Die Feststellung einer Kehlkopfaffektion bei Tuberkulösen, sei sie spezifischer oder unspezifischer Natur, ist fast reflexartig verknüpft mit der nun folgenden Verabreichung von Mentholöl. Das hat durchaus seine Berechtigung, denn die Kranken empfinden fast ausnahmslos die Einträufelungen als angenehm und erleichternd. Das Menthol wirkt leicht anämisierend und anästhesierend und bedingt so die gute subjektive Wirkung. Erscheint die Schleimhaut des Kehlkopfs trocken oder lassen sich angetrocknete Schleimborken nachweisen, dann ist das Mentholturiopin dem einfachen Mentholöl vorzuziehen, weil das Turiopin, ein Koniferenextrakt, auf die Sekretion der Schleimdrüsen anregend wirkt und so das Abhusten des zähen Sekrets erleichtert.

Die Mentholeinspritzungen sollten stets vom Arzt unter Leitung des Spiegels bei Phonationsstellung des Kehlkopfs ausgeführt werden. Man spritzt sonst zu leicht am Kehlkopfeingang vorbei und führt damit natürlich eine symbolische Handlung aus.

Bei allen ausgedehnteren Entzündungen geben wir das Menthol täglich, und zwar so lange, bis sich die Besserung im Zurückgehen von Rötung und Schwellung kundgibt. Dann genügt es, die Einträufelung 2tägig, später nur noch 2mal wöchentlich zu machen.

II. Die spezifisch-tuberkulösen Kehlkopferkrankungen.

Die Mehrzahl der tuberkulösen Kehlkopferkrankungen darf man sich entstanden denken durch Eindringen der Bacillen aus dem Sputum in die durch mechanische Reize oberflächlich verletzte oder aufgelockerte Schleimhaut (sputogene Infektion). Wahrscheinlich bedarf es zum Angehen einer derartigen Infektion auch einer entsprechenden allgemeinen oder lokalen Disposition, da man sich sonst nur schwer vorstellen könnte, daß es bei vielen Kranken trotz wochenlang bestehender Laryngitis und reichlichen bacillenhaltigen Auswurfs nicht zu einer spezifischen Erkrankung kommt.

Die lymphogene Entstehung einer Kehlkopftuberkulose darf als Ausnahme angesehen werden, wenn sie überhaupt vorkommt.

Die Bedeutung der hämatogenen Kehlkopftuberkulose ist noch umstritten. Zweifelhaft hierbei ist aber nicht ihr Vorkommen überhaupt, sondern vielmehr die Häufigkeit ihres Auftretens im Verhältnis zur sputogenen Infektion. Während die hämatogene Form von manchen Seiten als selten angesehen wird, möchten wir uns der Ansicht anschließen, daß ihr doch eine beträchtliche Bedeutung zukommt. Das gilt besonders für die isolierte Epiglottistuberkulose, die ja recht häufig zu finden ist. Man trifft gerade diese Form der Kehlkopferkrankung in einem hohen Prozentsatz bei Tuberkulosen, die durch ihre übrigen Erscheinungsformen einwandfrei als hämatogen charakterisiert sind.

Wenn wir die Kehlkopftuberkulose einteilen in eine

1. produktiv-infiltrative Form,
2. exsudativ-ödematöse Form,
3. ulcerös-zerstörende Form,

so sind wir uns darüber klar, hiermit keine anatomisch einwandfreie Einteilung zu geben, sondern allein therapeutischen Bedürfnissen zu entsprechen. Auch sind die einzelnen Formen durchaus nicht scharf voneinander zu trennen, es bestehen vielmehr fließende Übergänge. Daß aus einer ursprünglich rein knötchenförmigen Kehlkopftuberkulose eine ödematöse werden kann, aus dieser wieder eine ulceröse, bedarf kaum besonderer Erwähnung.

Jede dieser Formen kann jeden Teil des Kehlkopfs befallen. Von umschriebenen, kaum stecknadelkopfgroßen Infiltraten an den Stimmbändern bis zu völligen ulcerösen Zerstörungen des ganzen Kehlkopfs gibt es alle Übergänge. Sie im einzelnen zu beschreiben, liegt nicht im Rahmen dieser auf die praktischen Bedürfnisse gerichteten Zusammenfassung. Es ist aber notwendig, sich bei dem einzelnen Kranken völlig darüber klar zu werden, welcher Form dessen Kehlkopferkrankung angehört und welche Teile des Kehlkopfs befallen sind. Danach richtet sich entscheidend die einzuschlagende Behandlung. Bevor diese besprochen wird, muß eine grundsätzliche Vorbemerkung gemacht werden.

Um sich darüber klar werden zu können, ob man eine tuberkulöse Erkrankung des Kehlkopfs palliativ oder aktiv-operativ behandeln soll, muß man sich über Ausdehnung und Prognose des zugrunde liegenden Lungenprozesses Gewißheit verschafft haben. Bietet die Lunge Aussicht auf wesentliche Besserung oder gar Heilung, dann ist es selbstverständlich, daß auch der Kehlkopfprozeß mit allen uns zur Verfügung stehenden Hilfsmitteln behandelt werden muß. Ist dagegen die Lungentuberkulose soweit fortgeschritten, daß Aussicht auf Besserung nicht mehr besteht, dann kann die Entscheidung schwer sein, ob überhaupt eine Lokalbehandlung des Kehlkopfs eingeleitet werden soll. Auf der einen Seite ist es durchaus möglich, eine Kehlkopftuberkulose zu heilen, während der Kranke an seiner Lungentuberkulose zugrunde geht, andererseits können wir aber auch durch lokale Maßnahmen die Kehlkopferkrankung entscheidend verschlechtern. Umgekehrt wird man bemüht sein wollen, seinen Kranken vor den quälenden Symptomen der terminalen Larynxphthise zu bewahren. Es ist daher oft sehr schwer, den richtigen Weg zu gehen zwischen dem Primum nihil nocere einerseits und dem laisser aller andererseits. Handelt es sich um eine ausgedehnte ulceröse Form mit deutlicher Dysphagie, dann bleibt, wie wir sehen werden, von vornherein nur palliative Behandlung übrig. Ist dagegen der Kehlkopfbefund in einem noch nicht extremen Stadium, dann tut man gut, ihn zunächst einige Zeit zu beobachten. Findet man eine deutliche Progredienz, dann werden alle lokalen Maßnahmen, wie Ätzungen oder

Kaustiken, nur verschlechternd wirken und müssen unterbleiben. Ergibt dagegen die Beobachtung einen mehr gutartigen Charakter, dann wird man eine Lokalbehandlung wagen dürfen.

Wir geben nun einen Überblick über die einzelnen

Behandlungsmethoden.

1. Schweigekur. Wie jedes tuberkulös erkrankte Organ zu seiner Heilung einer möglichst weitgehenden Ruhigstellung bedarf, so auch die Kehlkopftuberkulose. Es ist aber praktisch kaum durchführbar, einen Kranken mit wenig ausgedehntem Kehlkopfbefund, der ihm vielleicht kaum irgendwelche Beschwerden verursacht, einer mehrmonatigen strengen Schweigekur zu unterwerfen. Man wird sich hier besser darauf beschränken, den Kranken zu ermahnen, seine Stimme möglichst zu schonen, lautes Sprechen, Singen und vor allem Rauchen zu unterlassen. Bei schwereren Prozessen aber, besonders wenn sie mit Ödemen und den so alarmierenden Schluckbeschwerden einhergehen, muß auf strenge Durchführung des Schweigegebotes geachtet werden. Der Kranke bekommt Schreibblock und Bleistift und darf mit seiner Umgebung nur schriftlich verkehren. Vernünftige und energische Patienten unterziehen sich diesen Maßnahmen im allgemeinen leicht, zumal sie schon nach wenigen Tagen bemerken, wie günstig sich die Ruhe auf ihren Kehlkopf und die von ihm hervorgerufenen Beschwerden auswirkt.

2. Wärmebehandlung wird im allgemeinen von Kranken mit ausgedehnterem Kehlkopfbefund nicht gut vertragen und daher bei uns kaum angewandt. Hingegen machen wir von der Kälteanwendung (in Form der Eiskrawatte) gerne Gebrauch bei ödematösen Schwellungen, die zu Atem- und Schluckbeschwerden führen. Der Kranke empfindet die Kältewirkung angenehm, und auch objektiv kann Rückgang der Schwellung beobachtet werden.

Die Eiskrawatte legen wir auch nach jedem endolaryngealen Eingriff, besonders nach Kaustiken, an, um die Ausbildung stärkerer Schwellungen zu verhindern.

3. Mentholbehandlung. Regelmäßige Einspritzungen von 5 bis 10%igem Mentholöl wenden wir eigentlich bei allen spezifischen Erkrankungen des Kehlkopfs an, zumal sie von den Kranken fast immer sehr angenehm empfunden werden. Außerdem hat die regelmäßige Mentholbehandlung den Vorteil, daß sich der Kranke an das Spiegeln gewöhnt und meist den Würgreflex nach kurzer Zeit verliert. Zur Technik ist dem bei der unspezifischen Laryngitis Gesagten nichts hinzuzufügen.

4. Stauungsbehandlung. Die Anwendung der Bierschen Stauung vermag allein die Heilung einer Kehlkopftuberkulose nicht herbeizuführen, doch kommt ihr eine beträchtliche unterstützende Bedeutung bei den Formen zu, bei welchen der ulceröse oder infiltrierende Prozeß bereits zu Schluckbeschwerden geführt hat. Aber auch ohne diese Komplikation wenden wir die Stauung zur Unterstützung der sonstigen Maßnahmen gerne an. Es muß nur vorweg betont werden, daß die Stauung durchaus keine indifferente Methode ist und nicht in jedem Fall angewandt werden kann. Besonders in den Fällen, wo die Kranken durch ausgedehnte

Zerstörungen sehr gequält werden und der Hilfe am dringendsten bedürfen, wirkt die Stauung nicht selten verschlechternd. Man muß daher immer vorsichtig beginnen und sich selbst mehrfach davon überzeugen, daß die Binde richtig angelegt und die Stauung zunächst nur leicht ist. Reagiert der Kranke schon darauf mit verstärkten Beschwerden, dann läßt man die Stauung am besten ganz weg, da in solchen Fällen auch ihre fortgesetzte Anwendung keine Besserung zu bringen pflegt.

Die Staubinde selbst ist leicht herzustellen. Sie besteht aus einem 2 cm breiten Gummiband, das an einem Ende ein Häkchen, am anderen Ende etwa 6 Ösen in Abständen von $1^1/_2$ cm trägt. Auf die Mitte des Gummibandes wird eine weiche knopfartige Pelotte aufgenäht, die den Zweck hat, die Binde im Jugulum festzuhalten. Außerdem werden am Gummiband zwei mit je einer Schlaufe versehene Bänder angenäht, die durch die Achselhöhle gelegt werden können und so ein Abrutschen der Staubinde nach oben verhindern. Die Staubinde wird zunächst 3mal täglich je 10 Minuten angelegt, und zwar so, daß die oberflächlichen Venen am Hals leicht gestaut erscheinen und der Kranke die Stauung auch subjektiv als leichtes Druck- und Wärmegefühl empfindet. Wird diese leichte Dosierung gut vertragen, dann steigert man die Zeitdauer alle 2—3 Tage um je 5 Minuten. Möglichst soll eine Stauungszeit von 3mal 2 Stunden erreicht werden und diese ist dann über Wochen beizubehalten.

5. Röntgenbestrahlung. Wir bevorzugen die Anwendung der Röntgenstrahlen bei infiltrativen Prozessen an Taschenbändern, Aryhügeln und Epiglottis oder auch bei ulcerösen Tuberkulosen dieser Gebiete, wenn sie wegen ihrer Ausdehnung für eine Lokalbehandlung ungeeignet sind. Voraussetzung für die Röntgenbestrahlung ist ein noch genügender Allgemeinzustand, Fieberfreiheit und eine prognostisch nicht ganz aussichtslose Lungenerkrankung. Bei bestehender Dysphagie muß man vorsichtig sein, weil die nach der Bestrahlung häufig zu beobachtende lokale Reaktion dann unangenehm werden kann. Wir gehen so vor, daß abwechselnd die rechte und linke Kehlkopfseite in einer Größe von 6mal 8 cm bestrahlt wird. Gegeben wird aus einer Entfernung von 30 cm bei 3 mA, 180 kV und einer Filterung mit 0,5 mm Zn $^1/_{10}$ HED. Nach 3 Tagen erfolgt die Bestrahlung von der anderen Seite, nach einer Pause von 1 Woche abermals in 3tägigen Abständen jede Seite und so fort, bis jede Seite 6—8mal bestrahlt ist. Während der nun folgenden Pause von 3 Monaten wird die Wirkung abgewartet und beobachtet, worauf eine neue Serie in gleicher Dosierung folgen kann. Schädigungen durch die Röntgenbestrahlung haben wir nie gesehen, hingegen deutliche Rückbildungen bei zahlreichen Kranken.

6. Ultraviolettbestrahlung. Die früher viel geübte Bestrahlung des Kehlkopfinnern mit direktem Sonnenlicht unter Zuhilfenahme von Spiegeln wird nur noch selten ausgeführt und die Anwendung ultravioletter Strahlen wurde erst wieder versucht, als ihre unmittelbare Einwirkung auf die Kehlkopfschleimhaut mit Hilfe der wassergekühlten Quarzlampe nach Cemach möglich geworden war. Wir wenden jedoch die Cemach-Bestrahlung bei tuberkulösen Prozessen im Kehlkopf nur noch ausnahmsweise an, nachdem wir nur selten eine erfolgreiche

Einwirkung beobachten konnten. Nur bei Ulcerationen an der Epiglottis machen wir noch gelegentlich einen Versuch. Auf die ganz überragende Bedeutung der CEMACH-Lampe bei den tuberkulösen Geschwüren im Bereich der Mundhöhle wird bei der Besprechung dieser Erkrankungen eingegangen werden.

7. Ätzung mit Milchsäure. Die gute Wirkung der konzentrierten Milchsäure auf tuberkulöse Geschwüre ist bekannt. Auch wir machen von ihr ausgiebigen Gebrauch. Ihre Domäne sind die Ulcerationen an den Stimmlippen, während die übrigen Teile des Kehlkopfs für die Anwendung der Milchsäure weniger geeignet sind. Da einfaches Betupfen ungenügend ist, die Milchsäure vielmehr in das Geschwür eingerieben werden muß, ist eine gute Anästhesie für ihre Anwendung unerläßlich.

Zur Anästhesierung der oberen Luftwege verwenden wir an Stelle des giftigen Cocains seit längerer Zeit nur noch das 2%ige Pantocain und sind damit immer ausgekommen. Selbst Anästhesien der tiefen Luftwege (Bifurkation) zu Bronchoskopie und Bronchographie können durchaus mit Pantocain allein durchgeführt werden. Die sehr unangenehmen Kollapse, die man bei Anästhesierung mit Cocain gelegentlich erleben mußte, sind seit Verwendung des Pantocains nicht mehr vorgekommen. Um eine einwandfreie Anästhesie des Kehlkopfinnern zu erreichen, ist es notwendig, ganz systematisch vorzugehen. Wir geben der Einbringung des Anästhetikums mit Hilfe eines Sprays den Vorzug vor der Pinselung, da man rascher vorwärts kommt und auch eine bessere Übersicht über die verbrauchte Menge möglich ist. Zunächst wird hintere Rachenwand und Zungengrund anästhesiert, dann folgen in systematischer Reihenfolge Epiglottis, aryepiglottische Falten, Stellknorpelgegend, Taschenbänder, Stimmlippen, Hinterwand und eventuell auch Subglottis. Die Unterfläche der Epiglottis bedarf im allgemeinen keiner besonderen Anästhesierung, da bei den Hustenstößen genügend Lösung an sie herangebracht wird. Nach erfolgter Anästhesierung wird der Kehlkopf mit einer Knopfsonde ausgetastet, wobei man sich von der eingetretenen Gefühllosigkeit überzeugt. Man beachtet dabei gleichzeitig, mit welcher Sondenkrümmung die erkrankte Stelle am leichtesten erreicht wird. Mit der von uns fast ausschließlich angewandten 80%igen Milchsäure wird nun ein auf entsprechend gebogenem Watteträger festgedrehter Bausch gründlich befeuchtet und diese in das Geschwür unter kräftigem Reiben eingebracht. Leichte Blutungen aus dem Geschwürsgrund, die dabei auftreten können, sind völlig belanglos.

Es ist ein großer Vorzug der Milchsäure, daß sie rücksichtslos in das kranke Gewebe eingerieben werden darf, ohne daß man deshalb eine Schädigung der gesunden Nachbarschaft zu befürchten braucht.

Die Nachbehandlung ist sehr einfach. Für 1—2 Tage soll der Kranke völliges Schweigen einhalten. Eine bedeutende allgemeine oder lokale Reaktion ist in den meisten Fällen überhaupt nicht festzustellen. Nur wenn man, wovon an sich abzuraten ist, Milchsäureätzungen bei ausgedehnteren Prozessen vornimmt, kann man stärkere Lokalreaktionen mit Schwellung und Dysphagie, auch leichte Temperatursteigerungen erleben. Die Reaktion pflegt aber in wenigen Tagen abzuklingen. Eiskrawatten haben angenehme subjektive Wirkung.

Die Ätzung wird in 8—14tägigen Abständen solange fortgesetzt, bis das Ulcus epithelisiert ist, oder bis man sich davon überzeugt hat, daß eine Besserung auf diesem Wege nicht zu erzielen ist.

8. Galvanokaustik. Die kaustische Zerstörung tuberkulösen Gewebes im Bereich des Kehlkopfs spielt seit Jahrzehnten neben der Milchsäureätzung weitaus die größte Rolle. Sie hat den Vorzug, daß der kalte Brenner unter Leitung des Auges an die kranke Stelle herangebracht werden und diese unter weitgehender Schonung der gesunden Nachbarschaft ganz isoliert, aber sehr gründlich zerstört werden kann. Wenn auch tuberkulöse Prozesse an der Kehlkopfhinterwand das dankbarste Gebiet für den kaustischen Eingriff darstellen, so ist dieser doch keineswegs hierauf beschränkt, sondern kann an sämtlichen Teilen des Kehlkopfs zur Anwendung gelangen.

Man bedient sich der Galvanokaustik einmal in Form des Grünwaldschen Tiefenstichs, zweitens in Form der Oberflächenzerstörung mit dem Flachbrenner.

a) Der *Tiefenstich* ist angezeigt bei infiltrativ-tumorigen Prozessen an den Taschenbändern und im Bereich der Morgagnischen Taschen, seltener an der Epiglottis. Dagegen wendet man ihn an der Hinterwand und im Bereich der Stellknorpel nur ungern an wegen der Gefahr der reaktiven Perichondritis.

Die Technik ist nicht sehr schwer: Nach tadelloser Anästhesierung, um Schmerzempfindungen und Würgreflexe völlig zu vermeiden, wird mit dem kalten Spitzbrenner zunächst sondiert. Man überzeugt sich dabei gleichzeitig von der genügenden Anästhesie und von der Möglichkeit, mit der Brennerspitze die kranke Stelle mühelos zu erreichen. Den auf schwache Weißglut eingestellten Brenner führt man dann in kaltem Zustand so in den Kehlkopf ein, daß die Brennerspitze möglichst senkrecht auf dem kranken Gewebsabschnitt steht. Wird nun der Strom eingeschaltet, dann sinkt der Brenner von selbst in das Gewebe hinein. Man läßt ihn je nach Größe des Infiltrates 2—5 mm tief eindringen und zieht ihn noch glühend heraus. Wird der Strom zu früh ausgeschaltet, dann bleibt das Gewebe am Brenner kleben und es können so beim Herausziehen Verletzungen gesetzt werden. Bei kleinen Infiltraten genügt ein in das Zentrum gesetzter Stich, bei größeren kann der Brenner entweder in einer Sitzung an verschiedenen Stellen eingestochen werden, oder besser läßt man zunächst die auf den ersten Einstich erfolgende Reaktion abklingen und geht das übriggebliebene kranke Gebiet in weiteren Sitzungen an.

b) Die *Flachkaustik* findet bevorzugt Verwendung bei den höckrigen Infiltraten und Ulcerationen an der Hinterwand, ferner bei geschwürigen Prozessen an den Stimmbändern, die auf Milchsäure nicht genügend reagieren, und an der Epiglottis. Zur Technik ist dem beim Tiefenstich Gesagten nicht viel hinzuzufügen. Die tumorigen Infiltrate werden mit dem Flachbrenner eingeebnet bis auf die Höhe der gesunden Umgebung, die Geschwüre werden möglichst in ihrer ganzen Ausdehnung verschorft. Größere Geschwürsflächen wird man besser abschnittweise in mehreren Sitzungen behandeln. Bei der Flachkaustik muß noch mehr als beim Tiefenstich beachtet werden, den Brenner in glühendem Zustand vom

Gewebe abzuheben, da dieses an der breiten Brennerfläche leicht festklebt und dann abgerissen wird. Dabei entstehen unnötige Blutungen.

Die Nachbehandlung ist dieselbe wie nach Ätzungen, nur muß sie länger und intensiver durchgeführt werden, zumal die Reaktion nach größeren Kaustiken recht beträchtlich ist. Die Schweigekur muß über mehrere Tage eingehalten werden, die Kost soll in dieser Zeit breiförmig und reizlos sein, die Eiskrawatten sind mehrfach zu erneuern.

Ob bei einem gegebenen Befund eine einzige Kaustik genügt oder ob mehrere Sitzungen notwendig sind, kann immer nur durch die weitere Beobachtung entschieden werden.

9. Die Abtragung tuberkulösen Gewebes, besonders an der Hinterwand und an der Epiglottis, mittels *Curette* und Zangen wird nur selten ausgeführt und sei deshalb hier nicht näher beschrieben.

Die Dysphagie.

Die schlimmste Komplikation im Verlauf tuberkulöser Prozesse im Kehlkopf sind die Schluckschmerzen, die im Beginn nur eben angedeutet sein mögen, später aber so unerträglich werden können, daß den Kranken jedes Schlucken zur Qual wird. Die Folge davon sind ungenügende Nahrungsaufnahme, rascheres Absinken der Widerstandskräfte und Beschleunigung des Endes. Die Dysphagie wird hervorgerufen durch perichondritische Prozesse im Bereich der Stellknorpel und der Epiglottis.

Die Bekämpfung dieser Beschwerden hat zunächst jeden Reiz vom Kehlkopf fernzuhalten. Alle lokalen Maßnahmen, abgesehen von Einblasungen anästhesierender Mittel, sind streng kontraindiziert. Unter konsequenter Schweigekur gehen leichtere Schluckschmerzen oft in wenigen Tagen vorüber. Der Husten ist durch ausreichende Mengen von Codein, Dicodid oder dem oft kräftiger wirkenden Acedicon auf das zur Expektoration unbedingt notwendige Maß herabzudrücken. Die Nahrung kann meistens am besten in Form von kaum gewürzten Breien genossen werden, man muß sich hier aber weitgehend den Wünschen des einzelnen Kranken anpassen.

Anästhesierende Mittel wird man immer versuchen, wir bevorzugen das Dysphagin (Bayer) oder Mentholdragees mit Psicain. Viel erwarten darf man davon aber in schwereren Fällen nicht, immerhin erleichtern sie, vor dem Essen genommen, die Nahrungsaufnahme. Einblasungen von Anästhesin in den Kehlkopf haben zwar eine gute augenblickliche Wirkung, wir wenden sie aber nicht gerne an, da die Schmerzen hinterher oft stärker sind als vorher und weil das Anästhesin den destruierenden Organbefund eher noch ungünstig beeinflußt.

Eine vorsichtig durchgeführte Stauung wirkt oft lindernd, kann aber auch eine Verstärkung der Beschwerden hervorrufen.

Sind die Schmerzen vorwiegend auf eine Seite lokalisiert (Ausstrahlen in ein Ohr!), dann kann eine Einspritzung von Alkohol in den Nervus laryngeus superior für ein bis mehrere Tage von ausgezeichneter Wirkung sein. Man markiert sich dazu bei Drehung des Kopfes nach der gesunden Seite und angehobenem Kinn die Spitze des Schildknorpels und das Zungenbeinhorn, verbindet beide Punkte und teilt diese Linie in Drittel ein. Am Übergang vom mittleren zum hinteren Drittel sticht man nach Anlegung einer Novocainquaddel senkrecht soweit ein, bis man in einer Tiefe von 1—$1^1/_2$ cm mit einem fühlbaren Ruck die Membrana thyreohyoidea durchbohrt. In dieser Höhe tastet man mit der Nadelspitze solange, bis der Kranke einen intensiven Schmerz ins Ohr verspürt und das durch ein Zeichen mit der Hand kundgibt. An diese Stelle spritzt man langsam 1—2 ccm 80%igen Alkohol. Der bei richtigem Liegen der Nadel anfangs sehr heftige Schmerz verschwindet nach wenigen Minuten.

Man muß sich davor hüten, mit der Nadel tiefer als beschrieben zu gehen, da sonst Schleimhautnekrosen entstehen können. Die Ausschaltung des N. laryngeus kann auch doppelseitig ausgeführt werden.

Schließlich kann bei sonst nicht zu bekämpfenden Schmerzen die Resektion des N. laryngeus vorgenommen werden.

In den meisten Fällen von schwersten Kehlkopftuberkulosen wird man mit den beschriebenen Maßnahmen auf die Dauer aber nicht auskommen. Es bleibt dann nichts anderes übrig, als mit hohen Morphiumdosen dem Kranken Linderung zu verschaffen. Unter 0,03 pro dosi sollte man nicht anfangen, da man sonst nicht die nötige Euphorie erzielt, die allein imstande ist, dem Kranken auf erträgliche Weise über seine letzten Wochen hinwegzuhelfen.

III. Die Schleimhauttuberkulosen im Bereich der Mundhöhle und an den Lippen.

Soweit Schleimhauttuberkulosen im Bereich der Mundhöhle bei extremen Phthisen als Ausdruck der völlig darniederliegenden Abwehrkräfte auftreten, sind sie natürlich einer eigentlichen Therapie nicht zugänglich. Es gilt für sie das im letzten Abschnitt über die schwersten Kehlkopftuberkulosen Gesagte.

Daneben gibt es aber eine ganze Reihe von Schleimhauttuberkulosen bei noch rückbildungsfähigem Grundleiden, die therapeutisch sehr dankbar sind.

Diese Geschwüre sitzen bevorzugt an der Zungenspitze oder an ihrem vorderen Rand, seltener auf der Oberfläche der Zunge, am Zungenbändchen, an den Gaumenbögen oder an den Lippen. Neben unregelmäßig konturierten mit wallartigem Rand und schmierigem Grund findet man auch runde, wie ausgestanzte Geschwüre, die man wahrscheinlich als hämatogen entstanden auffassen darf.

Die Behandlung der Schleimhautgeschwüre ist seit Einführung der CEMACH-Lampe (wassergekühlte Quarzlampe) sehr einfach geworden, da mit keiner anderen Methode ähnlich rasche Rückbildungen und Heilungen zu erzielen sind. Man beginnt mit einer Bestrahlungszeit von 2—3 Sekunden, wobei zu beachten ist, daß mit der Spitze der Lampe ein Druck auf das Geschwür ausgeübt wird, um eine Anämie zu erzielen. Die Wirkung der Strahlen wird dadurch wesentlich intensiver und der Heilungsverlauf abgekürzt. Bei Bestrahlungen an den Lippen und am vorderen Teil der Zunge ist es zweckmäßig, aus schwarzem Papier ein Loch in der Größe des Geschwürs auszuschneiden und dadurch die benachbarte Schleimhaut vor Verbrennungen zu schützen.

Man bestrahlt im allgemeinen jeden 2. Tag und steigert die Dosis so, daß jeweils eine leichte Reaktion (Rötung, Schwellung) erzielt wird. Durchschnittlich ist hierzu eine Steigerung um jeweils 5 Sekunden erforderlich. Eine zu starke Reaktion läßt man abklingen und bestrahlt dann zunächst mit derselben Dosis weiter. Über eine Einzelbestrahlungszeit von 2—3 Minuten kommt man selten hinaus, da in dieser Zeit die Geschwüre bereits abgeheilt zu sein pflegen.

Kurze Zusammenstellung der gebräuchlichsten Behandlungsmethoden, in der Reihenfolge ihrer Bedeutung.

1. Stimmlippen.
   a) Infiltrate: Röntgenbestrahlung, Spitzbrenner.
   b) Geschwüre: Milchsäure.
2. Taschenbänder.
   a) Infiltrate: Spitzbrenner, Röntgenbestrahlung.
   b) Geschwüre: Milchsäure, Flachbrenner, Röntgen.
3. Aryhügel: Röntgenbestrahlung. Kaustik nur ungern.
4. Hinterwand: Flachbrenner, Milchsäure.
5. Epiglottis: Röntgenbestrahlung. Flach- und Spitzbrenner, Abtragung.
6. Zunge und Lippen: CEMACH-Lampe.

Röntgendiagnostik der Darmtuberkulose.

Von

J. ROTHER-Sommerfeld.

Mit 3 Abbildungen.

Die Ausbreitung der Tuberkulose auf den Darmkanal stellt die *häufigste Komplikation* der offenen Lungentuberkulose dar. Statistische Erhebungen verschiedener Autoren ergaben, daß bei $^2/_3$—$^9/_{10}$ aller Sektionen von lungentuberkulösen Menschen auch Darmtuberkulose vorhanden war. Die *frühzeitige Feststellung*, ob der Darm tuberkulös erkrankt ist, bedeutet eine wichtige Aufgabe für den Arzt, da seine Einstellung zur Therapie von dem Ergebnis wesentlich beeinflußt wird. So werden eingreifende operative Maßnahmen im Rahmen der Lungenkollapstherapie zurückzustellen sein, wenn man befürchten muß, daß die Schwere des Darmbefundes eine Genesung nicht zuläßt. Auf der anderen Seite wird man beim Vorliegen einer weniger schweren Darmtuberkulose seine Bemühungen verdoppeln müssen, das Sputum bacillenfrei zu bekommen, damit dem Fortschreiten der Darmerkrankung vorgebeugt wird. Mancher schwere, aber nicht zu ausgedehnte Darmbefund wird die Indikation zu einem *chirurgischen Eingriff* am Darm selbst abgeben, oder man wird, falls eine Darmoperation nicht in Frage kommt, die Anlegung eines *Pneumoperitoneums* in Betracht ziehen, welches die Beschwerden lindert und bisweilen auch eine Darmtuberkulose so weit zu bessern vermag, daß eine erfolgreiche operative Therapie am Darm selbst eingeleitet werden kann.

Die Diagnose der Darmtuberkulose mit den Mitteln der Klinik und des Laboratoriums führt nicht zu befriedigenden Ergebnissen. *Es gibt kein Kennzeichen, dem man* mit einiger Berechtigung *die Bedeutung eines führenden Symptoms beimessen könnte.* Selbstverständlich muß man am Krankenbett sorgfältig auf alle Verdachtsmomente achten, auf Durchfälle, Schmerzen, Ileocöcaltumor, auf Befunde von Tuberkelbacillen oder Blut im Stuhl; alle diese Symptome sind aber nicht eindeutig, sie können trotz Darmtuberkulose fehlen und können andererseits auch bei Abwesenheit von Darmtuberkulose zur Beobachtung kommen und sind dann auf die Überschwemmung des Organismus mit den Tuberkulotoxinen oder auf das Verschlucken der Bacillen und ihre bloße Anwesenheit im Darme zurückzuführen. Ungleich *aufschlußreichere Ergebnisse* vermag die *Röntgenuntersuchung* zu liefern.

Die Röntgendiagnostik der Darmtuberkulose bedient sich der allgemein bei der Röntgenuntersuchung der Bauchorgane üblichen Methoden und ist mit den Normalgeräten eines neuzeitlich ausgestatteten Röntgeninstrumentariums durchführbar, welches Durchleuchtungen am stehenden und liegenden Patienten sowie kurzfristige Momentaufnahmen ermöglicht, und zwar Übersichtsaufnahmen des ganzen Abdomens mit Sekundärstrahlenblende wie auch Detailaufnahmen im unmittelbaren Anschluß an die gezielte und mit dosierter Kompression vorgenommene Durchleuchtung.

Zu einer vollständigen röntgenologischen Darmuntersuchung gehört Verabfolgung sowohl des *Kontrasteinlaufs* als auch der *Kontrastmahlzeit*, und zwar wird die Einlaufsuntersuchung zweckmäßig *vor* der Untersuchung mit Kontrastmahlzeit vorgenommen, weil es bei der umgekehrten Reihenfolge zu lange dauern würde, ehe das Kontrastmittel den Verdauungskanal restlos verlassen hat.

Am Tage vor der Untersuchung erhält der Kranke von Mittag an flüssig-breiige Kost und abends einen Reinigungseinlauf von $1^1/_2$ l lauwarmen Wassers. Am Untersuchungstage selbst wird der Reinigungseinlauf 2 Stunden vor Betreten des Röntgenzimmers wiederholt. Abführmittel werden nicht gegeben.

Für den Kontrasteinlauf werden 3 gehäufte Eßlöffel Unibaryt oder ein anderes der gebräuchlichen bariumsulfathaltigen Präparate mit $1^1/_2$ l Wasser verrührt. Weite Schläuche verbinden den Irrigator mit dem Darmrohr unter Zwischenschaltung eines ebenfalls genügend weiten gläsernen T-Stückes, von dem ein Schlauch gleichen Kalibers nach einer am Boden stehenden Ablaufschüssel führt. Durch Quetschhähne kann das Darmrohr wahlweise mit dem Irrigator oder mit der Ablaufschüssel verbunden werden.

Unter Durchleuchtungskontrolle mit der Untertischröhre wird das Vordringen der Kontrastflüssigkeit verfolgt. Diese pflegt rasch die Ampulle aufzufüllen, dann dauert es einige Zeit, bis das Sigma durchlaufen ist, worauf sich Descendens und Transversum schnell füllen. Die Überwindung der Flexura hepatica geht in der Regel langsamer vonstatten, und zur Auffüllung des Ascendens und Coecums ist häufig große Geduld erforderlich. Durch Rechtslagerung, balottierende Palpation bei entspannten Bauchdecken und Pressenlassen bei festgehaltenem und zusammengedrücktem Darmrohr erreicht man fast stets ein retrogrades Eindringen des Kontrastmittels in die letzte Ileumstrecke. Jetzt wird der Einlauf unterbrochen.

In dieser *ersten Phase* der Untersuchung erhält man Aufklärung über Form, Lage und Weite des Dickdarmes, Regelmäßigkeit seiner Konturen, Elastizität seiner Wandung und Verschieblichkeit der mit Mesenterium versehenen Teile. Stenosen, Wandstarre, Verwachsungen und Verdrängungen fallen auf, sowie die noch zu beschreibenden Konturveränderungen. Ferner erkennt man, ob eine Spasmenbereitschaft vorhanden ist, was gerade bei der Darmtuberkulose häufig am Coecum vorkommt. In recht typischer Weise wird bei solchen Fällen die Kontrastflüssigkeit, kaum daß sie das Coecum erreicht hat, aus diesem wieder ausgetrieben, und zwar oft so vollständig, daß eine Diagnostik mangels genügender Kontrastreste kaum möglich ist. Man tut dann gut, nach dem Abklingen des Spasmus das Einlaufgefäß nochmals zu erheben; durch den wieder einsetzenden Einlaufsdruck pflegt sich dann das Coecum erneut wieder zu füllen und nun gefüllt zu bleiben, da sich offenbar die spasmenauslösende Kraft erschöpft hat.

Es erübrigt sich im allgemeinen, im Stadium der prallen Füllung Röntgenaufnahmen zu machen, vielmehr kann man alsbald dazu übergehen, den Einlauf durch das T-Stück in das am Boden stehende Gefäß abzulassen. Durch das Kleinerwerden der vorher dichten Kontrastmittelansammlungen im Enddarm gewinnt man jetzt bessere Übersicht. Das Darmrohr wird entfernt, wenn keine Flüssigkeit mehr abläuft. Es folgen jetzt als zweite Phase der Einlaufsuntersuchung gezielte Aufnahmen der Ileocöcalgegend mit dosierter Kompression am stehenden Patienten, sowie eine Übersichtsaufnahme des ganzen Abdomens in Bauchlage, unter Verwendung der Sekundärstrahlenblende. Bei atonischem Darm ist es bisweilen nötig, den Patienten auf der Toilette den Einlauf noch weiter entleeren zu lassen.

An die Entleerung des Einlaufs kann die Lufteinblasung angeschlossen werden, was mit großer Vorsicht unter sorgfältiger Durchleuchtungskontrolle zu geschehen hat, damit Überblähungen vermieden werden. In den meisten Fällen kann man auf die Lufteinblasung verzichten.

Unerläßlich ist dagegen die Ergänzung der Untersuchung durch die *perorale Kontrastmittelverabreichung*, welche an einem der folgenden Tage vorgenommen wird. Nach analoger Vorbereitung des Kranken am Vortage, wie sie oben bei der Einlaufsuntersuchung beschrieben wurde, erhält der Kranke die Kontrastmahlzeit, bestehend aus 3 Eßlöffeln Unibaryt mit 300 ccm warmen Wassers verrührt, um 5 Uhr morgens durch die Nachtschwester. Um 8 Uhr, 11 Uhr und 13 Uhr werden dann Durchleuchtungen und nach Bedarf Übersichts- und Zielaufnahmen vorgenommen. Nur bei abnorm langsamer Passage wird noch eine weitere Untersuchung am Nachmittage nötig sein. Sobald bei einer Durchleuchtung der Magen leer gefunden wird, also in der Regel schon um 8 Uhr, darf der Patient etwas essen und trinken.

Für den *Dünndarm* liegen die Verhältnisse in bezug auf eindeutige Röntgenbefunde wesentlich ungünstiger als für den Dickdarm, das Verfahren der Kontrastmahlzeit ist aber die einzige Methode, Aufschluß über das wichtige Verhalten des Ileums zu gewinnen. Normalerweise pflegt nach 3—4 Stunden das Kontrastmittel ein kompaktes Konvolut in der Gegend des Eingangs zum kleinen Becken zu bilden; die einzelnen Dünndarmschlingen überdecken sich im Schattenbilde, sind frei von Luft und lassen sich durch Palpation ein wenig auseinanderdrängen. Beim Vorhandensein von Ulcerationen pflegen einzelne Dünndarmschlingen sich aus dem Konvolut hervorzuheben, man kann an ihnen wechselndes Kaliber, oft auch Luftgehalt und in manchen Fällen Konturunschärfen erkennen.

Bei der erwähnten Art der Kontrastmittelverabreichung um 5 Uhr morgens kann man in den allermeisten Fällen den Dünndarm und die Ileocöcalgegend während des Vormittags untersuchen und so eine erwünschte Kontrolle der beim Kontrasteinlauf gewonnenen Befunde gewinnen, insbesondere über das sog. STIERLIN*sche Zeichen*, welches darin besteht, daß zu einer Zeit, wenn noch Brei im Ileum und schon solcher im Transversum ist, die Ileocöcalgegend mit mehr oder weniger weiten Strecken des Ascendens nur geringsten Breibeschlag zeigen und im Durchleuchtungsbild wie ausgelöscht erscheinen. Dieses Symptom gewinnt noch an Bedeutung, wenn auch beim Einlauf ein entsprechendes spastisches Verhalten dieser Darmteile zu beobachten gewesen war.

Die Röntgendiagnose der Darmtuberkulose baut sich somit auf den *direkten*, den anatomischen Wandveränderungen entsprechenden, und auf den *indirekten*, dynamischen Symptomen auf, die noch einmal kurz zusammengefaßt werden mögen.

Zu den direkten Symptomen gehören *Konturveränderungen* infolge der Schleimhautulcerationen; diese bewirken im Schattenbilde bogigzackige, oft mit kleinen Fortsätzen versehene Begrenzungen, weil der Kontrastbrei in den Geschwürsgrund und gleichsam unterminierend in die Randbuchten eindringt, welche durch die hypertrophische Schleimhaut an den Geschwürsrändern gebildet werden. Weitere direkte Symptome sind *Schrumpfungen* in der Längs- und Querrichtung, welche namentlich das Ascendens erheblich verkürzen und dem *Coecum* eine eigenartige *Trichterform* mit nach unten gerichteter Spitze verleihen, ferner *Wandstarre* und Haustrenlosigkeit, die bisweilen bei ausgedehnter Vernichtung der Schleimhaut im Schattenbilde derart glattrandige Konturen geben, daß man versucht sein könnte, geschwürige Veränderungen gänzlich in Abrede zu stellen. Ferner sind die *narbigen Verengerungen* mit dadurch bedingter prästenotischer Dilatation zu nennen, sowie die peritonealen Verklebungen und schließlich ein Symptom, welches nach meiner Erfahrung besonders häufig zu finden ist, nämlich die *ringwallartige Verdickung der Ileocöcalklappenränder*; diese teilt der BAUHINschen Klappe, von der Cöcalseite aus betrachtet, die Form einer Portio vaginalis mit und liefert im Röntgenbilde besonders kennzeichnende Schattenaussparungen. Die hypertrophische Form der Darmtuberkulose, welche hauptsächlich als Ileocöcaltumor auftritt, liefert charakteristische Röntgenbilder in Form eines verengten Darmteiles mit starren Wandungen, die denen maligner Tumoren sehr ähnlich sind. Auch im Röntgenbilde des nach Kontrastfüllung wiederentleerten Darmes lassen sich geschwürige Veränderungen erkennen. Während nämlich die gesunde Schleimhaut eine feingegliederte Faltenzeichnung liefert, die nahezu symmetrisch um das zentralgelegene bis auf

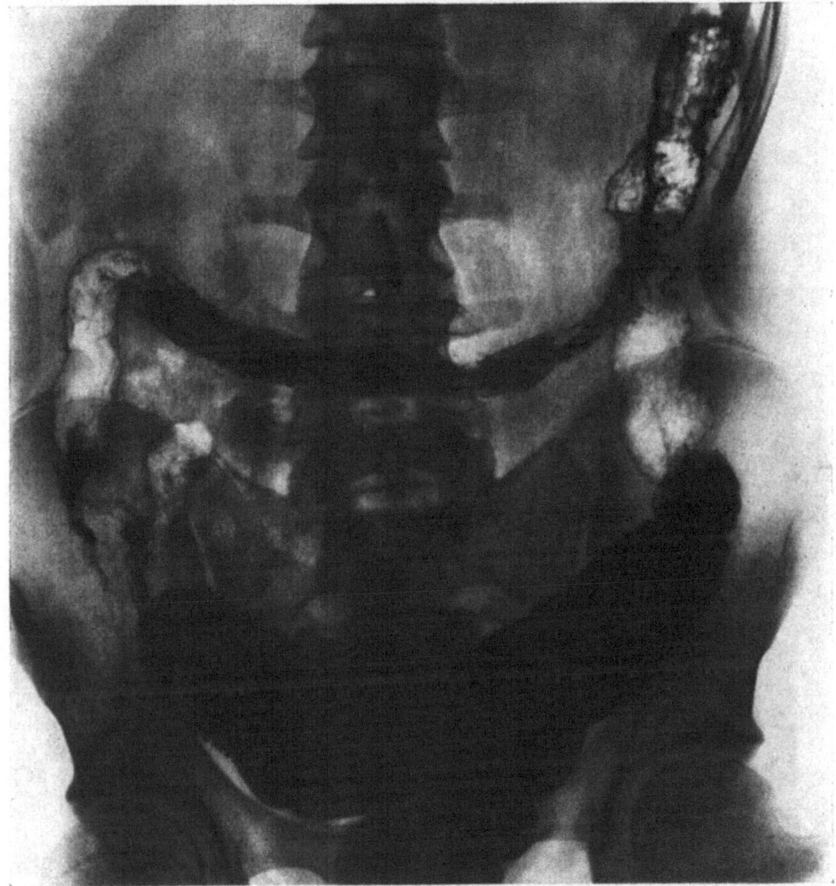

Abb. 35. Schwere geschwürige Dickdarmtuberkulose. Röntgenbild nach Kontrasteinlauf Wandstarre im Ascendens und Transversum. Ringwallschwellung an der Ileocoecalklappe.

Stricknadeldicke kollabierte Lumen angeordnet ist, verursachen die Ulcerationen eine mehr oder weniger ausgeprägte Störung dieses Faltenwurfs.

Die indirekten Symptome gruppieren sich um die *Störung der Motilität* (STIERLINsches Symptom) und um die *Gärungsvorgänge* im Dünndarm und wurden oben bei der Untersuchungstechnik bereits besprochen.

Die beigefügten Röntgenbilder mögen die vorstehenden Ausführungen belegen.

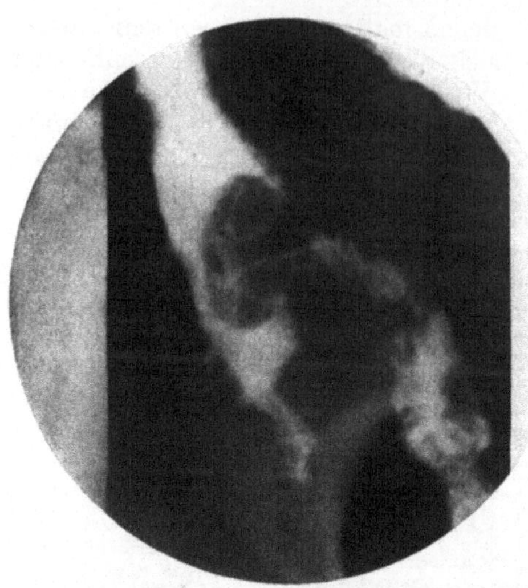

Abb. 36. Zielbild der Ileocoecalgegend mit Ringwallschwellung und Schattenfortsätzen, welche in die Geschwüre eindringen.

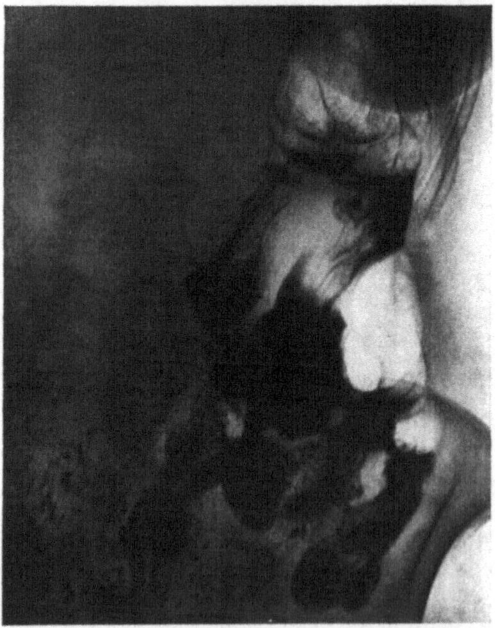

Abb. 37. Geschwürige Dünndarmtuberkulose. Röntgenbild 4 Stunden nach Kontrastmahlzeit. Aufgestellte lufthaltige Schlingen und Verengerungen.

Die Abb. 35 und 36 betreffen einen 19jährigen Jüngling mit kavernöser Tuberkulose im linken Oberlappen. Im Sputum reichlich Bacillen. Zeitweise Durchfälle und Druckschmerzen beiderseits im Unterbauch.

Abb. 35 Übersichtsbild in Bauchlage nach teilweisem Ablassen des *Kontrasteinlaufs*.

Während im Enddarm glatte Begrenzungen zu sehen sind, erscheint das Colon ascendens und transversum als *starres Rohr* mit *feinbogigen Konturen*. Das Coecum ist *trichterförmig geschrumpft*. Von medial mündet als feine Kontrastlinie die letzte Ileumstrecke ein, welche sich beim Einlauf rückläufig gefüllt hatte. Beiderseits der Einmündungsstelle sieht man eine bogenförmige Schattenaussparung in der medialen Cöcalwandung entsprechend der tuberkulösen *ringwallartigen Schwellung der Ileocöcalklappenränder*. Das Ascendens ist auch der Länge nach geschrumpft.

Abb. 36 desselben Falles ist mit dem Zielgerät am stehenden Patienten unter Anwendung von dosierter Kompression aufgenommen und zeigt die portioartige Klappenrandschwellung noch deutlicher. Am lateralen Cöcalrande gegenüber der Klappe sieht man *feine Schattenfortsätze*, welche dem interminierend in die Geschwürsränder eingedrungenen Bariumbrei entsprechen.

Der Kranke starb 7 Wochen nach der Röntgenuntersuchung. Bei der Obduktion fand sich eine schwerste geschwürige Dickdarmtuberkulose.

Die Abb. 37 stammt von einer 34jährigen Frau mit exsudativer Tuberkulose beider Lungen und Einschmelzungen beiderseits. Im Leib sehr starke Schmerzen. Bisweilen Durchfälle.

Das Röntgenbild wurde bei der stehenden Patientin 4 Stunden nach Verabfolgung des *Kontrastbreis per os* aufgenommen und zeigt *aufgestellte lufthaltige Dünndarmschlingen* in der linken Bauchhälfte, daneben einige kleine restliche Kontrastsprenkel, die in den Falten der Jejunumschleimhaut zurückgeblieben und keine pathologische Bedeutung haben.

6 Wochen nach der Röntgenuntersuchung erfolgte der Tod der Patientin. Die Obduktion ergab im ganzen Dünndarm teils quergestellte, teils längliche Geschwüre in Abständen von 10—15 cm.

Zur Klinik und Pathologie extrapulmonaler Tuberkulosen.

Von

H. Ulrici und O. Koch-Sommerfeld.

Mit 3 Abbildungen.

Es gibt kein Organ des menschlichen Organismus, das nicht einmal der Sitz tuberkulöser Veränderungen sein kann. Wir kennen aber Lokalisationen, die selten oder sehr selten und praktisch unwichtig sind neben solchen, denen wir häufig begegnen, die das ganze Krankheitsbild beherrschen oder überhaupt die einzige „aktive“ Lokalisation des Prozesses im Körper sind. Wir wissen, daß z. B. die quergestreifte Muskulatur oder der Herzmuskel nur selten tuberkulös erkranken. Häufig finden wir die Manifestationen der Tuberkulose in dem Skeletsystem, in den Nieren und ableitenden Harnwegen oder in den Geschlechtsorganen. Mit der Reihenfolge der Aufzählung ist gleichzeitig die Häufigkeit gegeben. Wir müssen uns Rechenschaft ablegen, wie weit die genannten Organe und Organsysteme, die als praktisch wichtig hier besprochen werden sollen, in den drei großen Formenkreisen, wie wir sie bei der Tuberkulose verwirklicht sehen, auftreten können. Die Möglichkeit der primären Infektion des Skeletsystems (traumatisch, „kryptogenetisch“), im Harnapparat und in den Geschlechtsorganen (über die Abführungswege von außen) muß zugegeben werden, wenn sie auch kein praktisches Interesse beanspruchen kann. Häufig sind die Gewebe der in Frage stehenden Organsysteme bei den Generalisationsformen, insbesondere bei der Miliartuberkulose, beteiligt. Wie sie dort als Raritäten vernachlässigt werden konnten, so dürfen wir es auch hier, da sie nur die Rolle einer weiteren Lokalisation der miliaren Blutwegaussaat spielen, aber nicht als Krankheit des Organes hervortreten. Größere Bedeutung gewinnen sie bei den chronischen generalisierenden Tuberkulosen, der chronisch protrahierten Durchseuchung (Schürmann, Diehl). Hier erleben wir Formen, die nicht vernachlässigt werden dürfen und die Grundlage einer „phthisischen“ Entwicklung abgeben können. Die wesentlichen, den Arzt beschäftigenden Erkrankungsformen gehören in den Kreis der isolierten

Organ- oder Organsystemtuberkulose, d. h. der Prozeß beschränkt sich in dem genannten Sinne, zerstört fortschreitend phthisisch das Organ und läßt nicht selten die ableitenden, normaliter gegebenen Wege miterkranken.

Nach diesen Voraussetzungen seien die drei wichtigsten extrapulmonalen Manifestationen der Tuberkulose besprochen.

Im *Knochen* treten uns, wie bei jeder tuberkulösen Erkrankung, die beiden charakteristischen Merkmale der tuberkulösen Entzündung, das tuberkulöse Granulom, mit Tuberkel-, Riesen- und Epitheloidzellenbildung und die Exsudation und Verkäsung, zum Teil getrennt, d. h. eines der Stadien im Vordergrund stehend, oder gemischt entgegen. Auf dieser Beobachtung beruht die alte Einteilung in eine fungöse und eine käsige Form der Tuberkulose des Knochens. Es wurde lange versucht, die Besonderheiten der Lokalisation der Tuberkulose im Knochen zu erklären, finden wir sie doch am häufigsten in den Wirbelkörpern, in den platten und kleinen Röhrenknochen sowie in den Epiphysen der großen Röhrenknochen. Für die Absiedlung der Erkrankung an diesen Stellen wurde besonders die Gefäßverteilung und besondere Kreislaufverhältnisse (Endarterien!) verantwortlich gemacht. Die Untersuchungen des HUEBSCHMANNschen Instituts (RANDERATH) konnten dagegen dartun, daß sich die Lokalisationen der Knochenprozesse mit der Verteilung des blutbildenden Knochenmarkes decken, und die Autoren sehen in der besonderen Empfänglichkeit dieses Gewebes den Grund für die Niederlassung der tuberkulösen Entzündung an den genannten Orten. Die Knochentuberkulose beginnt regelmäßig im Mark. Je nach der Reaktionslage des Organismus, die wir, wie schon des öfteren erwähnt, nicht erfassen oder testen können, steht nun die Exsudation und Verkäsung oder die Granulombildung im Vordergrund. Sowohl bei der fungösen Form, die wir besser, wie vorgeschlagen wurde, als granulierende bezeichnen, wie bei der käsigen Form kommt es zum Untergang des Knochens. Im Gebiet der granulomatösen Entzündung finden wir einen ausgesprochenen Reichtum an Osteoblasten, die die Knochensubstanz lacunär anfressen und so zunehmend zerstören. Bei der käsigen Form erleben wir das schnelle Absterben der Knochenbälkchen in dem befallenen Bezirk. In beiden Fällen sind aber gleichzeitig chemische Prozesse im Gang, die zu einer Kalkverarmung des Knochens sowohl in dem Raum des eigentlichen Herdes als auch in den angrenzenden Bezirken führen. Genaues über diese letzten Vorgänge wissen wir noch nicht. Die drei genannten Prozesse, die lacunäre Resorption, die Nekrose, die chemischen Einwirkungen, wozu wir schließlich noch eine Auflösung des Knochens durch Leukocyten (proteolytische Fermente), wie sie besonders bei den verkäsenden Formen möglich ist, rechnen müssen, sind das morphologische Substrat des als „Atrophie“ bekannten Röntgenbildes, wie wir es wiedergeben. Häufig können wir ja im Röntgenbild noch keinen tuberkulösen Herd, sondern nur eine schwächere Abbildung der Knochenstruktur oder eine Verwaschung der Zeichnung an der Stelle, wo später schwerste Zerstörungen auftreten können, beobachten. Die reparativen Vorgänge im tuberkulös erkrankten Herd gehen die gleichen Wege, wie wir sie von anderen tuberkulösen Manifestationen kennen. Einmal kann das gesamte erkrankte Gebiet der Lösung und Beseitigung durch Leukocyten und Freßzellen anheimfallen und wir haben das Bild der gereinigten Knochenkaverne, oder der gesamte Herd wird bindegewebig abgekapselt, es entwickelt sich in seiner Umgebung eine verstärkte osteoplastische Reaktion mit Verdichtung des Knochengewebes und der Erkrankungsbezirk wird auf diese Weise eliminiert. Dabei wird er häufig

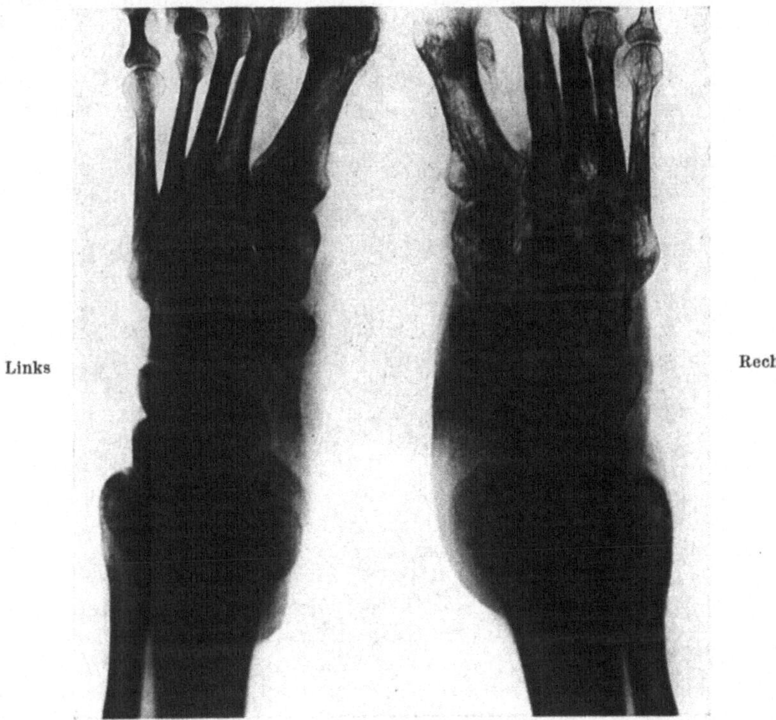

Abb. 38. Diffuse „Atrophie" des ganzen rechten Fußskeletes. Das ganze Bild aufgehellt, etwas fleckig, Zeichnung verwaschen.

selbst bindegewebig durchwachsen oder es finden auch Kalkablagerungen in dem Käsematerial statt.

Mit der Erkrankung des Knochens oder der anschließend zu besprechenden Gelenke geht in einem hohen Prozentsatz die Bildung der sog. kalten Abscesse einher. Sie haben ihren Namen daher, daß auf Grund des besonderen Milieus, das der Tuberkelbacillus in dem Erkrankungsgebiet schafft, ein wesentliches Merkmal anderer bakterieller Entzündungen — die Hitze — fehlt. Sie sind nicht nur deshalb wichtig, weil sie uns nicht selten überhaupt als erstes Symptom eines tuberkulösen Krankheitsherdes entgegentreten, sondern sie können durch Lage und Ausdehnung sowie die von ihrer Seite drohenden Komplikationen das Krankheitsbild weitgehend beherrschen und die Bedeutung einer „zweiten Krankheit" gewinnen. Zwei Momente sind für ihre Entwicklung und Vergrößerung wesentlich.

Einmal versucht der Organismus Entzündungsprodukte und Zerfallsmaterial abzuleiten und dies geschieht auf dem Wege des geringsten Widerstandes. Somit treten die Abscesse da zutage, wo der tuberkulöse Herd nahe der Organoberfläche sitzt oder die angrenzenden Weichteile am wenigsten Widerstand leisten. Hat der tuberkulöse Entzündungsherd auf diese Weise einmal Kontakt zum angrenzenden Gewebe gefunden, so beginnt er hier ein „Eigenleben“; das an den Organherd angrenzende Gewebe wird infiziert und selbst Träger einer tuberkulösen Erkrankung. So wechselt auch in ihm jetzt Infektion, Exsudatbildung, Verkäsung oder Granulombildung mit späterer Verkäsung und Erweichung. Aus diesen Gründen ist es erklärbar, daß bei einem wenig ausgedehnten Organprozeß als Ausgangsherd sich mächtige Abscesse entwickeln können. Der gesamte Absceßinhalt ist sicher nicht nur als nachgeschobenes Entzündungs- und Abbaumaterial aus dem Ursprungsherd zu betrachten, sondern, wie eben beschrieben, in erheblichem Maße Ergebnis der Miterkrankung der Weichteile selbst. Diese tuberkulösen kalten Abscesse haben, da sie gewöhnlich arm an polymorphkernigen Eiterzellen sind, nur eine sehr geringe ulcerative Kraft. Dieses erklärt ihr gewöhnlich langsames Fortschreiten und die besonderen Bahnen, die sie nehmen. Sie greifen nicht zerstörend nach allen Richtungen gleichmäßig um sich, sondern kriechen, dem geringsten Widerstand folgend, auf präformierten Bahnen, den Bindegewebsspalträumen, vorwärts. Ihnen folgt der tuberkulöse Absceß und dadurch ist die gewisse Gesetzmäßigkeit seiner Ausbreitung bedingt. Als typische Lokalisationen oder Ausbreitungswege, die uns nach dem Gesagten einen Rückschluß auf den Sitz des Ursprungsherdes erlauben, seien folgende erwähnt: der Retropharyngealabsceß bei der Erkrankung der Halswirbelsäule, der Paravertebralabsceß bei der Spondylitis im Bereich des Brustraumes, der Lumbal-, Psoas-, der Ileacal- und mit diesen in Zusammenhang stehend der Femoralabsceß, die Erkrankung der Lendenwirbelsäule begleitend. Es ist bekannt, daß die Eiteransammlungen durchaus nicht in der Nähe des Organherdes an die Oberfläche zu treten brauchen, sondern daß sie große und vielverzweigte Wege, entlang den erwähnten Bindegewebsspalträumen, zurücklegen können, sie „senken“ sich. Mit der Bezeichnung Senkungsabsceß ist betont, daß sie sich gewöhnlich der Schwerkraft folgend ausdehnen. Wir dürfen uns jedoch nicht vorstellen, daß diese die einzige Kraft ist, die ihr Fortschreiten bewirkt, sondern, wie wir oben erwähnten, die sich in ihrem Bereich abspielenden tuberkulösen Prozesse selbst entscheidend mitwirken. Die Beobachtungen, daß sie sich durchaus entgegen der Schwerkraft ausdehnen, sind nicht selten. So kommt es, besonders bei chronischen Erkrankungen, häufig zu derben bindegewebigen Verschwartungen an ihrer Basis und der Eiter sucht sich einen anderen Weg zur Ausbreitung, der, z. B. an der Wirbelsäule, paravertebral nach oben führen kann (liegende Patienten!). Die Gefahr der Abscesse droht von seiten ihrer Raumbeanspruchung (im Brustraum die Verdrängung und Verlagerung des Mediastinums (bei besonders großer Ausdehnung hochgradige Verminderung des Lungenvolumens), ihrer besonderen Lage (Retropharyngealabsceß) und schließlich durch die Möglichkeit der Mischinfektion. Die immer größere Eiteransammlung füllt sich schließlich am Ende einer präformierten Bahn zunehmend an, die Haut über dem Absceß wird gespannt, und wenn wir nicht durch Punktion zuvorkommen, perforiert der Absceß nach außen. Die Punktion ist somit

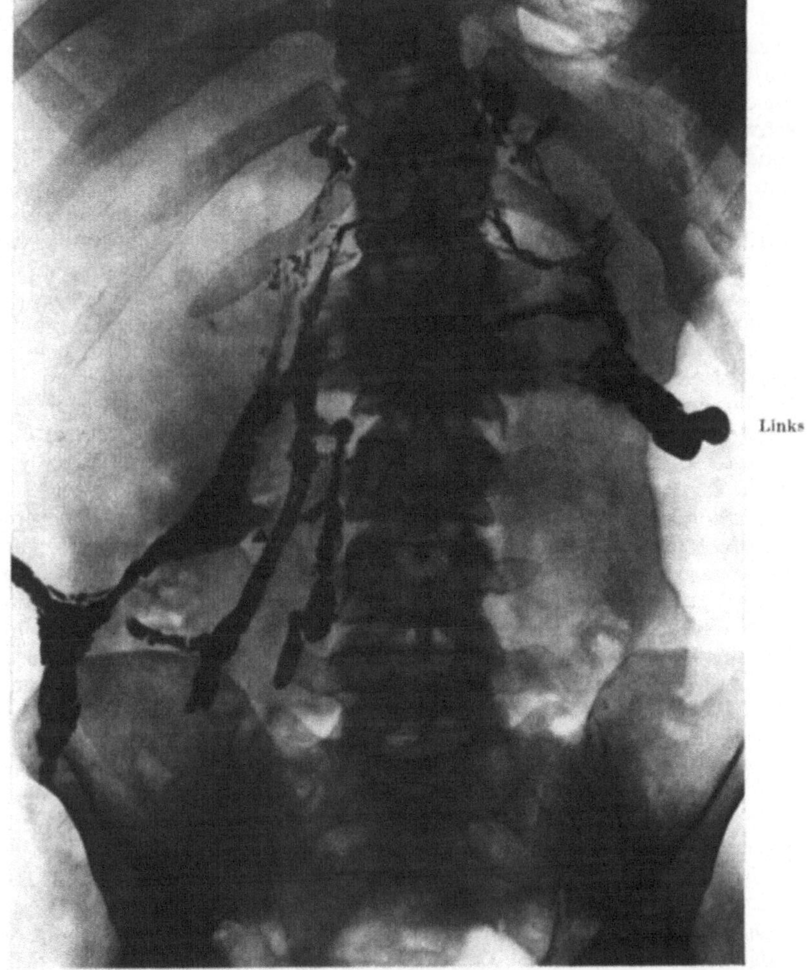

Abb. 39. Mehrere Absceßbahnen, ausgehend von einer Spondylitis des 11. und 12. Brustwirbels und 1. und 2. Lendenwirbels. Links vereinigen sich mehrere paravertebrale Bahnen zum Lumbalabsceß. Rechts von außen nach innen: 1. Lumbalabsceß und weitere Ausbreitung innerhalb der Bauchwand zum Abdominalabsceß. 2. Psoasabsceß, der an seinem unteren Pol offenbar auf die Iliacusfascie übergeht: Psoasiliacalabsceß. 3. Ganz innen Paravertebralabsceß, übergehend auf die Psoasfascie und sich z. T. mit dem Psoasabsceß vereinigend.

bei drohender Perforation, bei Verdrängungserscheinungen und, dies sei hier hinzugefügt, zu diagnostischen Zwecken indiziert. Wie wir schon erwähnten, kann uns ein Absceß entgegentreten, ohne daß uns eine Herderkrankung überhaupt bekannt ist oder ihre genauere Lokalisation. Deshalb verbinden wir mit der ersten Punktion regelmäßig, bei späteren eventuell zur Erfolgskontrolle unserer Therapie, eine Absceßfüllung mit Jodipinöl (Technik s. bei Zapel). Dabei werden wir oft überrascht sein über die Ausdehnung und die mannigfaltigen Wege der Eiteransammlung. Wir geben in der Abbildung die Jodipinfüllung eines Abscesses wieder. Bei der Entleerung der Eiterhöhle müssen wir, wenn irgend möglich, vermeiden, daß der geschlossene Absceß in einen offenen verwandelt wird und damit der Mischinfektion die Wege geöffnet sind, denn der mischinfizierte Absceß bereitet dem Kranken nicht nur größere Beschwerden durch die jetzt hinzutretenden Eiterungssymptome überhaupt, sondern er fördert auch durch die vermehrte Bildung von Giftsubstanzen den Verfall des Kranken (Amyloidose).

Die Symptomatologie einer tuberkulösen Knochenerkrankung ist durch Sitz, Ausdehnung und Alter eine immer wechselnde und dadurch die Diagnose erschwerende. Wie viele tuberkulöse Wirbelsäulen-, Hüft- und Kniegelenksprozesse werden lange Zeit als Ischias oder Rheumatismus behandelt; umgekehrt kann uns aber auch ein Kranker begegnen mit dem fertigen Bild der Querschnittstrennung, ohne daß er bisher beachtenswerte Symptome bemerkte. Befindet sich im Organismus, z. B. in der Lunge, ein aktiver Krankheitsprozeß, so müssen uns irgendwo auftretende, verdächtige Beschwerden immer an eine Metastase denken lassen. Andererseits sollte uns jeder allzu hartnäckige, unklare rheumatische Zustand u. ä. auf eine tuberkulöse Knochen- oder Gelenkerkrankung hinlenken. Es gibt hier keine scharfen Richtlinien für die Diagnostik; wesentlich ist, immer an eine Tuberkulose zu denken. Neben der souveränen Bedeutung des Röntgenbildes für die Sicherung der Diagnose müssen alle anderen Methoden zurücktreten. Wie die Symptomatologie keine einheitliche und fest umrissene ist, so gibt es auch nicht *das* Röntgenbild der Knochen- oder Gelenktuberkulose. Wie wir oben zeigten, braucht uns nur eine „Atrophie“ des Knochens zu erscheinen, wir können eine Verdichtung, als Ausdruck des Herdes, einen verbreiterten Gelenkspalt, eine unscharfe Gelenkkontur, eine Annäherung zweier Wirbelkörper oder auch nur eine geringe Lageverschiebung eines Wirbels finden. Zur Sicherung der Diagnose müssen selbstverständlich alle Möglichkeiten der unspezifischen Diagnostik (Blutbild, Blutkörperchensenkung, Temperaturverlauf, Gewichtskurve usw.) ausgewertet werden.

Die tuberkulösen Gelenkerkrankungen, bei denen die der Hüfte, des Knies, der Schulter, der Hand und des Fußes im Vordergrund stehen, werden in seröse (Hydrops), fungöse und eitrig-käsige Formen eingeteilt. Wir müssen uns dabei immer vor Augen halten, daß wir es nur mit wechselnden Ausdrucksformen eines grundsätzlich einheitlichen Entzündungsvorganges zu tun haben. Als Infektionsweg des Gelenkes kommt praktisch nur der Blutweg in Betracht; sei es, daß das Gelenk selbst zuerst erkrankt (primär synoviale Form) oder von einem angrenzenden Knochenherd aus infiziert wird (primär ossale Form). Wie häufig die beiden Erkrankungswege verwirklicht sind, wissen wir noch nicht genau, doch kann gesagt werden, daß entgegen der früheren Anschauung die Ersterkrankung des Gelenkes selbst wenigstens ebenso häufig vorkommt wie die Überleitung vom Knochenherd her. Bei der serösen Form bildet sich im wesentlichen eine Ausschwitzung einer zellarmen

Flüssigkeit in die Gelenkhöhle und damit eine Auftreibung des Erkrankungsgebietes. Spezifisch-tuberkulöse Granulationen oder auch Verkäsungen findet man wenige, die Gelenkflächen tragen Fibrinbeläge mit kleinen Verkäsungen, sowie mehr oder weniger ausgebildeten tuberkulösen Granulomen. Es sei hier kurz die PONCETsche Erkrankung erwähnt, bei der es oft mit allen Mitteln nicht gelingt, die tuberkulöse Ätiologie zu sichern. HUEBSCHMANN wies darauf hin, daß es sich im Gelenk um die parafokale Mitreaktion bei einem Knochenherd der Nachbarschaft handeln könnte, eine Annahme, die z. B. beim Vergleich mit den Mitreaktionen der Pleura bei Lungenerkrankungen viel für sich hat. Dem steht jedoch die Erfahrung entgegen, daß wir später oder auch gleichzeitig kaum einmal die ursächliche Knochenerkrankung entdecken können. Das Bild der PONCETschen Erkrankung ist bis heute unklar. Beim Fungus tuberculosus steht die Ausbildung eines lockeren schwammigen Granulationsgewebes in der Gelenkhöhle, das sowohl spezifische als auch unspezifische Wucherungen umfaßt, im Vordergrund, die Exsudatbildung tritt zurück, d. h. hier haben wir die „produktive“ Form vor uns. Die eitrig-käsige Form ist charakterisiert durch die Erfüllung der Gelenkhöhle mit entsprechenden Massen. Bei den beiden letzteren Erscheinungsformen wird regelmäßig der Knorpelüberzug des Gelenkes stärker in Mitleidenschaft gezogen oder völlig zerstört, indem im ersten Fall die Granulationen in ihn eindringen und resorbieren oder er verfällt bei den eitrig-käsigen Formen mit der Nekrose. Damit verringern sich natürlich die Aussichten auf eine Wiederherstellung der Gelenkfunktion, denn wenn auch der tuberkulöse Prozeß überwunden wird oder zurücktritt, so stehen sich ja nicht mehr gleitfähige Gelenkoberflächen gegenüber, sondern „Wunden“ mit der Tendenz zur Granulation und Vernarbung. Deshalb haben wir auch bei den ernsten Formen der fungösen und eitrig-käsigen Gelenkentzündung mit einer Versteifung oder wenigstens starken Bewegungseinschränkung zu rechnen, die als reparative Vorgänge in der bindegewebigen oder knöchernen Ankylosierung ihr anatomisches Substrat haben. Die beherrschenden Mittel der Therapie der Knochen- und Gelenkerkrankungen sind Ruhe, Freiluft- und richtig dosierte Lichtbehandlung, sowie die Hebung der allgemeinen Körperkräfte. Jeder Kranke mit einer Knochen- oder Gelenktuberkulose gehört vorerst ins Bett. Die Körperlage, die wir ihm vorschreiben, erstrebt die Entlastung des erkrankten Organes. Dazu ist zuerst eine gleichmäßige, glatte Unterlage erforderlich, wozu wir Bretter in das Bett einlegen, um die Federung und damit unkontrollierbare Lageveränderungen auszuschalten. Kinder, die die Lagerung nicht beibehalten, oder überhaupt zu klein sind, um eine Lagerungsbehandlung auf diese Weise durchführen zu lassen, werden in zweckentsprechende Gipsschalen gelegt. Sie umfaßt das erkrankte Glied oder den Körperteil schalenartig zur Hälfte, oder wird als Vollgipsverband ausgeführt, zu zwei Hälften aufgesägt und kann so als Schale oder Vollgips (seitliche Schnürverschlüsse) verwendet werden. Die weitere Lagerung ist dem einzelnen Fall anzupassen, was wir am besten durch Unterlage fester, in Größe und Form dem Zweck angepaßter Häckselkissen erreichen. Bei den Gelenkerkrankungen wird die Lagerung in Draht- oder Gipsschienen vorerst so gewählt, daß eine möglichst weitgehende Entspannung erzielt wird: am Knie z. B. die leichte Beugehaltung. Müssen wir annehmen, daß wegen der Art eines Gelenkprozesses die Wiedererlangung der Funktionen nicht mehr möglich ist, so versuchen wir die Versteifung in einer möglichst günstigen Haltung zu erreichen. Im Hüftgelenk darf vor allen Dingen nicht adduziert sein; im Schultergelenk ist die Abduktion von 35—40° am günstigsten; im Ellenbogengelenk eine Beugung von 45—50°, am Fußgelenk müssen wir unbedingt die Spitz- und Knickfußstellung vermeiden. Die nichterkrankten Glieder und Körperteile müssen immer wieder aktiv, eventuell passiv bewegt und massiert werden. Immer wieder taucht die Frage auf, wie lange man die absolute Ruhigstellung durchführen soll. Hier können keine Zahlen angegeben werden. Haben wir den Eindruck, daß die Zerstörungen nicht weiter fortschreiten, ist die Blutkörperchensenkung auf normale oder wenig erhöhte Werte zurückgekehrt, das Allgemeinbefinden gut, so kann die Tragfähigkeit vorsichtig geprüft werden. Der Kranke erhält einen, den befallenen Skeletteil entlastenden Gipsverband — z. B. am Bein einen „Gehgips“ mit Gehbügel — und verläßt das Bett. Treten hierbei keine erneuten Symptome oder Beschwerden auf, so wird die Bein-, Arm-, Fußschiene oder das Gipskorsett durch einen HESSINGschen Stützapparat ersetzt. Es ist selbstverständlich, daß die Versteifung eines Gelenkes möglichst vermieden werden soll. Deshalb wird der Kranke mit weniger ausgedehnten Gelenkveränderungen nach Abklingen der Erscheinungen (Abschwellung, Temperatur, Blutbild, Senkung, Schmerzen) bald angehalten, das befallene Gelenk vorsichtig zu bewegen, eventuell muß gleichzeitig mit passiver Bewegung nachgeholfen werden. Diese Bewegungsübungen sind gleichfalls geeignet, die Atrophie der Muskulatur des befallenen Körperteiles hintanzuhalten. Bei der Allgemeinbehandlung ist Wert darauf zu legen, daß der Kranke den größten Teil des Tages in der freien Luft verbringt; soweit es sich durchführen läßt auch die Nacht. Die Lichtbehandlung läßt sich am günstigsten in der sonnenreichen Zeit oder bevorzugten Lagen als Sonnenbestrahlung durchführen. Es ist bekannt, daß sie dem Einzelfall angepaßt dosiert eingeleitet werden muß und guter Überwachung bedarf. Wir halten uns im wesentlichen an ROLLIERS Angaben (3mal täglich 1 Stunde Sonnenbestrahlung). Im Winter sowie in langen sonnenarmen Perioden wird die mangelnde Sonnenbestrahlung durch Ultraviolettlicht ersetzt. Für alle Methoden können, wie schon betont, keine starren Angaben gemacht werden, sondern sie sind der Ausdehnung und Aktivität des Prozesses und der Empfindlichkeit des Kranken anzupassen.

Die Erkrankungen des Urogenitalsystems sind annähernd ebenso häufig wie die des Skelettes.

In den praktisch auch nur auf dem Blutweg infizierbaren Nieren tritt uns die Tuberkulose in zwei wesentlichen Formen entgegen: als Streuungstuberkulose, miliar bis knotig, annähernd regelmäßig symmetrisch, oder als organ- oder organsystembeschränkte Phthise. Die miliaren Aussaaten in den Nieren bei der Miliartuberkulose können wir vernachlässigen, denn sie haben kaum eine praktische Bedeutung. Wichtiger sind schon die knotigen großherdigen Streuungen, die uns bei der Frühgeneralisation sowie bei den chronisch generalisierenden Tuberkulosen begegnen. Diese

Herde können zum Ausgangspunkt der chronischen Nierentuberkulose, der eigentlichen Nierenphthise werden. Von dieser können wir glücklicherweise sagen, daß sie in gut der Hälfte der Fälle einseitig auftritt. Ihr anatomisches Bild ist ein ausgesprochen eindrucksvolles, wie es die wiedergegebene Abbildung belegen mag. Wir nehmen an, daß die auf dem Blutweg in das Organ gelangten Tuberkelbacillen dem

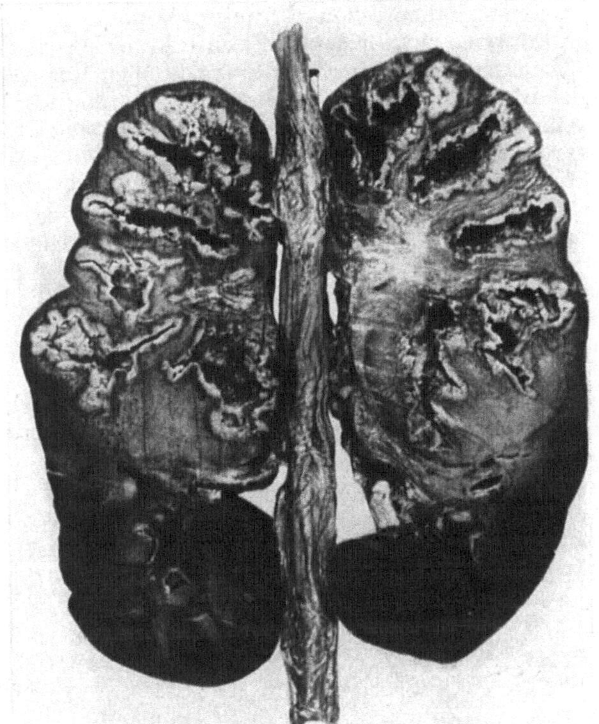

Abb. 40. Kavernöse Nierenphthise. Zwischen den beiden Nierenhälften der als Ableitungsweg miterkrankte Ureter.

Sekretionsweg folgend in die Harnkanälchen gelangen und hier in wechselnder Ausdehnung und Form das Bild der tuberkulösen Entzündung auslösen. Gewöhnlich findet man ganze Nierenpapillen verkäst, teilweise eingeschmolzen, mit einer unregelmäßig ulcerierten Oberfläche in das Nierenbecken ragend, dieses erweiternd und deformierend. Bei den schwersten Formen ist zuweilen kaum noch Nierengewebe erhalten, ja wir kennen das Bild der völlig verkästen Niere, die sog. Kittniere. Die Diagnose dieser Nierenerkrankungen bereitet keine besonderen Schwierigkeiten. Im Urin finden wir regelmäßig krankhafte Formelemente, Erythrocyten, Leukocyten, Zylinder sowie einen erhöhten Eiweißgehalt und mit dem Kulturverfahren oder der Tierimpfung gelingt bei sorgfältigem Arbeiten und eventuell wiederholter Untersuchung der Nachweis der Erreger im Urin in jedem Falle. Anders verhalten sich die erstgenannten Streuungstuberkulosen. Wir können hin und wieder krankhafte Urinbestandteile finden, aber es muß nicht der Fall sein. Der regelmäßige Befund spärlicher Erythrocyten muß hier als besonders verdächtig bezeichnet werden. Wertvolle Dienste für die Feststellung der Ausdehnung und in gewissen Grenzen auch der Art des Prozesses liefert uns das intravenöse Pyelogramm und die Nierenbeckenfüllung durch Ureterenkatheterismus; die Cystoskopie kann gleichzeitig in vielen Fällen schon Hinweise für die Lokalisation geben, denn bei den schweren, wirklich phthisisch erkrankten Nieren sind die ableitenden Harnwege selten verschont. So können uns schon bei der Inspektion der Blase kleine Knötchen sowie eine Rötung und Schwellung einer Ureterenmündung oder des Blasengrundes auf die allein oder am stärksten erkrankte Niere hinweisen. Die Entscheidung bringt die getrennte mikroskopische, chemische und bakteriologische Untersuchung des Ureterenurins. Therapeutisch stehen uns nur wenig Maßnahmen zur Verfügung, wenn nicht eine einseitige Erkrankung chirurgisch angegangen werden kann. Allgemeinbefinden und die Leistungsfähigkeit der zu erhaltenden Niere müssen sorgfältig berücksichtigt bzw. geprüft werden. Nicht selten muß man es aber erleben, daß trotz genauester Untersuchung der zurückbelassenen Niere doch nach wechselnd langer Zeit auch diese tuberkulös erkrankt; ein Hinweis darauf, daß für die Lokalisationen extrapulmonaler Tuberkulosen konstitutionelle Momente der Organe oder Organsysteme eine Rolle spielen oder früher bestanden schon Herde, für deren Erkennung unsere Möglichkeiten unzureichend sind. Besondere Schwierigkeiten bieten dem Arzt die begleitenden Erkrankungen der ableitenden Harnwege, insbesondere der Harnblase. Die Beseitigung oder Milderung anhaltender Schmerzen, quälender Spasmen und Tenesmen durch eine sorgfältige Behandlung (5% Dermatol in Ol. oliv. sei seiner besonderen Wirkung wegen erwähnt) und alle anderen Methoden der Cystitistherapie wird der Kranke dankbar empfinden und ihn gleichzeitig die Schwere seines Leidens übersehen machen. Wenn wir uns vergegenwärtigen, daß jede Nierentuberkulose, gleich welcher Art und Ausdehnung, in jedem Stadium ausheilen kann, d. h. Streuungsherde können gekapselt werden oder bindegewebig durchwachsen, große verkäste Bezirke werden ebenfalls abgegrenzt und zeigen eine besondere Neigung zu Verkalkung — so muß gefordert werden, nie die Waffen zu strecken und alle Möglichkeiten auszunutzen, um den Organismus im Kampf zur Überwindung der Krankheit zu unterstützen.

Mit der tuberkulösen Erkrankung des Harnsystems ist nicht selten eine solche der *Geschlechtsorgane* verbunden (Urogenitaltuberkulose!).

Beim *Weibe* steht die Erkrankung des Eileiters weitgehend an erster Stelle. Die Infektion erfolgt in der Regel auf dem Blutweg. Die anatomischen Erscheinungsformen können sehr verschiedene sein. Nicht selten ist es makroskopisch überhaupt unmöglich, die tuberkulöse Erkrankung des Eileiters zu erkennen. Das geläufigste Bild ist aber die käsige Salpingitis mit starker Schlängelung oder auch knolliger Auftreibung der Tube, aus der beim Anschnitt käsige oder eitrige Massen hervorquellen; die Schleimhaut ist gewöhnlich völlig zerstört. Der bevorzugten Niederlassung der Erkrankung im Eileiter dürfte die besonders geschlängelte und buchtige Schleimhautfläche Vorschub leisten, denn es wäre ja eher zu erwarten, daß wir häufiger in den funktionell stark beanspruchten Geschlechtsorganen (die Tuberkulose bevorzugt das Pubertätsalter und das 3. Jahrzehnt), den Ovarien und dem Uterus eine Tuberkulose antreffen, die dagegen durchaus nicht häufig sind, sondern als selten bezeichnet werden müssen. Eine befriedigende Erklärung für dieses Verhalten fehlt. Vielleicht ist im Uterus die periodische Schleimhautmauserung und der Mangel einer gefäßreichen Submucosa der Haftung der Erreger zuwider. Zur Therapie muß eines vermerkt werden, was man unter keinen Umständen tun darf. Nämlich die häufig als Appendicitis auf dem Operationstisch landende tuberkulöse Salpingitis *an*operieren oder Verwachsungen im kleinen Becken lösen. Gelingt es nicht, den Krankheitsherd völlig zu entfernen, so dürfen wir mit Sicherheit mit der Bildung eines Beckenabscesses, Wundfisteln oder inneren Fisteln rechnen.

Im Genitalsystem des *Mannes* erkranken die Prostata und der Nebenhoden am häufigsten. Die Angaben über ihre Beteiligung an tuberkulösen Prozessen wechseln; nach unseren Obduktionsergebnissen ist die Prostata häufiger Sitz tuberkulöser Veränderungen als der Nebenhoden. Die Infektion erfolgt auch hier in der Regel auf dem Blutweg. Mit der Erkrankung des Nebenhodens geht gewöhnlich ein Übergreifen auf den Hoden, eine Beteiligung des Vas deferens, schließlich der Prostata und der Samenblasen einher. Umgekehrt ist auch eine ascendierende Infektion von der Prostata zum Nebenhoden möglich (Stauung). Das ausgeprägte Bild dieser Erkrankungen, die der Arzt in der Prostata und den Samenblasen häufig nicht erkennen kann, stellt sich gewöhnlich als umfangreiche knotige, konfluierende käsige Herde oder auch totale Verkäsung dar. Wir dürfen uns bei der Abhandlung dieser Erkrankungen kurz fassen, da sie außer den Nebenhoden-Hodenerkrankungen therapeutisch kaum zu beeinflussen sind, wenn sie auch „spontaner" Rückbildungen und Heilungen fähig sind. Die einseitige Nebenhodentuberkulose wird man stets dem Chirurgen zuführen; ja es ist möglich, daß der Arzt gezwungen ist (Absceß- und Fistelbildung), die doppelseitige Kastration ungeachtet ihrer tiefgreifenden Konsequenzen einem lästigen und dem Siechtum zuführenden Zustand vorzuziehen.

Nur eines kann als unumstößliche Regel empfohlen werden: wir behandeln nie eine Lungen-, Nieren- oder irgendwelche Tuberkulose allein, sondern einen tuberkulös erkrankten Organismus, der aller seiner Kräfte bedarf; darüber hinaus einen kranken Menschen, der wegen der annähernd regelmäßigen Chronizität und möglichen Vielgestaltigkeit seines Leidens einen *ganzen Arzt* braucht.

Lungentuberkulose und soziale Versicherung.

Von

H. Ulrici-Sommerfeld.

In der sozialen Versicherung sind folgende Begriffe auf die Lungentuberkulose anzuwenden:

1. die Arbeitsunfähigkeit in der Krankenversicherung, der Arbeitslosenversicherung und der Knappschaftsversicherung;

2. die fixierte Erwerbsunfähigkeit auf dem allgemeinen Arbeitsmarkt (unter $33^1/_3$% Invalidität) in der Invaliditätsversicherung;

3. die fixierte Erwerbsunfähigkeit im Beruf (unter 50% Berufsunfähigkeit) in der Angestellten- und Knappschaftsversicherung;

4. die abgestufte Erwerbsunfähigkeit in der Unfallversicherung, der Kriegsbeschädigtenfürsorge und bei Wehrmachtsangehörigen;

5. die Dienstunfähigkeit bei Beamten, Festangestellten und bei Wehrmachtsangehörigen;

6. Arbeitsunfähigkeit, Erwerbsunfähigkeit und Dienstunfähigkeit wegen Gefährdung der Umgebung.

Arbeitsunfähigkeit. Der Feststellung der *Arbeitsunfähigkeit* im Sinn der Krankenversicherung liegt im allgemeinen eine Querschnittsbetrachtung zugrunde: sie äußert sich über den jetzigen Zustand ohne Rücksicht auf dessen Dauer; soll ein Urteil über die voraussichtliche Dauer der Arbeitsunfähigkeit abgegeben werden, so wird das Zeitmaß hinzugesetzt.

Erwerbsunfähigkeit. Der Begriff der *Erwerbsunfähigkeit* ist mit einer prognostischen Beurteilung insofern verbunden, als er den Zustand für längere Zeit, in der Regel nicht unter 1 Jahr, festlegt; zweckmäßig wird die voraussichtliche Dauer dieses Zustandes zeitlich begrenzt oder als unbegrenzt angegeben.

Abgestufte Erwerbsunfähigkeit. Bei der Lungentuberkulose sind kleine Stufen unzweckmäßig, weil es praktisch nicht möglich ist, zu unterscheiden, ob ein Kranker 70 oder 75% erwerbsbeschränkt ist. Folgende Sätze sind zu empfehlen: 0—30—45—60—80—100% Erwerbsfähigkeit; diese Abstufung vermeidet die Klippen der Invaliditätsbegrenzung (unter $33^1/_3$% Invalidität) und der Berufsunfähigkeitsbegrenzung (unter 50% Berufsunfähigkeit).

Behandlungsbedürftigkeit. Schließlich brauchen wir für die Krankenversicherung und das Heilverfahren noch den Begriff der *Behandlungsbedürftigkeit* und der *Notwendigkeit der Krankenhausbehandlung.*

Die Anwendung der gekennzeichneten Begriffe auf die Lungentuberkulose kann auf große Schwierigkeiten stoßen. Gibt es doch zwischen klinisch gesund und klinisch schwer krank alle Übergänge und demgemäß alle Grade der Leistungsbeschränkung.

Der Begriff der aktiven und inaktiven Tuberkulose hat immer etwas Gekünsteltes; brauchbar erweist sich aber die Unterscheidung der abgeheilten Formen (verkalkter Primärkomplex, verkalkte Streuungsherde, die Mehrzahl der sog. Spitzentuberkulosen, die Rippenfellverschwartung), der fortschreitenden geschlossenen und offenen Lungentuberkulose und der Leistungsstörung nach abgeheilter Lungentuberkulose.

Wenig ausgedehnte Restzustände früherer Infektionsphasen (verkalkter Primärkomplex, alte Streuungsherde, z. B. in Form SIMONscher Herde, abgeheilte Spitzentuberkulosen, umschriebene Pleuraverwachsungen) bedingen weder Arbeitsunfähigkeit und Dienstunfähigkeit noch Erwerbsunfähigkeit und Behandlungsbedürftigkeit. Sofern bei Spitzentuberkulosen klinische Zeichen eines aktiven Prozesses bestehen (Rasselgeräusche, positive Blutreaktionen, röntgenologisch festgestellte Herdentwicklung) gehören sie in die Gruppe der fortschreitenden geschlossenen (eventuell offenen) Tuberkulosen.

Die *fortschreitende geschlossene Lungentuberkulose* kann Arbeitsunfähigkeit und partielle Erwerbsunfähigkeit bedingen; das Urteil über Arbeitsunfähigkeit, Behandlungsbedürftigkeit und Grad der Erwerbsbeschränkung richtet sich nach den klinischen Erscheinungen. Invalidität und Berufsunfähigkeit bestehen in der Regel nicht; im Einzelfall wären sie in schwereren Krankheitserscheinungen oder Komplikationen besonders zu begründen. Für das Heilverfahren kommen diese Formen in erster Linie in Frage, insbesondere für klimatische Kuren. Während des Heilverfahrens besteht nach der *RVO.* Arbeitsunfähigkeit.

Die *offen Lungentuberkulösen* sind bei der ersten Feststellung immer als arbeitsunfähig zu erachten. Bei chronischem Ablauf der Lungentuberkulose und insbesondere nach erfolgreichem Heilverfahren kann aber sehr wohl Arbeitsfähigkeit bestehen, insbesondere in den gesundheitlich günstigeren Berufen der Kopfarbeiter und der Beamten. Den Begriff der beschränkten Arbeitsfähigkeit kennt die Krankenversicherung nicht. Man sollte ihn nur anwenden, wenn das chronische Leiden Erwerbstätigkeit nur in gewissen Berufen oder nur zeitlich beschränkt zuläßt. Es darf aber nicht übersehen werden, daß einerseits die Berufsumschulung große Schwierigkeiten bieten kann und deshalb von einer Eignungsprüfung abhängig gemacht werden muß, und daß andererseits für zeitlich beschränkte Arbeitsfähigkeit nur ausnahmsweise eine Verwendungsmöglichkeit gegeben ist. Wegen der Ansteckungsgefährdung der Umgebung sind Kranke, die eine offene Tuberkulose haben, in den Berufen der Kinderpflege, des Unterrichtes und des Nahrungsmittelgewerbes immer als arbeits- bzw. dienstunfähig zu führen; im Abfertigungsdienst wird man offen Tuberkulöse nicht zulassen können, ebensowenig in Lagern oder bei enger Berührung mit Arbeitskameraden, insbesondere mit Jugendlichen. In anderen Berufen sollte die Prüfung der Umgebungsgefährdung Sache der zuständigen Tuberkulösenfürsorgestelle sein. Offen Tuberkulöse sind immer erwerbsbeschränkt, und zwar wegen der zeitweisen Arbeitsunfähigkeit mindestens 40%; sie brauchen aber nicht invalide oder berufsunfähig zu sein. Behandlungsbedürftigkeit dürfte in der Regel mindestens zeitweise bestehen. Ob ein Heilverfahren die Wiederherstellung der Erwerbsfähigkeit für längere Dauer verspricht, sollte vom Urteil der Spezialfürsorge oder des Facharztes abhängig gemacht werden.

Bei offen Tuberkulösen wird immer eine aktive Behandlung in Frage kommen; es ist deshalb zu empfehlen, den Kranken auf diese eventuelle Notwendigkeit von vornherein hinzuweisen.

Die *ambulante Pneumothoraxbehandlung* muß an sich nicht Arbeitsunfähigkeit bedingen. Ist die Behandlung schon längere Zeit im Krankenhaus oder in einer Heilanstalt durchgeführt und der Lungenprozeß unter Schwinden von Auswurf und Bacillen, nach normalen Temperaturen und normalem Senkungswert und günstigem Blutbild schon einigermaßen zur Ruhe gekommen, so kann der Kranke als arbeitsfähig angesehen werden, wenn sein Allgemeinzustand gut und seine Arbeitsbedingungen (Kopfarbeiter!) nicht zu ungünstig sind. Bestehen jedoch noch Anzeichen einer Aktivität des Prozesses, so übt anstrengende Tätigkeit nach meiner Erfahrung einen ungünstigen Einfluß auf die Behandlung (Auftreten von Exsudaten) und die Heilungsaussichten aus. Auch kann man einem in Pneumothoraxbehandlung stehenden Kranken ausgesprochen schwere Arbeit nicht zumuten. Droht dem Kranken freilich Verlust seiner Dienst- oder Arbeitsstelle, so wird man einen Arbeitsversuch verantworten müssen.

Die *Restzustände nach geheilter Lungentuberkulose* spielen im Erwerbsleben eine gewisse Rolle. Umfangreichere Verschwartung der Lunge, insbesondere nach Pleuritis exsudativa, Pneumothoraxexsudat, Empyem, Status nach Exairese, Plastik, Plombierung können die Leistung des erkrankt gewesenen Organs beträchtlich herabsetzen. Sie werden für sich allein in der Regel weder Arbeitsunfähigkeit, Dienstunfähigkeit, und Behandlungsbedürftigkeit bedingen, Invalidität und Berufsunfähigkeit meist nur auf Zeit (1—2 Jahre), wohl aber stets die Erwerbsfähigkeit um 20—40% und darüber herabsetzen. Für die Beurteilung dieser Restzustände, die oft zum Anlaß von Renten- und Ruhegeldansprüchen werden, ist die Funktionsprüfung von Lunge und Herz von ausschlaggebender Bedeutung. Heilbehandlung und Krankenhausbehandlung kommen in der Regel nicht in Frage, wohl dagegen Übungstherapie.

Wenn auch die *schematische Darstellung der Erwerbsbeschränkung bei Lungentuberkulose* immer mißlich ist, so können doch folgende allgemeine Richtlinien Gültigkeit beanspruchen:

Lungentuberkulose	Arbeitsunfähigkeit	Minderung der Berufsfähigkeit %	Minderung der Erwerbsfähigkeit auf dem allgemein. Arbeitsmarkt %
Geheilte Lungentuberkulose	Nein	0—30	0— 40
Restzustände von Lungentuberkulose .	Für schwere Arbeit	20—60	20—100
Geschlossene Lungentuberkulose . . .	Zeitweise	20—60	30—70
Ruhig offene Lungentuberkulose . . .	Zeitweise	40—70	50—70
Fortschreitend offene Lungentuberkulose	Ja	100	100

Danach wären die Kranken mit fortschreitender offener Lungentuberkulose immer ruhegeld- oder invalidenrentenberechtigt, nicht selten und namentlich zeitweise auch die Kranken mit ruhiger offener Tuberkulose und unter besonderen Verhältnissen auch Kranke mit geschlossener Lungentuberkulose, Restzuständen oder Pneumothoraxbehandlung. Als besonderer Umstand kann schon ein höheres Lebensalter oder eine Komplikation leichterer Art gelten. Die hier gegebenen Prozentzahlen können natürlich nur als Anhaltspunkte gelten und sind von Fall zu Fall anzuwenden und zu modifizieren.

Für die *Entstehung der Lungentuberkulose durch einen Unfall* würden die Erkrankungen auszuscheiden haben, die durch Erstansteckung oder Zweitansteckung zustande kommen. Da jedoch der Nachweis kaum jemals möglich sein wird, daß die vorliegende Lungentuberkulose *nur* durch Neuansteckung entstanden und ein versteckter tuberkulöser Herd nicht vorhanden gewesen sein kann, führt diese Überlegung praktisch nicht weiter. Unzweifelhaft entstehen die meisten Lungentuberkulosen von einem in der Lunge selbst vorhanden gewesenen verborgenen Herd (Exacerbationstuberkulosen) oder von einem Drüsenherd aus (hämatogene Lungentuberkulosen). Um die Entstehung der Lungentuberkulose durch einen körperlichen Unfall glaubhaft erscheinen zu lassen, ist erste unerläßliche Voraussetzung, daß der körperliche Unfall geeignet erscheint, einen ruhenden Herd zu mobilisieren; als Unfall solcher Art kann nur die Verletzung des Brustkorbes selbst oder die *schwere* Erschütterung des ganzen Körpers gelten. Zweite unerläßliche Voraussetzung ist eine Lungentuberkulose, die unzweifelhaft so frisch ist, daß die Zeitspanne zwischen dem Unfall und der Entdeckung der Lungentuberkulose die Entstehung der vorliegenden Lungentuberkuloseform innerhalb dieser Zeit zulassen könnte. Für das Urteil über diesen Tatbestand wird immer das röntgenologische Bild maßgebend und die besondere Erfahrung des Gutachters unentbehrlich sein.

Um die *Verschlimmerung durch einen Unfall* bei einer Lungentuberkulose annehmen zu können, die nach der Vorgeschichte oder dem klinischen und röntgenologischen Befund zur Zeit des Unfalles unzweifelhaft schon vorhanden gewesen ist, muß wiederum der Unfall geeignet sein, auf den Lungenprozeß hinreichend kräftig einzuwirken. Man wird zwar nicht den strengen Maßstab für die Mobilisierung eines ruhenden Herdes anzuwenden haben, aber ein *schwerer* Unfall ist die mindeste Voraussetzung für die Annahme solcher Einwirkung. Zweitens muß die Verschlimmerung der Lungentuberkulose im klinischen Bilde im unmittelbaren zeitlichen Zusammenhang unzweideutig erkennbar sein. Ist sofort nach dem Unfall eine *plötzliche* Verschlimmerung eingetreten (Lungenblutung, Pleuritis exsudativa, fieberhafter Schub), so ist der Zusammenhang klar. Für die schleichend einsetzende Verschlimmerung muß immerhin eine deutliche Knickung der Verlaufskurve, also ein richtungändernder Einfluß des Unfalls im zeitlich einleuchtenden Zusammenhang als mindeste Voraussetzung für die Anerkennung einer Verschlimmerung gefordert werden. Eine indirekte Einwirkung eines Unfalls auf eine bestehende Lungentuberkulose kann anerkannt werden, wenn der Unfall durch ein langes Krankenlager mit schweren Operationen (Gefahr der Inhalationsnarkose!) oder mit lang dauerndem zehrenden Fieber die Kräfte des Verletzten ungewöhnlich stark in Anspruch genommen hat.

Wichtig ist für die Gewährung der Unfallrente bei Anerkennung einer Verschlimmerung durch Unfall die Berücksichtigung des schicksalsgemäßen Ablaufs einer Lungentuberkulose. Schließt sich an den Unfall ein stetig fortschreitendes Leiden, so wird die Entstehung der Lungentuberkulose oder ihre Verschlimmerung als Dauerzustand zu berenten sein. Die chronische Lungentuberkulose verläuft aber ungemein häufig im Wechsel von Schüben und Pausen. So kann eine Lungenblutung Unfallfolge sein, das Lungenleiden aber eine Verschlimmerung durch dies Ereignis in keiner Weise erkennen lassen, vielleicht danach mit oder auch ohne Heilanstaltsbehandlung für viele Jahre zur Ruhe kommen, um schließlich doch wieder vorzubrechen und fortzuschreiten. Ein solcher Ablauf, der sehr häufig vorkommt, würde die Entschädigung für die eine Phase mit anschließender Heilbehandlung rechtfertigen, keinesfalls aber die Berentung für die ganze Dauer des Leidens, das späterhin ganz offensichtlich schicksalsgemäß, vielleicht zum Teil umweltbedingt (Arbeitslosigkeit, Not usw.) verlaufen ist und so weit der Versorgung durch Kranken- und Invaliditätsversicherung zufällt.

Die Berentung einer *Lungentuberkulose als Kriegsdienstfolge* unterliegt, soweit ein Unfall oder eine Kriegsverletzung als auslösende Ursache in Frage kommt, den obigen Gesichtspunkten für die Lungentuberkulose als Unfallfolge, und zwar sowohl für die Entstehung als auch für die Verschlimmerung einer nachweisbar oder sehr wahrscheinlich schon vorhanden gewesenen Lungentuberkulose. Nach den reichen Erfahrungen über Lungenschüsse haben gerade diese Verletzungen kaum jemals zum Ausbruch einer Lungentuberkulose geführt und es ist danach für solche Zusammenhänge ein besonders strenger Maßstab, namentlich hinsichtlich des zeitlichen Zusammenhangs anzulegen. Ganz besondere Vorsicht ist geboten gegenüber der Wirkung sog. Geschoßwanderungen, die sicherlich für den Ausbruch einer Lungentuberkulose keine Rolle spielen. Denkbar wäre die Entstehung einer Lungentuberkulose durch Ansteckung durch einen lungenkranken Kameraden bei engerem Zusammensein in irgendeiner Unterbringung. Aber 20 Jahre nach dem Kriege wird sich eine solche Entstehungsart nicht mehr nachweisen lassen und deshalb wird sie praktisch bei Kriegsteilnehmern keine Rolle mehr spielen, wohl aber beim Arbeitsdienst, Militärdienst und Wehrsportdienst. Auch für die Verschlimmerung einer Lungentuberkulose, die nachweisbar oder sehr wahrscheinlich schon vor dem Kriegsdienst bestanden hat, gelten, soweit ein Unfall oder eine Kriegsverletzung in Frage kommt, die obigen Ausführungen. Höhe und Dauer der Berentung müssen dem natürlichen Ablauf einer Lungentuberkulose im Wechsel von Vortrieb und Ruhe Rechnung tragen. Die Entstehung einer Phase, die abklingt, kann nicht als richtunggebend für den Gesamtverlauf anerkannt werden.

Nun gelten als Kriegsdienstschäden ja nicht nur die Unfälle und Verletzungen, sondern die Gesamtheit der Kriegsdiensteinflüsse, insbesondere die Strapazen der körperlichen Überanstrengung und ungenügender Ruhepausen, die unregelmäßige und oft unzureichende Ernährung, die reiche Gelegenheit zu Erkältungen und anderes mehr. Die Einwirkung solcher Umwelteinflüsse auf Entstehung und Verlauf einer Lungentuberkulose soll nicht unterschätzt werden, aber sie sind ungemein schwer einzuschätzen. Es kommt da wesentlich auf die zeitlichen Zusammenhänge an. Aber wenn man auch der Billigkeit bei der Urteilsfindung einen weiten Spielraum lassen wird, so kann doch die *Nachwirkung* von Kriegsstrapazen über Jahre hinaus keineswegs anerkannt werden.

Die Neuanerkennung einer Lungentuberkulose als Kriegsdienstfolge sollte 20 Jahre nach dem Kriege eigentlich nicht mehr in Frage kommen. Aber die Zahl solcher Anträge, namentlich auf Anerkennung später Todesfälle an Lungentuberkulose als Kriegsdienstfolge ist gar nicht klein. Der Versuch, durch sog. Brückensymptome den Zusammenhang einer Lungentuberkulose mit einer Kriegserkrankung z. B. einer Bronchitis herzustellen, spielt da eine große Rolle. Dazu ist zu sagen, daß die Bronchitis und auch die rezidivierende Bronchitis als Basis für eine Lungentuberkulose gar nicht in Frage kommt. Die Bronchitisanlage hat ganz andere Voraussetzungen wie die Anlage für Lungentuberkulose, worauf hier nicht näher eingegangen werden kann. Für die Entstehung der Bronchitis sind auch ganz andere Einflüsse wirksam wie für die Entstehung einer Lungentuberkulose. Der Nachweis wiederkehrender Bronchitiden nach erstmaliger oder auch wiederholter Bronchitis während des Krieges kann daher niemals als Grundlage der späteren Lungentuberkulose anerkannt werden. Bemerkt sei hier, daß die späten Laienaussagen über beobachtete Lungenerkrankungssymptome beim Antragsteller für das Urteil völlig wertlos sind und daß es mit den späten ärztlichen Zeugnissen, soweit sie nicht auf nachgewiesenen Notizen beruhen, nicht besser steht.

Ein Wort noch über die Pleuritis. Die Pleuritis sicca, allzuoft eine Verlegenheitsdiagnose, kann als Krankheitsbild in der Vorgeschichte in der Regel nicht ernst genommen werden, ist auch in ihrer Genese und Bedeutung kaum jemals sicher zu bewerten. Die Pleuritis exsudativa ist zwar, wenn sie isoliert, das heißt ohne Zusammenhang mit einer nicht tuberkulösen Lungenerkrankung oder einer septischen Erkrankung auftritt, so gut wie ausnahmslos tuberkulöser Natur. Aber sie ist eine Phase im Ablauf der Lungentuberkulose und niemals auslösendes Moment. Schließt sich an die durch Kriegsdiensteinflüsse hervorgerufene Pleuritis exsudativa unmittelbar die fortschreitende Lungentuberkulose an, so ist diese auch Kriegsdienstfolge. Folgt die Lungentuberkulose aber nach jahrelangem Abstand, so ist sie zweite Phase und nicht mehr Kriegsdienstfolge.

Was die *Lungentuberkulose* als Folge einer *beruflichen Ansteckung* anlangt, so ist für die Anerkennung erforderlich 1. der Nachweis, daß Zeichen einer Lungentuberkulose vor dem 1. 7. 1928 nicht vorhanden gewesen sind und die berufliche Ansteckungsgefährdung nach dem 30. 6. 1928 eingetreten ist, sowie 2. der Nachweis, daß die Lungentuberkulose in zeitlich glaubhaftem Zusammenhang mit der nachgewiesenen Gefährdung sowie in einer Form aufgetreten ist, die als Neuansteckungsform bekannt ist. Wichtig und schwierig ist der Begriff der beruflichen Ansteckungsgefährdung. Es mehren sich die Anträge von Beamten und Angestellten auf Anerkennung ihrer Lungentuberkulose als Unfall, weil einmal oder einige Male berufliche Berührung mit Lungenkranken nachweisbar ist. Die Abgrenzung solcher Gefährdung gegenüber der Durchschnittsgefährdung oder der verkehrsüblichen Gefährdung der Gesamtbevölkerung kann große Schwierigkeiten machen. Meines Erachtens kann von einer *beruflichen* Gefährdung nur gesprochen werden, wenn das Maß der Durchschnittsgefährdung nachweisbar *wesentlich* überschritten ist. Um die berufliche Gefährdung einzuschränken, ist es notwendig, jugendliche Personen in gefährdenden Berufen nicht zuzulassen und auch erblich schwer Belastete auszuschließen. Die Erkennung offener Lungentuberkulosen in den Krankenhäusern verzögert sich oft über das erträgliche Maß und erweitert unnötig den Kreis der

Gefährdeten. In großen Wohlfahrtsämtern und Versicherungsdienststellen sollte man die Abfertigung Lungenkranker auf eine Stelle konzentrieren. Vor allem ist es notwendig, beruflich Gefährdete beim Dienstantritt durch Röntgenaufnahme auf unerkannte Lungentuberkulose zu kontrollieren, um unberechtigte Ansprüche auszuschließen.

Organisatorische Grundlagen der Tuberkulosebekämpfung.

Von

G. Ballin-Berlin.

Mit 2 Abbildungen.

In den letzten 2 Dezennien ist sicher aus dem einst so langweiligen Kapitel „Tuberkulose" ein interessantes und umfangreiches Arbeits- und Forschungsgebiet geworden. Ein kurzer Einblick in den Betrieb einer Tuberkulosefürsorgestelle, deren Ziel die *systematische Bekämpfung* der Tuberkulose als Volksseuche ist, mag zeigen, welche großen Aufgaben hier den Arzt erwarten. Es ist darüber gestritten worden, ob für die Abwärtsbewegung der Mortalitätskurve die Heilanstalten oder die Tuberkulosefürsorgestellen das größere Verdienst für sich buchen können. Nun, die Fürsorgestellen erwarten von den Heilstätten, daß sie möglichst viele Seuchenherde durch konsequente Therapie zum Erlöschen bringen. Die Heilstätten umgekehrt erwarten von den Fürsorgestellen, daß sie ihre Kranken restlos und so frühzeitig erfassen, daß sie noch mit Erfolg behandelt werden können. Daraus allein erhellt, daß nur gemeinsame Arbeit zum Ziele führen kann. Wo es möglich ist, soll man daher beide Stellen durch Personalunion in der leitenden Stelle miteinander verbinden. Wo dies nicht möglich ist, ist eine dauernde persönliche Fühlungnahme unentbehrlich.

Wegen der Kürze der Zeit kann es sich nicht um eine erschöpfende Darstellung des komplizierten Betriebes einer Fürsorgestelle in allen Einzelheiten handeln. Ich darf mich wohl darauf beschränken, einige organisatorische Fragen zu erörtern, die für den Arzt, der eine Fürsorgestelle zu leiten hat, von besonderer Wichtigkeit sind, dagegen die Aufgaben der Fürsorgerinnen und allgemeine Ziele der Tuberkulosebekämpfung nur kurz zu streifen.

Eine günstige *Lage* in dem zu versorgenden Bezirk ist von großer Bedeutung für eine ersprießliche Entwicklung der Fürsorgestelle sowohl in Städten als noch mehr auf dem Lande. Bedenkt man, daß es sich bei einem großen Teil der in Beobachtung Stehenden um Personen handelt, die sich völlig gesund fühlen und daher leicht geneigt sind, die terminmäßigen Untersuchungen für überflüssig zu halten, so muß der durch den Besuch der Fürsorgestelle entstehende Zeitverlust auf das Mindestmaß herabgedrückt werden. Die Fürsorgestelle muß also möglichst nahe dem Verkehrsmittelpunkt des zu versorgenden Gebietes gelegen, d. h. von allen Seiten bequem zu erreichen sein. Der so naheliegende Gedanke, die Fürsorgestelle in einem häufig an der Peripherie gelegenen Krankenhaus unterzubringen, ist aus diesen Gründen abzulehnen und führt außerdem häufig zu unerfreulichen Abhängigkeiten, die die Entwicklung der Fürsorgestelle hemmen. Die Leitung der Fürsorgestelle dem jeweiligen Oberarzt oder einem noch häufiger wechselnden Assistenzarzt der inneren Abteilung als Nebenaufgabe anzuvertrauen, läßt fast immer einen Fehlschlag erwarten, weil sich ein Vertrauensverhältnis zwischen den chronisch Kranken, die Jahr und Jahrzehnte die Fürsorgestelle besuchen, und dem Fürsorgearzt nicht herausbilden kann. Die Tuberkulösen erfahren während ihres Aufenthaltes in Heilstätten sehr viel von ihrer Krankheit und den in Frage kommenden Behandlungsmethoden, sie merken sehr schnell, wenn ein Arzt die Materie nicht völlig beherrscht. Gleiches gilt übrigens auch für die Fürsorgerinnen. Auch sie müssen mehr von der Tuberkulose wissen als der Kranke. Das läßt sich erreichen, wenn die Fürsorgestelle Spezialfürsorgerinnen zur alleinigen Verfügung hat, nicht aber, oder nur sehr unvollkommen, bei der sog. Bezirks- oder Familienfürsorge, die die Tuberkulosebekämpfung neben zahlreichen anderen Aufgaben mit mehr oder weniger großer Hingabe betreibt.

Der *Raumbedarf* einer erfolgreich arbeitenden Fürsorgestelle hängt ab von der Einwohnerzahl des Bezirks, der Zahl der angesetzten Sprechstunden, der Untersuchungstechnik, der Zahl der zur Verfügung stehenden Ärzte und der Organisation des Sprechstundenbetriebes, also von so vielen Faktoren, daß alle Möglichkeiten hier nicht erörtert werden können. Immerhin wird die Erörterung einiger Anhaltspunkte erwünscht sein und ich gebe daher einfach die Ergebnisse persönlicher langjähriger Erfahrung in Spandau — einem Stadtbezirk mit 158000 Einwohnern und 8800 ha Bodenfläche, der zum Teil ausgesprochen ländlichen Charakter hat. Der Mindestbedarf beträgt:

1 großes Wartezimmer.
1 kleiner Arbeitsraum für 1 Beamten.
1 großer Arbeitsraum für 4 Fürsorgerinnen.
1 Vorzimmer zu den Untersuchungsräumen mit Röntgenarchiv (gleichzeitig Arbeitsraum für 1 Fürsorgerin).
2 Untersuchungszimmer mit je 2 Ankleidekabinen.
1 Röntgenuntersuchungsraum mit mehreren Ankleidekabinen.
1 kleiner Warteraum für das Laboratorium.
1 Dunkelkammer.
1 Fürsorgerinnen-Frühstückszimmer.
2 Lagerräume.
Nebengelaß, getrennt für Personal und Publikum.

Die Zahl der jährlichen Neuzugänge einer Fürsorgestelle und die Zahl der laufend Betreuten ist relativ groß (im Jahre 1935 f. Spd. 1464 bzw. 4819 Personen). Die Zusammensetzung des Krankenbestandes ist eine sehr viel mannigfaltigere als etwa die eines Tuberkulosekrankenhauses. Während für das letztere eine klinische Einteilung für statistische Zwecke durchaus empfehlenswert ist, ist eine Gruppierung des Bestandes einer Fürsorgestelle nicht nur ein Bedürfnis, sondern für die Organisation des ganzen Betriebes von geradezu grundlegender Bedeutung. Während im Krankenhaus die Behandlung des einzelnen Falles durch den zuständigen Arzt nicht nur selbstverständlich und notwendig, sondern auch möglich ist, läßt sich dies für die Gesamtheit der Fälle einer Fürsorgestelle nicht in der gleichen Weise durchführen. Der Fürsorgearzt stellt zwar die Diagnose, ist aber für die Durchführung der notwendigen Maßnahmen weitgehend auf selbständige Arbeit der zuständigen Fürsorgerin angewiesen. Dieser offensichtliche Nachteil des Massenbetriebes kann und muß durch organisatorische Maßnahmen ausgeglichen werden. Der Fürsorgearzt kann nicht in jedem einzelnen Falle der Fürsorgerin darüber persönliche Anweisung geben, was zu geschehen hat. Wenn auch von jeder Fürsorgerin verlangt werden muß, daß sie die ärztlichen Befunde lesen, verstehen und die praktischen Folgerungen daraus ziehen kann, so wäre dies doch eine zeitraubende und unzuverlässige Methode. Faßt man dagegen alle Fälle, die die gleichen fürsorgerischen Maßnahmen erfordern, in einer Gruppe zusammen und bezeichnet jeden Fürsorgebogen oder jede Fürsorgekarte entsprechend, so sieht die Fürsorgerin mit einem Blicke, um was es sich handelt, und welche Maßnahmen sie einzuleiten hat. Das Signum auf der ersten Seite jedes Fürsorgebogens ist gleichbedeutend mit einer Anweisung für die Fürsorgerin.

Eine eingehende Prüfung der beigefügten Tabelle (Abb. 41) von diesem Gesichtspunkt aus wird das Besprochene am besten erklären. Ich beschränke mich hier auf einige zusätzliche kurze Bemerkungen. Zunächst die fürsorgerische Gruppeneinteilung:

Hauptgruppe A (Fürsorgefälle) umfaßt die eigentlichen Fürsorgefälle, bei denen das gesamte Rüstzeug der Fürsorge in Abstufungen eingesetzt werden kann und muß. Unter A_1 fallen die verschiedensten klinischen Formen der Lungentuberkulose; ausschlaggebend für die fürsorgerische Versorgung ist nur der Nachweis des Tuberkelbacillus im Auswurf, im Abstrich oder bei Anreicherung. Fälle, bei denen nur mit Hilfe anderer verfeinerter Methoden (Kultur und Tierversuch aus Sputum, Mageninhalt usw.) Tuberkelbacillen gelegentlich nachzuweisen sind, werden in die Gruppe A_2 gruppiert, da sie als Infektionsquelle eine geringere Bedeutung haben, als die im engeren Sinne als offen anzusehenden A_1-Fälle. Mit A_2 werden außer diesen alle Fälle bezeichnet, bei denen nach Ausdehnung und Qualität des Prozesses mit einem plötzlichen Offenwerden zu rechnen ist. Unter die Gruppe A_3 fallen alle aktiven Lungentuberkulosen, bei denen bei laufender Röntgen- und eventueller Auswurfkontrolle mit einem plötzlichen Offenwerden *nicht* zu rechnen ist, also Pleuritis exsudativa, Lungen-Hilusinfiltrierungen, tumorige Tuberkulose der Lymphknoten der Kinder usw. A_4 umfaßt alle aktiven Fälle von extrapulmonaler Tuberkulose, die bekanntlich als Infektionsquelle keine praktische Bedeutung haben, selbst wenn in den Ex- oder Sekreten gelegentlich und mit verfeinerten Methoden Tuberkelbacillen nachzuweisen sind.

Hauptgruppe B (Überwachungsfälle): Bei B_1 handelt es sich um seit Jahren kompensierte Tuberkulosen, die meist nach erfolgreicher Behandlung aus den Gruppen A_{1-3} hervorgehen. Wir dürfen diese nicht aus den Augen lassen mit Rücksicht auf die aus diesen Formen in einem gewissen Hundertsatz zu erwartenden Rückfälle (Exacerbationen), die namentlich als Greisentuberkulose für die Ausbreitung der Tuberkulose eine besonders gefährliche Rolle spielen. Die mit B_2 bezeichnete Gruppe geht im allgemeinen aus A_4 hervor. Wir überwachen sie vor allem, weil gelegentliche orthopädische Beratung notwendig ist. Die wichtigste Gruppe der Überwachungsfälle stellt B_3 (Exponierte usw.) dar. Hier ist der Fürsorgestelle die Gelegenheit gegeben, durch eigene Arbeit *Frühfälle* zu entdecken, und zwar in sehr viel ausgiebigerem Maße als es durch irgendwelche Reihenuntersuchungen möglich ist.

Von der *Hauptgruppe C (Beobachtungsfälle)* ist besonders wichtig C_1 Pneumokoniosen und C_2 Diabetiker, die beide für eine tuberkulöse Erkrankung besonders disponiert sind. Ein großer Teil der Pneumokoniosen (Silicosen) und auch der Diabetiker stirbt bekanntlich an Tuberkulose. Die Gruppen C_{3-8} haben für die Seuchenbekämpfung der Tuberkulose an sich kein Interesse und hätten eigentlich wie Gruppe D_1 auszuscheiden. Da sich diese Unglücklichen aber immer wieder in der Fürsorgestelle ratsuchend einfinden, weil eine andere Beratungsstelle für sie noch kaum irgendwo besteht, empfiehlt es sich, sie im Bestande weiterzuführen, zumal sie ja für den Tuberkulosearzt ein großes differentialdiagnostisches Interesse haben und zahlenmäßig den Betrieb nicht sehr belasten.

Ganz anders verhält es sich bei D_1 der *Hauptgruppe D (Nichttuberkulöse und Gesunde)*. D_1 umfaßt vor allem Neurastheniker, Hypochonder usw., die in großer Zahl die Tuberkulosefürsorgestelle aufsuchen, um sich auch mal hier untersuchen zu lassen. Weiter gehören in diese Gruppe Kranke, die von Ärzten zur Diagnosenstellung oder zur sicheren Ausschließung der Tuberkulose überwiesen werden. Diese Gruppe kann eine große Belastung für die Tuberkulosefürsorgestelle darstellen. Wollte man all diese jahrelang weiter im Bestande führen, so besteht die Gefahr, daß das Aktenmaterial in wenigen Jahren unübersichtlich anschwillt, und nur mit Einstellung immer neuen Büropersonals bewältigt werden kann. Es muß also Sorge getragen werden, daß die Karteikarten der D_1-Fälle nach 1 Jahr automatisch aus dem laufenden Betrieb in das Archiv verschwinden. Bei den D_2-Fällen handelt es sich auch um Gesunde, die aber durch ihren Beruf im Erkrankungsfall große und zum Teil besonders stark altersdisponierte Bevölkerungsgruppen (Säuglinge, Jugendliche usw.) gefährden. Die schematische Durchführung der laufenden Untersuchungen bis zur Aufgabe der Berufstätigkeit, wie sie erstrebt und zum Teil wohl auch schon durchgeführt wird, erscheint mir übertrieben und stellt eine untragbare Belastung der Fürsorgestelle dar. Wer aus dieser Gruppe irgendwelche Zeichen inaktiver Tuberkulose darbietet oder exponiert ist, fällt natürlich unter die Gruppe B_1 oder B_3 und muß laufend überwacht werden. Wer bis zum 30. Lebensjahr keine Zeichen von Lungentuberkulose darbietet, dürfte nach dem gegenwärtigen Durchseuchungsindex kaum noch an Tuberkulose erkranken. Bei den über 30jährigen genügt es meines Erachtens völlig, eine Röntgenkontrolle durchzuführen bei Erkrankungen, hinter denen sich eine Tuberkulose verbergen könnte.

Wir kommen nun zu den fürsorgeärztlichen Maßnahmen, die für die einzelnen Gruppen notwendig sind, und die in der senkrechten Spalte 4 aufgezeichnet sind. Die zeitlichen Angaben stellen das unbedingt einzuhaltende und laufend zu kontrollierende Mindestmaß dar, das durch besondere Terminsetzung jederzeit herabgesetzt und der besonderen Lage des Einzelfalles angepaßt werden kann.

1	2	3	4
Haupt-gruppen	Gruppen-zeichen	Krankheitsbezeichnung	Fürsorgeärztliche Maßnahmen
A. Fürsorgefälle.	A_1	Ansteckungsfähige Lungen- und Kehlkopftuberkulose mit positivem Bacillenbefund.	Vierteljährliche Untersuchung. Einleitung der Heilbehandlung.
	A_2	Ansteckungsfähige Lungen- und Kehlkopftuberkulose ohne Bacillenbefund.	Halbjährliche Untersuchung. Bei gefährdenden Berufen 4—8 Wochen. Einleitung der Heilbehandlung.
	A_3	Nicht ansteckungsfähige aktive Tuberkulose der Atmungsorgane.	Halbjährliche Untersuchungen, eventuell Einleitung der Heilbehandlung.
	A_4	Tuberkulose anderer Organe.	Untersuchung in chirurgischen Sprechstunden nach besonderem Termin, eventuell Heilbehandlung.
B. Überwachungsfälle.	B_1	Klinisch geheilte, nicht fürsorgebedürftige Tuberkulose der Atmungsorgane.	Jährliche Untersuchung.
	B_2	Klinisch geheilte, nicht fürsorgebedürftige Tuberkulose anderer Organe.	Jährliche Untersuchung.
	B_3	Exponierte oder exponiert gewesene bis zum 30. Lebensjahr, darüber hinaus bis 5 Jahre nach Erlöschen der Infektionsquelle.	Jährliche Untersuchung. Bei Jugendlichen von 18—20 Jahren vierteljährliche Untersuchung.
C. Beobachtungsfälle.	C_1	Pneumokoniosen einschließlich Staubgefährdete.	Jährliche Untersuchung.
	C_2	Diabetes.	Halbjährliche Untersuchung.
	C_3	Tumoren einschließlich Echinokokken.	Nach besonderem Termin.
	C_4	Asthma.	Nach besonderem Termin.
	C_5	Bronchiektasen.	Nach besonderem Termin.
	C_6	Lymphogranulomatose.	Nach besonderem Termin.
	C_7	Andere nicht tuberkulöse Erkrankungen der Atmungsorgane.	Nach besonderem Termin.
	C_8	Andere nicht tuberkulöse extrapulmonale Erkrankungen.	Nach besonderem Termin.
D. Nichttuberkulöse und Gesunde.	D_1	Weder Überwachungs- noch Beobachtungsbedürftige und Gesunde.	Ein- bis zweimalige Untersuchung.
	D_2	Gesunde Angehörige gefährdender Berufe: Fürsorgerinnen, Kindergärtnerinnen, Lehrpersonen usw.	Jährliche Untersuchung bis zum 30. Lebensjahr und nach verdächtiger Erkrankung.

Abb. 41. Einteilung des Krankengutes

5	6	7
Fürsorgerische Maßnahmen	Büromäßige Bearbeitung	Bestand der Tbk.-Fürsorge Spandau am 1. 1. 1937
Vierteljährliche Hausbesuche, Sanierung der Wohnung, hygienische Belehrung, Mietzuschüsse, Ernährungsbeihilfen, laufende Desinfektion durch Patienten selbst, Schlußdesinfektion durch Desinfektor. Betten, Bettwäsche, Liegestühle, Wolldecken, Desinfektionsmittel u. a.	Meldung an den Amtsarzt, Fürsorge*akte*. Gelbe soz.-hyg. Karte. Vorladung zur Untersuchung bei Hausbesuch, Kostenregelung der Heilbehandlung.	520
Halbjährliche Hausbesuche, Sanierung der Wohnung, hygienische Belehrung, Ernährungsbeihilfe, Betten, Bettwäsche, Liegestühle, Wolldecken u. a.	Meldung an den Amtsarzt, Fürsorge*akte*. Blaue soz.-hyg. Karte. Vorladung zur Untersuchung bei Hausbesuch, Kostenregelung der Heilbehandlung.	133
Jährliche Hausbesuche. Eventuelle Ernährungsbeihilfe, Liegestühle, Wolldecken.	Fürsorge*karte*. Rote soz.-hyg. Karte. Vorladung bei Hausbesuch.	159
Wie bei A_3.	Fürsorgekarte. Rote soz.-hyg. Karte. — Terminkarte.	102
Einmaliger Hausbesuch zur Orientierung, eventuell Ernährungsbeihilfe.	Fürsorgekarte, Terminkarte.	1560
Keine Hausbesuche, eventuell Ernährungsbeihilfe.	Fürsorgekarte, Terminkarte.	176
Ausgiebige Ernährungsbeihilfe während der Wintermonate.	Fürsorgekarte, Terminkarte.	2728
Eventuell Antrag auf Pflegezulage an Wohlfahrtsamt.	Fürsorgekarte, Terminkarte.	58
	Fürsorgekarte, Terminkarte.	6
	Fürsorgekarte, Sondertermin.	18
	Fürsorgekarte, Sondertermin.	21
	Fürsorgekarte, Sondertermin.	52
	Fürsorgekarte, Sondertermin.	6
	Fürsorgekarte, Sondertermin.	173
	Fürsorgekarte, Sondertermin.	2
Keine Maßnahmen.	Fürsorgekarte (nach 1 Jahr abgelegt).	673
Keine Maßnahmen.	Fürsorgekarte, Terminkarte.	123

einer Fürsorgestelle für Tuberkulöse.

Auch die in Spalte 5 festgesetzten Aufgaben der Fürsorgerin stellen nur Richtlinien dar, die in besonderen Fällen nach Ermessen der Fürsorgerin überschritten werden können und müssen. Eine Unterschreitung, also eine geringere Zahl von Hausbesuchen kann natürlich auch angezeigt sein, muß aber auf der soz. hyg. Karteikarte besonders begründet werden. Eine schematisch festgesetzte, unbedingt einzuhaltende Zahl der Hausbesuche — es gibt Fürsorgestellen, die dauernd monatliche Hausbesuche bei allen Offentuberkulösen unbedingt vorschreiben und kontrollieren lassen — sind meines Erachtens Anzeichen dafür, daß die Fürsorgestellen nicht über zuverlässiges und verantwortungsbewußtes Personal verfügen. Eine gewissenhafte Fürsorgerin wird im ersten Vierteljahr nach Feststellung der offenen Tuberkulose eine Familie vielleicht mehrmals im Monat besuchen. Ist die Familie dann ausreichend saniert und belehrt, wird sie ihre Besuche von selber auf das notwendige Mindestmaß beschränken, um nicht unnötigerweise lästig zu fallen und das in der ersten Not leicht gewonnene Vertrauen der Familie durch überflüssige Geschäftigkeit zu gefährden.

Der Arzt hat im allgemeinen nicht allzu große Neigung, sich um bürotechnische Fragen zu kümmern. Für den Betrieb einer Tuberkulosefürsorgestelle kann das bedenkliche Folgen haben: das Aktenmaterial kann so anschwellen, daß die praktische Arbeit behindert wird, wie ich es schon bei Erörterung der D_1-Fälle andeutete. Bei jedem Kranken, der die Fürsorgestelle erstmalig betritt und etwa von seinem Arzt eine Bescheinigung vorlegt, daß bei ihm Tuberkelbacillen nachgewiesen sind, wird man natürlich sofort bei der Aufnahme einen *Fürsorgebogen* vollständig ausfüllen und eine Akte anlegen. In allen übrigen Fällen wird man auf diese ziemlich zeitraubende Arbeit verzichten und sich zunächst damit begnügen, eine einfache *Karteikarte* (etwa in der Größe 15 $\times$ 21 cm) anzulegen, die auf der Vorderseite nur die Personalien und die vermutliche Infektionsquelle enthält und auf der anderen Seite Raum für die Eintragungen des ärztlichen Befundes bietet. Erst wenn die ärztliche Untersuchung ergibt, daß es sich um einen A_1- oder A_2-Fall handelt, bei denen ein größerer Schriftwechsel zu erwarten ist, wird nachträglich eine Akte angelegt. In allen übrigen Fällen (s. Spalte 6 der Tabelle 1) kommen wir mit der einfachen Karteikarte, an die man im Bedarfsfalle eine zweite anheften kann, jahrelang aus. Erst seitdem wir diesen Grundsatz, eine Karteikarte zu verwenden, wo es *irgend möglich* ist, und eine Akte nur anzulegen, wo es *unbedingt notwendig* ist, ist unser Bürobetrieb so übersichtlich und handlich geworden, daß wir selbst auf telephonische Anfragen sofort Auskunft geben können und einen besonderen Beamten für die Aktenverwaltung nicht mehr benötigen. Als weiteres bürotechnisches Hilfsmittel dient uns (siehe Spalte 6) bei der Gruppe A die *sozialhygienische Karte* (s. Abb. 42). Auf dieser Karte wird alles das, was die Fürsorgerin bei ihrem ersten Hausbesuch ermittelt und feststellt, in übersichtlicher Form eingetragen. Zur Ermittlung der Infektionsquelle und zur Erfassung der Gefährdeten ist ein lückenloses Verzeichnis der Angehörigen und Mitbewohner notwendig. Ist die ärztliche Untersuchung dieser Gefährdeten bzw. der Infektionsquelle durchgeführt, so wird für jede einzelne Person das Ergebnis der Unter-

		I.	II.	III.	IV.
In Fürsorge seit Ausgeschieden durch	Name Geburtstag Beruf	Aktz.	Straße Nr. Straße Nr. Straße Nr. Straße Nr. Straße Nr. Straße Nr.		Keller part. I II III IV

Angehörige i. Haushalt	Beruf	Geburtstag	Gruppe
Sonstige Mitbewohner			
Weitere Angehörige			

A. Soziale Diagnose:

Einkommen { minimal, auskömmlich, maximal }

Arbeitskraft { brachliegend, ausgenutzt, überlastet, Rentner }

B. Fürsorgerische Diagnose:

Haushaltsführung { unwirtschaftlich, geordnet, wirtschaftlich }

Familie { lässig, gleichmäßig arbeitend, strebsam }

Wohnung:

ungenügend — gesund, sonnig — verwahrlost
genügend — heizbar — erhalten
geräumig — dunkel, feucht — gepflegt

____ Personen mit ____ Räumen

Patient teilt Zimmer mit ____

„ „ Bett „ ____

Infektionsquelle: ____

Verhalten zur Fürsorge: zugänglich, lässig, ablehnend

Bemerkungen:

unsanierbar:

saniert seit:

Datum	Besuchsberichte

Abb. 42. Sozialhygienische Karte der Tbk.-Fürsorgestelle Spandau, Damm 7[1].

suchung in der vorgesehenen Spalte mit dem entsprechenden Zeichen, z. B. B_1, B_3 oder D usw. von der Fürsorgerin eingetragen. Jede laufende Untersuchung des Patienten selbst wird mit roter Tinte in dem Raum für die laufenden Berichte hervorgehoben. Die allgemeine soz.-hyg. Lage der Familie muß laufend auf der Karte durch einfaches Unterstreichen des Zutreffenden festgelegt werden. Jeder Hausbesuch findet seinen Niederschlag in stichwortartiger Form auf dem entsprechenden Raum der Karte.

Wenn der Fürsorgearzt wünscht, die soz. hyg. Karte bei jeder Untersuchung zur Hand zu haben, so kann sie stets ohne große Mühe dem Fürsorgebogen beigefügt werden. Ich lege darauf nur selten Wert, halte es vielmehr für zweckmäßiger, mir die sozialhygienischen Verhältnisse der einzelnen neu in Zugang gekommenen Kranken in der wöchentlichen *Arbeitsbesprechung* an Hand der Karte, die ich gegenzeichne, vortragen zu lassen und dabei auftretende Zweifelsfragen zu klären. Weitere terminmäßige Vorlage der soz.-hyg. Karte kann je nach Lage des einzelnen Falles angeordnet werden.

Die Herausnahme der Berichte der Fürsorgerinnen aus der Fürsorgeakte und die Einrichtung der *soz.-hyg. Kartei* für den Bezirk jeder Fürsorgerin halte ich für einen so großen organisatorischen Fortschritt, daß sich darüber noch ein paar Worte lohnen. Früher mußte die Fürsorgerin an Hand eines Straßenbuches, das im allgemeinen nicht mehr enthielt, als die nach Straßen geordneten Anschriften der Tuberkulösen, den Plan für ihre Hausbesuche aufstellen. Wenn sie sich näher orientieren wollte, mußte sie sich die einzelnen Akten zusammensuchen. Daß sie dies umständliche Verfahren bei Aufstellen ihres Tagesplanes meist unterließ, vielmehr ihrem „guten“ Gedächtnis vertraute, kann nicht bezweifelt werden. Jetzt hat die Fürsorgerin auf ihrem Schreibtisch in einem handlichen Karteikasten die nach Straßen geordneten soz.-hyg. Karten, die den Niederschlag ihrer gesamten Arbeit enthalten, vor sich. Sie braucht sich also nicht einmal von ihrem Stuhl zu erheben, um ihre außendienstliche Tagesarbeit sachgemäß vorzubereiten. Für den leitenden Arzt besteht die Möglichkeit, die gesamte Arbeit jeder Fürsorgerin an Hand der von ihr geführten Kartei zu kontrollieren, indem er sich einmal eine halbe Stunde an ihren Arbeitsplatz setzt und die einzelnen Karten nacheinander durchsieht. Verschwindet der Bericht der Fürsorgerin in den Akten der einzelnen Kranken, die ja nicht bezirksweise aufbewahrt werden, so ist es für den Arzt sehr schwierig, sich ein Urteil über die Tätigkeit der einzelnen Fürsorgerin zu verschaffen.

Die soz.-hyg. Karte trägt am oberen Rande eine Vierteljahreseinteilung, auf der durch verschiedenfarbige Reiter die Termine für den nächsten Hausbesuch und für die nächste ärztliche Untersuchung gekennzeichnet werden.

Für die Überwachungsfälle (Gruppe B), über die eine soz.-hyg. Karte nicht geführt wird, benötigt jede Fürsorgerin für ihren Bezirk noch eine einfache *Terminkartei*, um die Durchführung der angesetzten ärztlichen Untersuchungen zu kontrollieren. Wenn der Betreffende zur terminmäßigen Untersuchung nicht von selber erschienen ist, erfolgt schriftliche Vorladung durch die zuständige Fürsorgerin. Man kann natürlich diese rein büromäßige Tätigkeit zentralisieren und durch einen Beamten sämtliche Vorladungen vornehmen lassen. Mir scheint es zweckmäßiger, die *ganze Verantwortung* für einen Bezirk in die Hand der Fürsorgerin zu legen.

Der *Sprechstundenplan* einer Fürsorgestelle will wohl durchdacht sein. Es muß erreicht werden, daß die Kranken und die zu überwachenden Gesunden beim Besuch der Fürsorgestelle nicht allzuviel Zeit verlieren und auch nicht gefährdet werden. Dies läßt sich am besten dadurch erreichen, daß man zunächst außer der allgemeinen „Sprechstunde für Erwachsene und *offentuberkulöse* Kinder" (3 mal 3 Stunden wöchentlich)[1], Sprechstunden für nicht offene *Kinder* (2 mal 3 Stunden wöchentlich), die von Offentuberkulösen nicht besucht werden dürfen, abhält, und daß man weiter eine Abendsprechstunde (1 mal 3 Stunden wöchentlich) für *berufstätige Erwachsene* einrichtet. Darüber hinaus empfiehlt es sich, zur Entlastung der allgemeinen Sprechstunde möglichst viel Sondersprechstunden (Sondertermine) einzurichten. Besonders wichtig ist die Sondersprechstunde für extrapulmonale Tuberkulosen, also vor allem für die an Knochen- und Gelenktuberkulose und an Lupus Leidenden. Die Untersuchung und Beratung der ersteren erfordert meist sehr viel Zeit, die letzteren erregen, besonders wenn es sich um entstellenden Gesichtslupus handelt, im Wartezimmer bei psychisch Labilen leicht Entsetzen.

Daß sich der Arzt im Interesse einer schnellen Abfertigung während der allgemeinen Sprechstunde nicht mit zeitraubenden Attesten und Gutachten aufhalten darf, ist selbstverständlich. Die in Frage kommenden Kranken sind auch meist gern bereit, zu einer Sondersprechstunde (6 mal 1 Stunde wöchentlich) zu erscheinen. Ebenso muß man für Pneumothoraxnachfüllungen (für Unbemittelte und Wohlfahrtspatienten) besondere Sprechstunden ansetzen (2 mal 2 Stunden). Eine Sondersprechstunde für Staubgefährdete, Diabetiker und nicht tuberkulöse Lungenkranke einzurichten, sollte man überall anstreben, denn sie sind ja in der allgemeinen Sprechstunde durch die anwesenden Offentuberkulösen zweifellos gefährdet. Röntgenologische Reihenuntersuchungen für gefährdende Berufe (D_2), für zur Entlassung kommende Schüler usw. müssen natürlich an besonderen Terminen außerhalb der allgemeinen Sprechstunde stattfinden. Einer besonderen Berücksichtigung bedürfen noch die überwachungsbedürftigen, berufstätigen B_3-Fälle, denen jede Zeitversäumnis erspart werden muß. Dies läßt sich am besten dadurch erreichen, daß man zunächst auf körperliche Untersuchung verzichtet, nur eine Röntgendurchleuchtung und, wo Sputum vorhanden, eine Sputumuntersuchung durchführt, und von deren Ergebnis eventuell weitere Untersuchungen abhängig macht. Auch im übrigen Fürsorgebetrieb muß man nach Möglichkeit die zuverlässigsten und am wenigsten zeitraubenden Methoden an den Anfang der Untersuchung setzen und die übrigen nur, soweit nötig, nachfolgen lassen. Jeder Schematismus

[1] Die in Klammern gesetzten Angaben stellen den Bedarf für Spandau mit 170000 Einwohnern dar.

ist unrationell und nimmt das Personal übermäßig in Anspruch — ein überflüssiges Hämogramm z. B. kostet der technischen Assistentin $^3/_4$ Stunden Zeit.

In den letzten Jahren sind die röntgenologischen Reihenuntersuchungen, d. h. die Untersuchungen besonders leicht total erfaßbarer Berufsgruppen, wie Militär, Polizei, politische Formationen, Studenten usw., mit Recht propagiert und durchgeführt worden. Bei diesen Untersuchungen wurden etwa 0,5% Personen gefunden, die eventuell für eine Tuberkuloseverbreitung in Frage kamen, d. h. also: 200 Untersuchungen waren notwendig, um *einen* derartigen Fall zu ermitteln. Bedenkt man, welch Unheil *ein* Offentuberkulöser in Verbänden von Jugendlichen anrichten kann, so liegt die Berechtigung derartiger Untersuchungen zweifellos vor. Die Fürsorgestellen haben sich zunächst ganz allgemein für derartige Untersuchungen zur Verfügung gestellt. Die *stoßweise* und damit den sonstigen Betrieb störende Belastung der Fürsorgestelle durch derartige Untersuchungen legt aber die Frage nahe, ob es nicht als erstrebenswertes Ziel anzusehen wäre, daß die in Frage kommenden Behörden und Formationen für diese Zwecke eigene diagnostisch zuverlässig arbeitende Einrichtungen schaffen. Die allgemeine Tuberkulosebekämpfung würde daraus zweifellos Vorteile ziehen, und es würde dadurch vielleicht die Zeit vorbereitet werden, in der jeder praktische Arzt in jedem Falle einen Röntgenapparat für die Diagnose anwendet und anzuwenden versteht, bei dem er die Anwendung des Hörrohrs für notwendig hält.

Von allen Reihenuntersuchungen muß aber *eine* dauernd der Tuberkulosefürsorgestelle vorbehalten bleiben, nämlich die Untersuchung der zur Entlassung kommenden Schüler und Schülerinnen. Die Untersuchungen ergaben zwar auch nur 0,5% positive Röntgenbefunde, es handelt sich aber dabei fast ausschließlich um *Frühfälle.* Ganz abgesehen von diesem Erfolg, bieten diese Untersuchungen, wenn sie ganz systematisch Jahr für Jahr und Schule für Schule durchgeführt werden, eine sonst nie wiederkehrende Gelegenheit zu einer *Aufklärungsarbeit,* die viel wirksamer ist, als gelegentliche Vorträge und Kinovorstellungen, die erfahrungsgemäß nur von dem kleinen Kreis derer besucht werden, die von sich aus schon Interesse an Tuberkulosefragen haben.

Die Schüler erhalten vor der Untersuchung zunächst einen Vortrag der technischen Assistentin über das Thema „Robert Koch und der Tuberkelbacillus“ mit Demonstrationen am Mikroskop, sodann den Vortrag einer Fürsorgerin über „das Röntgenverfahren und die Tuberkulosebekämpfung“ mit Demonstrationen von Röntgenfilmen. Anschließend werden die Kinder in Gruppen von 15—20 vom Arzt durchleuchtet. Sie erleben die Durchleuchtung ihrer Kameraden mit und es bietet sich da dem Arzt Gelegenheit, zu allerlei Ausführungen und zur Überprüfung dessen, was sie in den Vorträgen gehört haben. Neben dieser Art von Aufklärung müssen sich natürlich die Fürsorgerinnen dauernd bemühen, alle von ihnen Betreuten zu belehren und zu erziehen. Erleichtert wird diese Arbeit ganz wesentlich dadurch, daß jedem, der die Fürsorgestelle erstmalig besucht, das Tuberkulosemerkblatt des Reichsgesundheitsamtes, und jedem an Tuberkulose Leidenden die

Broschüre von CHRISTIAN BRUHN mit dem glücklich gewählten Titel „Vom gesunden und kranken Tuberkulösen" ausgehändigt wird.

Ich habe versucht, einen kurzen Einblick in den Betrieb einer Tuberkulosefürsorgestelle zu geben. Dabei habe ich mich besonders auf die in der Spandauer Fürsorgestelle gemachten eigenen Erfahrungen gestützt. Vielleicht interessieren zum Schluß noch einige Angaben über die Zahl der von uns Betreuten. In der Übersichtstabelle (Abb. 41) Spalte 7 ist der Bestand der zu Betreuenden, nach Gruppen eingeteilt, aufgezeichnet. Die Zahl der *Neuzugänge* beträgt jährlich etwa 1500. Den Umfang der zu leistenden Arbeit eingehend zu erörtern, ist leider nicht angängig. Der Jahresbericht der Fürsorgestelle, der genaue Auskunft gibt, steht jedoch jedem Interessenten zur Verfügung. Für den Personalbedarf seien folgende Richtzahlen genannt:

1 Fürsorgerin auf je 25000 Einwohner.

1 Arzt (vollbeschäftigt)
1 techn. Assistentin
1 Beamter } auf je 100000 Einwohner.

Der Außenstehende ist leicht geneigt, die alleinige Aufgabe des Arztes der Fürsorgestelle darin zu sehen, Sprech- und Beratungsstunden für Tuberkulöse abzuhalten, daß es damit nicht allein getan ist, hoffe ich, gezeigt zu haben.

Sachverzeichnis.